PRINCIPES
ÉLÉMENTAIRES
DE PHARMACIE.

IMPRIMERIE D'HIPPOLYTE TILLIARD,

RUE DE LA HARPE, N° 78.

PRINCIPES
ÉLÉMENTAIRES
DE PHARMACIE,

SUIVIS

CHACUN D'UN EXEMPLE DE LEUR APPLICATION A UNE OPÉRATION DE PHARMACIE GALÉNIQUE, OU CHIMIQUE;

Ouvrage destiné aux jeunes Élèves

COMMENÇANT L'ÉTUDE DE CETTE PROFESSION.

PAR J.-P. GODEFROY,

Pharmacien à Paris, membre de la société de Pharmacie de Paris, de celle des pharmaciens de Nantes, pharmacien en chef démissionnaire des hospices civils de Nantes, et pharmacien démissionnaire du jury de pharmacie du département de la Loire-Inférieure.

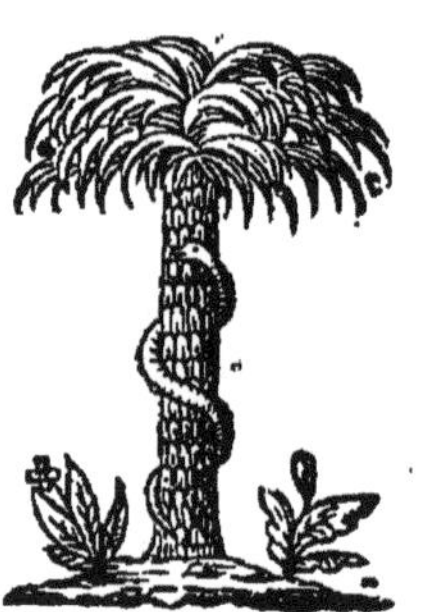

PARIS.

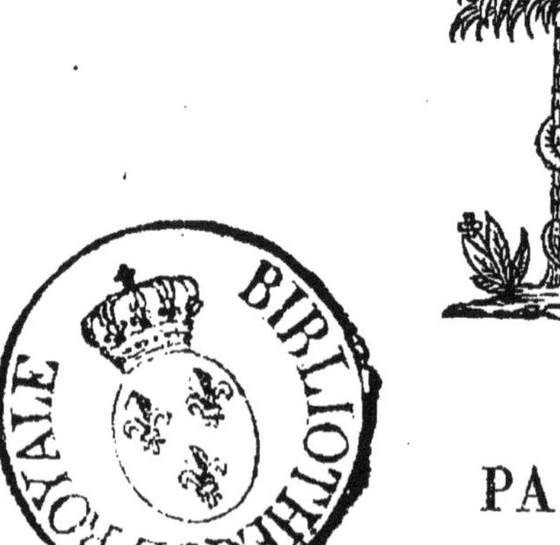

[illegible]IARD FRÈRES, LIBRAIRES
DE S. M. LE ROI DE PRUSSE,
RUE HAUTEFEUILLE, N° 22.

1826.

A

MADAME DEROSNE[1].

Ma chère tante,

Veuillez agréer l'hommage de mon premier essai littéraire pharmaceutique. C'est dans votre maison, sous la surveillance de votre époux, et de M. Cadet votre associé, que j'ai puisé les premières leçons de la science, dont j'ose aujourd'hui donner les principes élémentaires.

Le souvenir des services que vous avez rendus à mes parents, de la bonté

[1] Mme Derosne, âgée de 83 ans, veuve de M. Derosne, associé dans la pharmacie connue sous la raison Cadet et Derosne, tenue actuellement par son petit-fils, et mère de MM. Jean-François et Charles Derosne, pharmaciens de Paris, membres de plusieurs sociétés savantes, cités dans cet ouvrage pour les découvertes dont ils sont auteurs.

et de l'indulgence avec lesquelles vous m'avez traité pendant mon séjour chez vous, des encouragements et de l'assistance que vous m'avez donnés, lors de mon établissement, remplit mon cœur; et je m'estime heureux de pouvoir vous consacrer publiquement ce témoignage de l'attachement et du profond respect avec lequel j'ai l'honneur d'être,

Votre très humble et très obéissant serviteur et neveu,

GODEFROY.

AVERTISSEMENT.

Le titre de cet ouvrage indique suffisamment que je n'ai pas eu l'intention d'écrire pour les savants, mais seulement pour les jeunes gens qui, se destinant à la pharmacie ou à la médecine, ont besoin, en commençant, de prendre une idée succinte, mais exacte, de la science dont plus tard ils devront approfondir tous les mystères.

Je n'ai pas fait ajouter de gravures à cet ouvrage; la description des outils, ustensiles, fourneaux et appareils usités dans la pharmacie, en eût exigé un trop grand nombre, et quelqu'exactes que soit la description et la planche, elles n'en donnent jamais qu'une idée incomplète. Ces objets sont les premiers qui, dans une pharmacie, frappent les yeux des élèves et fixent leur attention; le patron qui s'est chargé de guider les premiers pas d'un jeune homme, doit lui démontrer ces objets dans le plus grand détail, lui expliquer la manière de les employer, et lui indiquer les petites précautions à prendre pour éviter les accidents qui peuvent survenir à l'opérateur ; ainsi, il doit lui montrer la manière dont il faut poser la main et les doigts qui tiennent les racines, lorsqu'on les divise par le moyen du couteau dit à racines ; il lui recommandera de serrer fortement, dans la main gauche, le col des vases de verre qu'il voudra boucher, afin qu'en cas de rupture la main, en soutenant les éclats du verre, s'oppose à ce qu'ils blessent les doigts de la main droite, qui enfonçaient le bouchon, etc. Le patron doit également lui montrer à plier proprement dans les paquets de différentes formes, les médicaments que l'on exhibe. Les malades ont en général pour les produits de notre profession, une répugnance bien motivée dans beaucoup de cas, et il est du devoir du pharmacien de diminuer autant que possible, le dégoût inspiré par la vue de ces objets, en les présentant disposés avec une propreté recherchée. Il est bon même de surveiller sévèrement les jeunes élèves à cet égard, d'avoir soin qu'ils soient très exacts à ne pas délivrer un seul objet sans être étiqueté ; et il est nécessaire de les bien pénétrer de l'importance de ces petits détails, qui d'abord paraissent fastidieux, mais dont l'habitude finira par leur rendre la pratique facile, et dont l'expérience ne tardera pas à leur démontrer la nécessité.

Je n'ai pas parlé des poids, des mesures, ni des signes qui les représentent. Le *Codex*, qui se trouve nécessairement dans toutes les pharmacies, donne sur ces matières tous les détails nécessaires; et lorsqu'une fois on a montré à un jeune homme à bien distinguer les signes de ces poids et à bien connaître l'objet matériel qui répond à ces signes, en veillant à ce qu'il ne les confonde pas, il ne tarde pas à se mettre au fait de leur emploi.

J'ai souvent employé, dans le cours de cet ouvrage, différentes dénominations pour désigner la même substance, lorsque je cite quelques faits. Il est, je crois, très essentiel d'accoutumer les jeunes élèves à bien connaître tous les noms qui ont pu, à diverses époques de la science, être donnés à la même substance. Beaucoup de médecins emploient encore souvent des dénominations prises dans les anciennes nomenclatures, quelquefois par la seule raison qu'elles sont moins longues que les noms nouveaux; il faut aussi avoir soin de leur faire connaître les diverses significations que le même mot peut avoir en pharmacie, selon le pays dans lequel la formule à été rédigée; je n'en citerai qu'un exemple : en France, le mot *essentia* a toujours pour acception de désigner une huile volatile; en Allemagne au contraire on donne ce nom à toutes les teintures alcooliques: ainsi l'*essentia* de cannelle, de gérofle, d'absinthe, etc., en Allemagne, ne sont pas l'huile volatile de ces substances, mais leurs teintures; on doit également familiariser les élèves avec les différents noms populaires qui servent à désigner les substances. Ces connaissances les mettront à même de pouvoir comprendre les anciens auteurs, dont l'étude est peut-être trop négligée maintenant, et de pouvoir lire les auteurs étrangers sans se méprendre sur la signification des termes qu'ils emploient dans un autre sens que celui qu'on a habitude de leur donner en France. Cette dernière considération est d'autant plus importante, que souvent, dans les grandes villes surtout, on est exposé à exécuter des prescriptions de médecins étrangers.

On me reprochera peut-être d'avoir trop insisté sur quelques détails fastidieux, surtout au sujet des modifications de nomenclature que je propose.

J'ai cru devoir mettre sous les yeux des jeunes

élèves, auxquels j'ai spécialement destiné ce travail, les raisons qui m'ont déterminé à rentrer dans la route tracée par nos anciens maîtres; j'ai cru devoir, pour ainsi dire, leur faire examiner toutes les pièces du procès, afin qu'ils pussent exercer leur jugement, et décider en connaissance de cause; et je crois que toutes les questions que j'ai traitées ne sont pas au-dessus de la portée de jeunes gens qui ont dû préluder à l'étude de la pharmacie par de bonnes humanités.

On me reprochera sans doute aussi de n'avoir pas assez multiplié le nombre des opérations de chimie, et d'avoir pour ainsi dire sacrifié la chimie à la pharmacie.

Ce reproche n'est pas fondé : je crois avoir donné un exemple de chacune des espèces d'opérations applicables à la pharmacie, dont la chimie n'est qu'une branche; je n'ai pas, il est vrai, donné d'exemple d'analyse exacte; mais, de bonne foi, des commençants seraient-ils à portée de comprendre tout ce qu'il faudrait expliquer pour les mettre à même de juger une pareille opération; cela eût dépassé les bornes que je me suis imposées; et cette étude approfondie d'opérations très minutieuses, ne convient qu'aux élèves déjà avancés dans la carrière; alors ils trouveront dans les savants ouvrages de Macquer, de Fourcroy, etc., de MM. Orfila, Thénard, etc., tous les documents que nécessitent ces analyses.

Enfin on sera peut-être étonné qu'ayant pris Carbonell pour modèle, je n'aie pas comme lui commencé mon ouvrage par un petit traité de matière médicale; ce n'est pas que comme lui je ne connaisse toute l'importance de cette étude, et c'est parce que j'y attache beaucoup d'importance que je crois qu'un abrégé aussi succinct que le sien ne peut pas suffire; les élèves trouveront dans les traités de matière médicale de M. Virey, de M. Guibourt, des guides sûrs pour les mener à cette connaissance; mais ils ne doivent étudier, surtout dans les premiers temps, ces auteurs, que le sujet de leur étude à la main; ils doivent s'assurer par eux-mêmes de la fidélité de la description, en le voyant sous toutes ses faces; et c'est surtout dans cette étude qu'il faut suivre le précepte d'Horace :

Nocturna versate manu, versate diurna.

INTRODUCTION.

C'est avec une extrême défiance de moi-même que je hasarde de livrer au public le travail que j'offre dans ce moment aux jeunes élèves en pharmacie.

Les ouvrages publiés jusqu'à ce jour sur la pharmacie sont la plupart très volumineux, et contiennent un grand nombre de formules ; ceux de Charras, Lemery, Baumé, Morelot, de M. Virey, sont de véritables pharmacopées universelles ; la multiplicité des objets qu'ils contiennent est souvent embarrassante pour les commençants; les jeunes élèves, avides de connaissances, et voulant tout embrasser, arrivent à une confusion d'idées, qu'ils ont ensuite beaucoup de peine à classer.

Un auteur espagnol, le savant Carbonell, a senti la nécessité d'appliquer à l'enseignement de la pharmacie le précepte d'Horace,

Quidquid præcipies, esto brevis,

et il a donné en 1800 un Traité élémentaire de pharmacie. Cet ouvrage, aussi remarquable par sa concision que par l'élégance de sa latinité, doit, d'après le jugement du Nestor de la pharmacie française, M. Deyeux [1], « *être cité comme pouvant servir de modèle* » : en effet, ce savant médecin donne dans son livre tous les préceptes de l'art, mais on n'y trouve aucun exemple de leur application.

M. Caventou, digne collaborateur de M. Pelletier, pour ses travaux chimiques, a donné en 1819, des Éléments de pharmacie : cet ouvrage, estimable sous beaucoup de rapports, est, pour ainsi dire, le panorama de tous les produits chimiques et pharmaceutiques connus. Cet amalgame de produits, dont beaucoup sont étrangers à la pharmacie, est dans le cas d'effrayer l'imagination des néophytes, et de rebuter ceux qui n'ont pas une vocation bien décidée pour la profession.

Dans le travail que je publie, j'ai cherché à suivre autant que je l'ai pu la route tracée par le savant Carbonell, et j'ai cru qu'il serait avantageux aux élèves de donner, à la suite de chaque précepte, un exemple de son application.

Je me suis abstenu de créer de nouveaux mots, persuadé que le néologisme rebute souvent les commençants, et qu'il ne faut pas compliquer l'étude des faits de l'étude des noms.

J'ai recherché, dans les anciens et les nouveaux

[1] N° 8 des *Annales de Chimie,* de l'an VIII.

auteurs, ce qui a été écrit sur la pharmacie; j'en ai fait l'objet de mes plus sérieuses méditations; je n'indique pas toutes les sources où j'ai puisé les rudiments de mon ouvrage, parce que cela me serait impossible, et que d'ailleurs je n'écris pas une biographie pharmaceutique; cependant je ne pourrais sans ingratitude omettre de citer feu les sieurs Cadet et Derosne, pharmaciens de Paris, mes parents, qui ont dirigé mes premières études pharmaceutiques dans leur célèbre établissement, et avec lesquels j'ai resté près de huit ans [1]. Je dois aussi beaucoup aux conversations familières, aux causeries sur la pratique de la pharmacie, tenues avec plusieurs pharmaciens des départements et de la capitale, avec feu M. Delâtre, pharmacien distingué de l'Orient, chez lequel j'ai travaillé lors de mon séjour dans cette ville comme militaire; avec feu M. Haut-Bois, ancien élève de Baumé; feu M. Dabit avec M. Hectot, pharmaciens de Nantes, dont j'avais l'honneur d'être le collègue au juri médical de la Loire-Inférieure. J'ai également l'obligation de beaucoup d'excellentes choses à mes liaisons avec MM. Robiquet, Henri, Guyart, François, Derosne,

[1] Je ne parle pas des cours que j'ai suivis, et à la préparation desquels j'ai coopéré, sous les célèbres professeurs de l'ancien Collége de pharmacie de Paris, et, en outre, des cours de MM. Darcet père, Deyeux, Vauquelin, Fourcroy, Thénard, etc.

Labarraque, etc., membres de la société de pharmacie de Paris, à laquelle je me fais gloire d'appartenir, et aux séances de laquelle je me fais un devoir d'assister assiduement. Enfin, vingt-deux ans d'exercice de la pharmacie, joints à onze années d'études théoriques et pratiques, m'ont mis à même de faire beaucoup d'observations, tant sur la science elle-même que sur la manière d'en commencer l'étude. Si je diffère en quelques points de quelques opinions émises par d'autres auteurs, ce n'est pas par esprit de contradiction, mais parce qu'en conscience, après avoir considéré ces questions sous tous leurs points de vue, je crois avoir raison.

Je n'entreprendrai pas de faire l'histoire de la pharmacie, je ne pourrais que répéter ce qui est consigné dans l'article *Pharmacie* du *Dictionnaire des Sciences médicales*, et ce que M. Virey a dit dans son discours à l'Académie de médecine [1]. Il suffira aux élèves de savoir que la pharmacie est une des parties essentielles de l'art de guérir; que c'est à tort qu'on l'a isolée de la médecine propre-

[1] Le titre le plus ancien et le plus authentique de la pharmacie et du but qu'elle doit remplir, se trouve dans l'Écriture-Sainte. (*Liber Ecclesiastici, caput* XXXVIII.)

« 4. *Altissimus creavit de terra medicamenta, et vir* » *prudens non abhorrebit illa.*

» 7. *In his curans mitigabit dolorem, et unguentarius* » *faciet pigmenta suavitatis, et unctiones conficiet sani-* « *tatis, etc.* »

ment dite : car la pharmacie doit contribuer à la guérison des malades par l'efficacité des médicaments qu'elle leur fournit, et la fidélité avec laquelle elle exécute les prescriptions qui lui sont confiées. Il faut par conséquent que le pharmacien connaisse bien l'effet des médicaments, afin de remplir ce but, et de pouvoir seconder le médecin dans la noble tâche qu'il s'est imposée de secourir l'humanité. Il ne doit jamais perdre de vue ce qu'a dit le savant Charras : « Et d'autant que le pharmacien doit être » l'œil du médecin, aussi bien en la préparation des » remèdes ordonnés, qu'en leur exhibition, il est » très nécessaire qu'il s'étudie non-seulement à bien » entendre les recettes ou ordonnances imprimées » ou écrites qui peuvent passer par ses mains, mais » encore à bien savoir les proportions et les doses de » tous les médicaments, afin qu'en cas que, par » quelque méprise de l'imprimeur ou de celui qui » aurait écrit l'ordonnance ou la recette, les doses » ne se trouvassent pas justes, ou qu'il lui fut difficile » de déchiffrer quelque ordonnance mal écrite, il » puisse lui-même juger des ingrédients et des » doses, et les conformer aux préceptes de la phar- » macie et aux sentiments des docteurs approuvés, » et prévenir les accidents qui peuvent arriver tant » en la préparation et composition qu'en l'exhibition » des remèdes ».

Ce sage pharmacien a tracé ainsi les devoirs de

la profession, dans un temps où l'on employait un beaucoup moins grand nombre de substances dangereuses qu'à présent. Ses préceptes sont donc encore plus importants à suivre, que dans le temps où on ne connaissait pas les préparations de morphine, de narcotine, d'acide cyanique, de vératrine, et de tant d'autres médicaments énergiques, que l'erreur pourrait transformer en poison, si l'on se trompait dans leur dose [1].

Ainsi, celui qui se destine à la profession de pharmacien doit non-seulement connaître les médicaments comme naturaliste, d'après leurs qualités physiques, etc., mais encore connaître leurs effets et la dose à laquelle on doit les administrer, afin de pouvoir remédier aux erreurs qui peuvent échapper au médecin dans la prescription d'une formule. Cette connaissance des doses auxquelles on peut administrer las médicaments, tant simples que composés,

[1] Il serait indispensable d'exiger, dans les examens des récipiendaires, qu'ils indiquassent la dose à laquelle ces médicaments peuvent se donner sans danger, et même quels sont les premiers secours à donner dans les empoisonnements, en attendant que l'on ait pu avoir un médecin. Il serait à désirer qu'à l'école de pharmacie, on fît un cours de toxicologie, où l'on présenterait, dans un cadre resserré, les devoirs que le pharmacien doit remplir en attendant le médecin, dans ces cas où la tergiversation peut être si funeste au malade. Ce cours pourrait être fait par l'un des professeurs de la Faculté de médecine, attaché à l'école de pharmacie.

est surtout nécessaire pour prémunir les possesseurs de recettes de famille, ou de formules banales à certaines professions, contre les dangers de certains de ces médicaments, surtout aux doses auxquelles les recettes prescrivent de les employer. Dans plusieurs de ces compositions, les médicaments purgatifs sont indiqués à des doses pouvant à peine être supportées par des constitutions athlétiques ; et tous les jours on voit des malheureux être victimes de leur confiance dans ces remèdes, dont les possesseurs préconisent les effets miraculeux. Il est donc du devoir du pharmacien d'avertir ces personnes de la violence des effets de certaines de ces compositions, surtout de celles dont la coloquinte, l'émétique, etc., font partie; et, s'il n'est pas possible de les dissuader d'en faire usage, de les engager au moins à essayer l'emploi de leur remède, en fractionnant la dose indiquée en plusieurs prises, de manière à pouvoir s'arrêter si la première prise agit énergiquement.

Il est peu de pharmaciens qui n'aient eu l'occasion de réformer quelquefois des formules échappées à la distraction. C'est à leur sagacité à distinguer si une forte dose d'opium, d'émétique, etc., dans une formule, peuvent être le résultat de la volonté, ou de l'erreur du médecin; dans le cas d'incertitude, on doit différer l'exécution de la formule, et s'assurer de l'intention formelle du médecin; dans des cas d'erreur manifeste, on peut réformer la dose, comme lorsqu'un gros est mis pour un grain. Il doit se bien pénétrer de la dignité de sa profession, qui l'associe au médecin dans les services qu'ils peuvent, en se secondant mutuellement, rendre à l'humanité, et de la terrible responsabilité qui pèserait sur lui, si, par imprudence, distraction ou ignorance, il empêchait la guérison d'un malade, ou causait sa perte.

Après avoir donné la définition de la pharmacie, je la divise en pharmacie galénique [1] et chimique. Cette division, rejetée par la plupart des auteurs modernes, est tellement indispensable, que ceux qui divisent la pharmacie simplement en théorique et pratique, sont contraints, par la force des choses, à classer leurs opérations, d'après cette division, et le savant Carbonell lui-même, malgré sa protestation formelle contre cette manière d'agir, a été obligé de

[1] Je conserve la dénomination de galénique, parce qu'elle est consacrée par l'usage ; mais le mot propre serait pharmacie *dogmatique* ou *doxatique*, de Δόγμα, *dogme*, ou de Δόξα, *sentence*. Le terme dogmatique étant plus particulièrement consacré aux préceptes religieux, conviendrait peut-être moins que le second, qui donne l'idée d'une sentence sans appel, dont la conséquence est l'exécution servile; car, comme je le prouverai dans cette division de la pharmacie, on doit s'en tenir strictement à la lettre. En revenant à cette ancienne division de la pharmacie, je ne fais pas rétrograder la science, je fais l'application du précepte d'Horace :

» *Multa renascentur quæ jam cecidere, cadentque*
» *Quæ nunc sunt in honore vocabula, si volet usus.* »

réunir dans le titre *de operationibus pharmaceuticis*, toute la pharmacie chimique, et de ranger toute la pharmacie galénique dans les titres *de operatis officinalibus et magistralibus*.

Cette antipathie contre la distinction de la pharmacie en galénique et chimique, vient de ce que l'on n'a pas assez réfléchi sur la manière d'opérer dans l'une ou l'autre de ces divisions, et de ce que l'on n'a pas considéré que la théorie elle-même était susceptible de se diviser en deux parties essentiellement différentes; mais, avant d'examiner la théorie sous ces deux rapports, je vais alléguer les raisons qui m'ont déterminé à adopter la division ancienne, de préférence à celle que l'on veut introduire.

La pharmacie galénique s'occupe de préparer les médicaments sans altérer leur nature intime, ou de les mêler sans s'occuper des altérations chimiques que leur mélange peut produire. Elle exige du pharmacien une exactitude servile et méticuleuse dans l'exécution des formules.

Dans la pharmacie galénique, rien n'est abandonné au libre arbitre du pharmacien, tout est et doit être obligatoire : la dose des médicaments, la nature des vases à employer, le temps que doit durer l'opération, et le mode d'opérer.

La pharmacie chimique, au contraire, s'occupe d'opérations basées d'après les principes de l'analyse et de la synthèse. Elle exige du pharmacien la connaissance de la réaction des agents chimiques les uns sur les autres, et lui laisse d'ailleurs le choix des procédés d'opérations, etc., pourvu qu'il arrive au résultat demandé.

Dans la première division, la pharmacie galénique, tout est obligatoire, parce que très souvent on n'a pas de moyens pour reconnaître si la préparation est exactement conforme à la prescription : ainsi, dans une confection, un opiat, tels que le catholicon, la thériaque, il y a des substances que l'on pourrait omettre, ou remplacer par d'autres, sans qu'il fût possible de le reconnaître. C'est à la probité du pharmacien que le médecin et le malade sont obligés de s'en rapporter; et s'il se permettait le plus léger changement, il se rendrait coupable d'un abus de confiance.

Dans la pharmacie chimique, au contraire, peu importe comment il est parvenu à obtenir un produit, pourvu qu'il soit pur, ce dont on peut s'assurer par des réactifs certains. Ainsi on peut s'assurer de l'état de saturation des sels, de la rectification et de la pureté de l'éther, par l'aréomètre, par la teinture des violettes, etc. Peu importe au médecin que l'on ait employé pour faire l'éther, un mélange d'alcool et d'acide, dans des proportions différentes; que l'on ait distillé d'une seule fois, ou qu'on ait versé plusieurs fois de l'alcool sur l'acide, d'après le procédé de Cadet; qu'on ait opéré dans des vases de cuivre, de plomb ou de verre; l'éther est un produit identique dont la qualité est appréciable, et sur la pureté duquel il ne peut rester de doute, en le soumettant à l'action des réactifs; tous les produits chimiques sont dans le même cas, et par conséquent le pharmacien a, dans cette partie de la pharmacie, toute la latitude possible.

Dans la pharmacie galénique, plusieurs opérations sont cependant faites d'après des procédés chimiques; mais les produits de ces opérations doivent être classés dans la pharmacie galénique, parceque, quoique l'opération s'exécute d'après des affinités chimiques, cependant ce ne sont pas ces affinités qui dirigent l'opération; ainsi, le deutochlorure de mercure est soluble dans l'eau, et lorsqu'on sature de l'eau par le moyen de ce sel, pour préparer des pièces anatomiques, on fait une opération de chimie.

Mais lorsqu'on préprare la liqueur de Van Swiéten, on fait une opération galénique, parce que, dans ce cas, bien que l'opération s'exécute *viribus chimicis*, cependant les doses respectives des ingrédients sont déterminées.

Les eaux minérales sont également du ressort de la pharmacie galénique, bien qu'elles soient composées d'après les proportions qui ont été reconnues par l'analyse chimique, et que l'on emploie dans leur fabrication des procédés fournis par la chimie, la physique et la mécanique, tels que la pression, etc., parce que les doses respectives d'eau et de substances médicamenteuses sont fixées d'une manière invariable par le *Codex*; enfin, le savon médicinal[1], l'axonge oxygénée, bien que dus à des réactions chimiques, sont également sous l'influence de la pharmacie galénique, parce que, dans ces opérations, on est obligé d'employer une dose déterminée d'un réactif particulier, ayant des qualités déterminées, pour remplir le but prescrit. Ainsi, par exemple, en traitant l'huile d'olive par une lessive de potasse caustique, à laquelle on ajouterait ensuite du sel marin, on obtiendrait un savon à base de soude; mais ce savon ne serait pas le savon médicinal.

La distillation de l'eau simple, de l'alcool, appartient à la pharmacie chimique, mais la préparation des eaux distillées de plantes, des alcoolats, est du ressort de la galénique, bien qu'opérée par un procédé chimique, parce que les doses respectives des substances que l'on soumet à l'opération, la quantité de produit à retirer, le mode même de distillation (à feu nu, au bain-marie, avec ou sans macération préliminaire), sont impérativement fixées par le *Codex*.

[1] Baumé, dans ses *Élements de pharmacie*, ne parle pas de la préparation des éthers, des sels, etc.; et cependant il donne la formule du savon médicinal, parce que le savon médicinal rentre dans la pharmacie galénique par la fixité des doses de ses composants.

Dans la pharmacie galénique, tout doit donc être impératif et obligatoire : aussi reproche-t-on avec raison aux savants auteurs du *Codex*, de n'avoir pas eu la conscience de leurs devoirs, dans la rédaction de plusieurs formules galéniques : ils abandonnent au bon plaisir du pharmacien l'emploi de telle ou telle autre substance.

Dans la préparation de la décoction blanche [1], ils ordonnent la mie de pain, et indiquent qu'on peut lui substituer la gomme arabique; ils prescrivent l'eau de fleur-d'oranger, ou celle de cannelle, dans la formule intitulée *Decoctum kinæ kinæ simplex*; ils prescrivent du sel ammoniac, ou du carbonate de potasse, et enfin (*si libuerit*) du sirop de quinquina.

Je pourrais multiplier ces citations, mais il suffit de prouver que s'ils eussent considéré, sous son vrai point de vue, la mission que le gouvernement leur avait confiée, ils n'auraient rien laissé à l'arbitraire, afin, comme ils le déclarent dans la préface : « *Ut* » *eadem ab omnibus methodo confecta medicamina*

[1] La formule de la décoction blanche avec la gomme est préférable à celle dans laquelle on emploie la mie de pain, parce que le pain n'est pas de même qualité partout; il y a des boulangers qui le font meilleur les uns que les autres, soit que cela tienne au choix des farines ou au procédé de la manutention; la gomme, au contraire, étant toujours identique, on est sûr d'avoir toujours un produit constamment pareil, tandis que les variétés qui peuvent se rencontrer dans le pain, peuvent influer sur la qualité, le goût et la consistance du médicament.

» *ubique et semper similia habeantur, et sibi perpetuo*
» *constent.* »

Je me permettrai encore de faire aux auteurs du *Codex* un autre reproche.

Dans les formules des alcoolats, les rédacteurs ont noté par des lettres italiques les substances qui, selon eux, donnent les propriétés du composé, *Ex quibus vis medicamenti præcipue pendet* n'est-ce pas indiquer aux sophistiqueurs qu'ils peuvent retrancher de la composition les autres substances? Pourrait-on même sévir contre celui qu'on saurait positivement avoir préparé l'alcoolat avec ces seules substances, en faisant abstraction de celles qui sont indiquées en caractères courants? Le gouvernement, en les appelant à l'honneur de rédiger le *Codex*, leur avait conféré tout pouvoir; il était de leur devoir d'en user despotiquement, afin de faire cesser les abus auxquels l'esprit de réforme, le caprice ou la cupidité peuvent donner lieu. L'esprit de tergiversation qui a dominé dans la rédaction du *Codex*, vient incontestablement de ce que ses rédacteurs ont perdu de vue la différence qui sépare la pharmacie galénique de la pharmacie chimique.

Je ne prétends pas que la chimie soit absolument étrangère à la pharmacie galénique. Les composés galéniques éprouvent souvent des altérations chimiques; ils sont, comme tous les corps de la nature, soumis à l'influence des agents chimiques, tels que la lumière, l'air, la chaleur, etc. Quelques-uns même, tels que les électuaires, confections et opiats, éprouvent, peu de temps après leur préparation, des modifications dues, soit à la fermentation qui s'y développe, comme cela a lieu dans le diascordium, la thériaque ; soit à la réaction réciproque des médicaments entrant dans la composition, ce qui a lieu pour la confection mésentérique. On peut, par analogie, présumer en partie quel doit être le résultat de cette modification ; mais si l'on soumettait à l'analyse chimique l'électuaire mésentérique, les derniers produits que l'on obtiendrait seraient-ils bien les résultats de la modification spontanée du médicament? Pour séparer ces produits, il faudrait traiter ce composé par divers véhicules, qui, même en admettant qu'ils n'eussent par leur nature aucune influence chimique sur les produits, auraient au moins l'effet, en délayant ou dissolvant quelques-uns des principes du composé, de favoriser une réaction qui n'eût peut-être pas eu lieu, ou qui n'eût été qu'incomplète dans un corps aussi dense qu'un électuaire. Ces phénomènes chimiques sont donc indifférents sous le rapport de la thérapeutique, et ne doivent pas être pris en considération dans la préparation des médicaments, dont une longue expérience a démontré les propriétés médicales. Quelque ridicule que puisse paraître la formule de la thériaque, en la considérant sous le rapport chimique, on doit se conformer servilement à cette formule pour remplir les indications que le médecin se propose, lorsqu'il en prescrit l'administration.

On ne saurait être trop circonspect dans la réforme de ces anciennes préparations, et on doit féliciter les auteurs du *Codex* d'avoir résisté à cet esprit d'innovation qui veut tout simplifier, sous le prétexte spécieux de se rapprocher de la nature. Mais la nature est-elle aussi simple dans ses productions et ses opérations que les auteurs de systèmes veulent bien nous le représenter? La nature nous offre-t-elle beaucoup de corps dans leur état de pureté? Ceux de ces corps qui sont indispensables au soutien de notre existence, à l'entretien de notre vie, sont-ils dans l'état de simplicité? Pourraient-ils, dans cet état de pureté, de simplicité, remplir les indications que le créateur de la nature leur a assignées? Non... Cet état de pureté et de simplicité est si éloigné des vues du créateur, que ce n'est qu'avec beaucoup de peine, par des opérations compliquées, et avec des instruments souvent difficiles à manier, que l'homme parvient à isoler des corps simples, dont le mélange ou la combinaison avaient, pendant long-temps, passé pour des éléments. Ces corps, isolés par les travaux de l'homme, ne peuvent, la plupart, être employés dans leur état simple; et leur usage, à cet état de simplicité, serait, non-seulement peu favorables, mais souvent pernicieux. Tous les corps utiles de la nature sont obligés d'être associés avec d'autres, pour pouvoir remplir le but qui leur est prescrit; ce n'est qu'en les soumettant par la violence, que l'homme parvient à rompre les attractions naturelles qui leur donnaient des propriétés. La chaux, la silice, l'alumine, la baryte, et toutes les terres pures et isolées pourraient-elles servir à la végétation? Le fer, la manganèse, qui se rencontrent dans presque tous les végétaux à l'état d'oxyde ou de sels, ne peuvent, à l'état métallique, servir de base au moindre végétal. Mais le mélange de toutes ces terres, de plusieurs métaux dans des proportions diverses, leur combinaison avec d'autres corps composés dont il va être question, acquiert la faculté de pouvoir sortir de l'inertie à laquelle leur isolement les condamnait. Leçon sublime de morale, donnée à l'homme par des matières inanimées, pour lui prouver que l'être isolé ne peut rien par lui-même, qu'il ne peut acquérir de la valeur, et remplir les vues du créateur, qu'en se réunissant à ses semblables pour leur donner et en recevoir l'impulsion qui vivifie la société humaine!

Ce qui a lieu pour les corps qui peuvent servir de point d'appui à l'existence des corps organisés, est également vrai pour toutes les substances qui concourent à l'entretien de leur existence. Le corps qui le premier frappe les organes de l'animal sortant du sein de sa mère, l'air, est un mélange d'azote, d'oxygène, d'acide carbonique et d'un peu d'eau ; et, bien que l'oxygène n'entre qu'à peu près pour un cinquième dans ce mélange, on prétend que les premiers cris de l'enfant sont dus à la douleur qu'occasione son action sur le poumon du nouveau-né. Que serait donc cette action si l'oxygène était pur? Mais le grand ordonnateur des mondes a veillé à ce que la force de cet agent, qui seul brûlerait promptement tout ce qui serait exposé à son action, fût modifié par les correctifs avec lesquels il l'a associé. L'eau, également indispensable à notre existence journalière, est-elle un corps plus pur que l'air? Ne la considérons qu'à l'état d'eau, abstraction faite de ses deux composants, l'hydrogène et l'oxygène, et regardons-la, si l'on veut, comme un corps simple. L'eau, à son état de pureté, serait-elle propre à notre boisson habituelle? L'eau distillée est lourde, nauséeuse, et, pour que l'eau soit agréable et saine, il faut qu'elle soit mélangée avec d'autres substances, au moins avec de l'air atmosphérique ; outre l'air atmosphérique, l'eau courante, surtout celle des grands fleuves, contient des sels et des principes extractifs, qu'elle a enlevés aux feuilles, aux débris de végétaux qui tombent dans les rivières. Si, des corps long-temps considérés comme simples, nous passons aux aliments, trouverons-nous un aliment qui puisse seul servir à l'entretien de la vie ; les animaux herbivores et frugivores ne peuvent se nourrir avec une seule espèce de plante ou de graine ; dans quelques cas, on est obligé d'y ajouter du sel. L'homme, qui est omnivore, mange rarement une substance seule, et la plupart de ses aliments ont besoin d'assaisonnement pour être facilement digérés, le sel marin, divers aromates, etc.

Je crois avoir prouvé que cette simplicité, qu'on nous préconise tant, n'existe pas dans la nature ; qu'au contraire l'auteur de cette nature, pour se conformer à notre faiblesse, ne nous présente aucune substance dans son état de simplicité ; mais mélangée dans des proportions convenables à nos besoins, corrigeant l'activité de l'une par l'inertie des autres, ou stimulant le peu d'action de l'une par l'énergie de plusieurs autres. Ceux qui, dans la thérapeutique, se proposent le même but, en admettant dans des compositions, une base, un correctif, un auxiliaire, ne sont donc pas aussi blâmables qu'on veut les représenter.

Il n'est pas dit, pour cela, que l'on doive faire toutes les compositions sur le modèle de la thériaque ; il y a de la différence entre l'usage et l'abus ; on peut attaquer les abus, chercher à les réformer, mais il ne faut pas aussi pousser trop loin cet esprit de réforme : il faut avoir toujours pour règle de conduite le

In medio stat virtus [1].

[1] Il serait très nécessaire, lorsque l'on a réformé une formule de médicament, de changer le nom du produit,

L'exactitude méticuleuse étant la base de la pharmacie galénique, il est indispensable de renoncer à beaucoup de dénominations de mesures, qui peuvent laisser du vague, ainsi, au lieu d'ordonner une cuillerée d'orge, de graine de lin; une pincée de fleurs de coquelicot, une poignée de bourrache, pour une quantité déterminée de boisson, il faut absolument désigner le poids de chaque substance, afin d'avoir toujours un véhicule également chargé de principes médicamenteux. Les auteurs du *Codex* ont senti la nécessité d'adopter cette mesure, et en ont donné l'exemple dans toutes les formules magistrales et officinales de leur cinquième section; mais ce n'était pas assez pour eux de donner l'exemple, leur devoir était de rendre obligatoire ce qu'ils ne font que conseiller. Il est indispensable de s'en rapporter à la balance, si l'on veut avoir des médicaments qui soient toujours identiques. Quelques médecins ont encore une manière plus vague de déterminer les

afin que les jeunes praticiens, qui lisent les anciens auteurs, ne soient pas induits en erreur par la similitude des noms: par exemple, l'électuaire de safran du *Codex*, dans lequel on a remplacé le sirop limoné par du sirop adianthé, ne doit pas avoir les mêmes propriétés thérapeutiques que le médicament connu autrefois sous le nom de confection d'hyacinthe, qui se trouvait contenir du citrate de chaux. L'emplâtre de Vigo *cum mercurio*, dans la composition duquel les auteurs du *Codex* ont supprimé l'euphorbe, est-il aussi actif que le de Vigo dont les anciens auteurs donnent la formule.

médicaments; tous les jours nous voyons des formules de juleps, de potions, etc., dans lesquelles on prescrit, infusion légère de fleurs de mauve, de rhubarbe, de séné; ou bien forte infusion, décoction de telle ou telle racine, feuille ou fleur, solution de gomme légère, etc. Dans quelles proportions relatives doit-on préparer ces teintures? Admettons la dose de quatre onces de véhicule; pour ces quatre onces, qui sont destinées à être avalées en dose d'une demi-once chaque, souvent à une heure de distance l'une de l'autre, suivra-t-on les mêmes proportions relatives que lorsqu'on prépare deux livres de boisson destinée à être prise par doses d'à peu près quatre à cinq onces à la fois. Chaque pharmacien peut, d'après ses idées, employer une proportion relative différente, et la même formule peut donner pour résultat des produits bien différents en couleur, saveur et action thérapeutique, bien qu'on ne puisse faire aucun reproche à celui qui aura exécuté l'ordonnance, puisque cette ordonnance ne fixait pas de dose déterminée. Il est donc nécessairement indispensable de déterminer, d'une manière invariable, les doses respectives du véhicule et du corps soumis à son action. Dans ce genre de médicament, il est du devoir du médecin de prescrire impérativement la dose de chaque corps qui doit concourir à la formation du composé qu'il ordonne, afin que le pharmacien puisse également remplir ses obligations, en donnant toujours un produit égal dans ses effets.

THÉORIE, OU PHARMACIE THÉORIQUE.

La théorie de la pharmacie a deux parties très distinctes : la première donne les règles d'après lesquelles on doit préparer et composer les médicaments, et je l'appelle théorie positive.

La seconde, que j'appellerai théorie hypothétique, donne l'explication des phénomènes qui se manifestent pendant ou après les opérations, en recherchant leurs causes et leurs résultats présumés.

La théorie positive est tellement indispensable, que l'on ne peut faire l'opération la plus simple en pharmacie, sans y avoir recours. Elle est basée sur des faits incontestables, et n'est, pour ainsi dire, que la pratique raisonnée. Cette théorie positive quelquefois ne s'accorde pas avec la théorie hypothétique ; aussi c'est la seule que l'on doit d'abord enseigner aux jeunes gens. Et il faut, dans les commencements, les empêcher de s'occuper de la théorie hypothétique qui, plus séduisante et plus brillante, les entraînerait souvent à prendre des idées fausses.

La théorie positive est stationnaire de sa nature, en ce sens que les mêmes moyens donnent toujours les mêmes résultats ; on peut parfaitement lui appliquer ce qu'Hippocrate à dit de la médecine : « La

» médecine ne doit pas son origine à des hypo-
» thèses, et n'en a pas besoin; elle subsiste depuis
» long-temps, et possède tout ce qui constitue es-
» sentiellement l'art; les bases en sont fixées, le
» principe en est établi, la route est tracée; l'obser-
» vation, l'expérience l'ont agrandie, elles ont déjà
» fourni des préceptes importants et en fourniront
» encore d'autres par la suite. »

Les bases sont fixées, le principe en est établi: nous n'obtenons pas de meilleurs produits maintenant que les Charras, les Lemery, les Baumé, les Rouelle, etc., n'en obtenaient; et en suivant exactement les procédés qu'ils décrivent pour les électuaires, les onguents, le sublimé corrosif, les préparations d'antimoine, etc., nous aurons toujours des produits aussi parfaits que les leurs.

Dans les siècles qui nous suivront, les pharmaciens qui nous succèderont, en se conformant exactement aux procédés indiqués par MM. Pelletier et Caventou pour la sulfate de kinine, à celui indiqué par M. Derosne pour la narcotine, etc., obtiendront les mêmes agents thérapeutiques que les savants auteurs de toutes ces nouvelles préparations. Mais si les bases sont fixées, si le principe est établi, si la route est tracée, qui pourra espérer de poser les bornes de la science; elle est stationnaire pour ce qui est obtenu d'elle; mais tous les jours l'observation et l'expérience l'agrandissent; non-seulement chaque produit nouveau l'enrichit d'une conquête dont rien ne peut la dépouiller, mais encore elle l'enrichit lorsqu'on fait une nouvelle application à la thérapeutique d'un produit déjà connu. Que la kinine soit une base alcaloïde, comme l'a prouvé M. Pelletier, ou qu'elle soit une sous-résine, comme le prétend M. Bonastre, on obtiendra toujours, en suivant exactement le procédé indiqué, un moyen thérapeutique héroïque, qui sera toujours le même, et doué des mêmes vertus, bien que l'on change sa dénomination.

Mais, me pourrait-on objecter, vous prenez pour exemple des variations de la théorie hypothétique, une substance récemment découverte et dans une série de produits que le moindre changement dans les proportions peut faire varier, au point que des hommes très savants et de très bonne foi peuvent différer d'opinion sur la nature intime de la substance, et avoir d'excellents raisonnements à opposer à leurs adversaires. Cette objection, quelque puissante qu'elle paraisse au premier coup d'œil, n'a pas de solidité, et parmi mille exemples qui pourraient démontrer la vérité de ce que je viens d'annoncer, relativement à la théorie positive et hypothétique je me contenterai de choisir le chlore.

Lorsque le savant Schéele, pharmacien à Stocholm, découvrit ce produit, il le nomma acide marin déphlogistiqué. Ce nom était conforme à la théorie hypothétique qui régnait alors ; à cette théorie succéda la théorie brillante des Lavoisier, Guyton de Morveau, Berthollet; il reçut alors le nom d'acide muriatique oxygéné, et il y a vingt-cinq ans, en entendant le célèbre Fourcroy, on ne pouvait pas douter de la combinaison de l'oxygène avec l'acide muriatique dans ce produit, que, présentement, M. Thénard, dans sa savante théorie, nous donne pour un corps simple : malgré toutes ces variations le produit est resté stationnaire; le procédé de Schéele, donne toujours le même corps, qui produit toujours les mêmes résultats.

La théorie de M. Thénard sur la conversion des chlorures en hydrochlorates par leur solution dans l'eau, était démontrée d'une manière indubitable par cet illustre professeur, lorsque M. Labarraque [1], modeste pharmacien de Paris, a trouvé qu'en saturant une solution de soude par le chlore, on obtenait un produit très différent de celui que, d'après la théorie reçue, on aurait dû obtenir. Selon la théorie de M. Thénard, une solution de sel marin saturé de chlore, devrait donner les mêmes résultats que la liqueur de M. Labarraque, et cependant la liqueur de Labarraque décolore seize parties d'indigo, tandis

[1] Le même qui vient d'obtenir de l'Institut le prix de 3,000 fr. de M. de Monthion, pour les applications thérapeutiques des chlorures d'oxyde de sodium et de calcium, et surtout pour leur application à l'assainissement des lieux infectés de miasmes putrides ou contagieux.

que la dernière n'en décolore que trois parties et demi. Quant à ce qui concerne les effets thérapeutiques, il n'y a, pour ainsi dire, aucune comparaison à établir entre les deux produits; la théorie hypothétique de ces différences d'état et d'action, n'a pas encore été fixée par M. Labarraque, qui a dû donner toute son attention à découvrir d'abord toutes les applications utiles de ces produits sous le rapport de la salubrité publique et de la thérapeutique.

Tous les jours les médecins praticiens ordonnent des mélanges que réprouve la théorie hypothétique. Nous exécutons souvent des ordonnances dans lesquelles on associe des substances simples ou composées qui doivent réagir les unes sur les autres; ainsi dans un julep, nous voyons souvent le kermès et l'oxymel réunis, bien que les acides réagissent sur cette préparation d'antimoine; on ajoutera de l'oxymel à un looch blanc; le sublimé corrosif se précipite à l'état de sel triple, dans tous les sirops auxquels on l'ajoute, etc.; mais les praticiens, bien qu'il soit impossible de savoir précisément le résultat chimique de plusieurs de ces mélanges [1], continuent à

[1] Cette proposition passera au moins pour paradoxale, si on ne la condamne comme erronée; on me dira qu'il est facile de savoir ce que devient le kermès dans son mélange avec un acide, et on me citera les analyses du kermès opérées par ce moyen. Mais ici il ne s'agit pas d'une analyse; le kermès, dans un julep ou un looch, est mêlé avec du sucre, de la gomme, quelquefois de l'huile, etc., qui peu-

les ordonner, parce que l'expérience a démontré leurs bons effets thérapeutiques. Ces exemples, dont je pourrais citer un beaucoup plus grand nombre doivent suffire pour engager les jeunes praticiens à ne pas condamner légèrement des formules dont un usage constant a démontré l'efficacité, bien que ces formules ne soient pas en harmonie avec la théorie hypothétique : qu'ils s'attachent spécialement d'abord à acquérir la théorie positive, à observer des faits, à étudier les phénomènes qui se présentent pendant les opérations, à bien connaître la nature des produits, les doses auxquelles on doit les administrer, les effets utiles, nuisibles, ou dangereux qu'ils peuvent occasioner; et lorsqu'ils auront acquis ces premiers éléments invariables de la science, ils pourront se livrer à l'étude de la théorie hypothétique; l'expérience qu'ils auront acquise les rendra circon-

vent le protéger pendant quelque temps contre la réaction de l'acide. L'acide lui-même n'est pas pur, le vinaigre qui fait partie de l'oxymel contient, outre l'acide acétique, des sels, tels que le sulfate, le tartrate de potasse, etc.; les proportions relatives sont souvent très faibles; il est possible que la réaction étant très lente, le médicament diffère de lui-même, selon le temps depuis lequel le mélange est fait; que le même julep préparé depuis une heure, soit dans un autre état que celui qui aura douze heures de mélange. Mais si le composé produit l'effet incisif, expectorant, etc., que le praticien en attend, il ne doit pas être arrêté par des considérations qui ne seraient d'aucun avantage pour le malade.

spects, et ils seront à même de pouvoir examiner et juger ce que cette théorie séduisante leur proposera de croire.

Si l'abus des théories hypothétiques a souvent des inconvénients, si quelquefois elles ont porté préjudice à l'avancement de la science, en égarant dans de fausses routes, on ne peut cependant nier que dans d'autres cas elles ne lui aient rendu quelques services. Des hommes de génie ont souvent, par de savantes hypothèses, devancé l'expérience et pressenti des découvertes, dont leurs successeurs ont puisé le germe dans leurs écrits. C'est ainsi que Berthollet a trouvé dans ces mots du mémoire de Schéele, sur l'acide marin déphlogistiqué (chlore), « il décolore » les matières végétales », l'art du blanchiment, dont Schéele ne se doutait pas; que par l'application de ce nouvel agent et les succès étonnants qui ont couronné ses travaux, il s'est associé à la gloire du chimiste suédois. Le célèbre Fourcroy n'a-t-il pas exhumé de la *Physica subterranea* de Bécker, des hypothèses qui entre ses mains sont devenues des faits constants. La découverte qui a démontré que les terres et plusieurs alcalis n'étaient que des oxydes métalliques, est peut-être due aux idées de Bécker sur sa terre mercurielle. Fourcroy a emprunté à l'abbé Rousseau plusieurs hypothèses sur la fermentation; lui-même à avancé dans son *Système des connaissances chimiques*, beaucoup d'idées brillantes dont quelques-unes ont déjà porté des fruits. Mais il faut se tenir en garde contre les élans du génie; il faut beaucoup de sagacité, beaucoup de prudence et d'expérience, pour distinguer entre les jalons qu'ils ont jetés au hasard, ceux qui sont placés sur de fausses routes. L'ardeur qui accompagne toujours la jeunesse, fait que souvent elle se laisse entraîner par un système qui lui sourit; elle néglige les détails pratiques qui pourraient détruire les illusions dans lesquelles elle se complaît; elle s'habitue à croire sur la foi des autres, et sans plus ample examen à jurer *in verbo magistri.*

Pour éviter ces inconvénients, il faut revenir à la méthode d'étude indiquée par un des plus grands génies du dix-huitième siècle; l'efficacité de cette méthode est prouvée par les prodigieux succès qui ont couronné ses travaux; ce qu'il prescrit pour l'étude de l'histoire naturelle est entièrement applicable à l'étude de la pharmacie.

L'importance de ces préceptes est telle, que je craindrais d'en affaiblir l'effet, et que je préfère citer les termes précis de ce célèbre auteur.

« On doit donc (dit Buffon) commencer par » voir beaucoup et revoir souvent; quelque néces- » saire que l'attention soit à tout, ici on peut s'en » dispenser d'abord : je veux parler de cette atten- » tion scrupuleuse, toujours utile lorsqu'on sait » beaucoup, et souvent nuisible à ceux qui com-

» mencent à s'instruire ; l'essentiel est de leur meu-
» bler la tête d'idées et de faits, de les empêcher,
» s'il est possible, d'en tirer trop tôt des raisonne-
» ments et des rapports ; car il arrive toujours que
» par l'ignorance de certains faits, et par la trop
» petite quantité d'idées, ils épuisent leur esprit en
» fausses combinaisons et se chargent la mémoire
» de conséquences vagues et de résultats contraires
» à la vérité, lesquels forment ensuite des préjugés
» qui s'effacent difficilement ».

Quelques auteurs modernes ont proposé un autre plan d'étude pour la pharmacie, leur système à été victorieusement réfuté par feu Cadet [1] ; et on ne sau-

[1] Ceux qui conseillent de commencer l'étude de la pharmacie par faire suivre des cours aux jeunes gens, n'ont pas réfléchi que cette méthode serait impraticable pour les quatre-vingt-dix-neuf centièmes des élèves, parce qu'il ne se fait des cours que dans un très petit nombre de villes, qui, bien que très populeuses, ne pourraient fournir assez d'élèves pour les besoins de la pharmacie. Il y a dans les provinces beaucoup de pharmaciens très recommandables, très instruits, possédant toutes les connaissances pratiques et théoriques de la pharmacie, qui n'ont jamais suivi de cours publics ; ils ont suppléé à ce mode d'instruction par la lecture des auteurs qui traitent des sciences relatives à la pharmacie, et surtout par leur assiduité à observer les phénomènes des opérations qu'ils exécutent sous les yeux de leurs patrons, qui leur donnent les explications nécessaires pour leur instruction. La méthode conseillée par les jeunes auteurs, est peut-être bonne pour former des professeurs de chimie ; mais très peu de pharmaciens sont

rait trop engager les jeunes gens à suivre les conseils de Buffon et de tous les praticiens, qui leur diront avec moi de préférer la route, lente et pénible à la vérité, qu'ont parcourue les Charras, les Lemery, les Baumé, qui a formé MM. Deyeux, Vauquelin, Laugier, etc., et autres savants, dont les travaux ont porté si loin les limites de la science, que leurs successeurs enrichissent tous les jours de nouvelles découvertes.

L'étude de la pharmacie doit être précédée par une éducation libérale; il faut que celui qui se destine à cette science connaisse bien le latin, le grec, les mathématiques, et surtout qu'il soit doué de l'esprit d'ordre, et d'un bon jugement, qui dispose à l'exactitude rigoureuse qui doit présider à toutes les opérations dont les produits sont d'une si grande importance dans leur application.

Celui qui se charge de diriger les études pharmaceutiques d'un jeune homme [1], doit donc commencer

appelés à remplir ces fonctions; et la seule chose essentielle est qu'ils puissent rendre à l'humanité les services qu'elle est en droit d'attendre de leur profession.

[1] Autrefois les élèves en pharmacie et en chirurgie étaient classés dans trois catégories, savoir: les apprentis, garçons et compagnons; ces dénominations indiquaient ce qu'on était en droit d'attendre et d'exiger, sous le rapport des connaissances et de la pratique, du sujet dont il était question. Je suis loin de conseiller de faire revivre cet usage, qui rabaisserait la pharmacie au niveau des métiers; mais

par s'assurer qu'il réunit les conditions énoncées ci-dessus ; il doit lui mettre sous les yeux le tableau des devoirs qu'il aura à remplir dans cet état, et alors il commencera par lui faire étudier avec soin la matière médicale : car, comme le dit Charras : « Tout bon ouvrier doit connaître la matière sur la- » quelle il veut travailler, avant que de rien entre- » prendre, et c'est avec grande raison qu'on a obligé » le pharmacien à commencer ses opérations par » l'élection [1] » ; ensuite il l'exercera aux opérations

je crois qu'il serait à désirer, quand ce ne serait que pour stimuler l'émulation des élèves, de les distinguer en plusieurs classes : ainsi on pourrait donner le titre d'aspirant à celui qui commencerait l'étude de la pharmacie, pendant les quatre premières années du stage ; le titre d'élève en pharmacie à celui qui, au bout de ces quatre premières années, aurait satisfait à un examen sur la théorie positive de la pharmacie ; et, enfin, le titre de bachelier ou licencié en pharmacie à celui qui, ayant fini les huit années de stage exigées pour la réception, serait apte à se faire recevoir pharmacien. Le classement des élèves serait confié à un tribunal de famille, qui pourrait, malgré que l'élève eût le temps prescrit, lui refuser son titre, s'il ne paraissait pas le mériter sous le rapport des connaissances ou de la conduite.

[1] Je n'ai jamais pu me rendre raison des motifs qui ont déterminé à intervertir cet ordre dans les deux premiers examens pour la réception de pharmacien. Cela étant d'autant plus singulier, qu'on l'a suivi pour les deux examens pratiques.

Dans le premier examen théorique, on interroge le candidat sur toutes les opérations de la pharmacie, tant chiqui ont pour but de disposer les objets à l'usage médical : telles sont la mondification et l'épuration des médicaments. Lorsqu'il connaîtra bien les objets de ces opérations simples, et les procédés de leur exécution, on lui confiera par degrés des opérations plus importantes. Et enfin, lorsque, suivant le précepte de Buffon, il aura la tête bien meublée d'idées et de faits, il devra se livrer à l'étude de la physique, de la chimie et de la botanique, pour pouvoir classer méthodiquement des objets dont beaucoup lui seront déjà familièrement connus.

J'ai divisé mon travail en treize classes, sous lesquelles on peut ranger toutes les opérations de la pharmacie.

Le traité de pharmacie est précédé d'un petit vo-

mique que galénique, et ce n'est qu'au second examen qu'on s'assure s'il connaît les substances qui servent de sujet aux opérations sur lesquelles il a subi le premier. C'est comme si, à l'école de médecine, on interrogeait un candidat sur les opérations de chirurgie avant de s'être assuré s'il connaît l'anatomie.

Il faudrait donc changer cet ordre : dans le premier examen, on interrogerait le candidat sur la connaissance des médicaments simples et sur les opérations relatives à leurs dispositions à l'usage médical, comme leurs dessiccation, leur conservation, leur mondification et épuration ; on pourrait même y comprendre la comminution.

Le second examen serait consacré aux opérations ; et dans l'un et l'autre, on aurait soin d'insister sur la connaissance des doses auxquelles on peut sans danger administrer les médicaments tant simples que composés.

cabulaire dans lequel je donne l'explication de plusieurs mots techniques, dont il faut que les élèves connaissent bien la signification pour ne pas confondre plusieurs opérations qui ont de l'analogie entre elles.

J'ai donné à la fin, dans un appendice, les instructions nécessaires au nettoyage des ustensiles de pharmacie. Ce hors-d'œuvre paraîtra peut-être déplacé dans dans un ouvrage scientifique; mais j'écris pour des commençants, et quelques-uns d'entre eux me sauront peut-être gré de leur avoir présenté l'aperçu de ces moyens, qui, jusqu'alors, bien que connus de tous les praticiens, n'étaient consignés dans aucun ouvrage.

CHAPITRE PREMIER.

DE LA PHARMACIE.

Dans ce premier chapitre, je définis la pharmacie, et la distingue en galénique et chimique.

Le TITRE PREMIER traite du sujet et de l'objet de la pharmacie.

Le TITRE II traite du médicament. Je reconnais cinq espèces de médicaments :

1. Le simple brut,
2. Le simple préparé,
3. Le simple extrait,
4. Le médicament composé par combinaison chimique,
5. Le médicament composé par mixtion.

Je ne parle pas de la division des médicaments en altérants et purgatifs, parce que cette distinction n'a aucun rapport à leur préparation ; d'ailleurs, l'effet altérant ou purgatif d'un médicament dépend de la dose à laquelle on l'administre, et de la disposition du sujet qui en fait usage. Ainsi, le quinquina, l'assa fœtida, qui, le plus souvent, produisent un effet altérant, et souvent astringent, feront vomir et purgeront certains individus. Dans certaines circonstances, le sirop de Cuisinier, de chicorée composé, les pilules savonneuses, aloétiques, etc., s'administrent souvent comme altérants, bien qu'il y ait des purgatifs dans leur composition. Cette distinction, inutile sous le rapport pharmaceutique, ne pourrait que donner des idées fausses aux jeunes élèves en l'appliquant aux composés, et n'est admissible que pour l'étude de la matière médicale.

CHAPITRE II.

DE LA CONNAISSANCE DES MÉDICAMENTS SIMPLES, ET DE LEUR ACQUISITION.

Dans ce chapitre, je commence par recommander l'étude de la matière médicale aux élèves; et les maîtres qui se chargent de diriger le jeune pharmacien, ne sauraient trop insister sur la nécessité de l'étude profonde à laquelle il faut se livrer pour bien connaître les substances, sans la connaissance desquelles il ne peut y avoir ni médecine, ni pharmacie. C'est surtout dans cette partie de la science qu'il faut faire usage du précepte de Buffon, de voir beaucoup, et de revoir souvent. Il faut voir les substances dans divers états, pour pouvoir les comparer entre elles; il est très utile d'examiner la substance fraîche, sèche, non mondée, mondée, entière, concassée, en poudre; de connaître son odeur, sa saveur, les caractères que peuvent présenter son état de solidité, de friabilité, etc., à diverses températures, et dans les alternatives de la sécheresse et de l'humidité. Il faut connaître, non-seulement les caractères qu'elle doit présenter lorsqu'elle est pure, mais encore les altérations que le temps peut lui faire subir; et, enfin, connaître les fraudes employées par la cupidité, pour masquer les vices d'un médicament, et les substitutions que la mauvaise foi peut mettre en usage.

Il est aussi nécessaire que le pharmacien connaisse la propriété et la vertu des corps simples, la dose à laquelle on peut les administrer, afin de pouvoir, dans certains cas, remédier à l'erreur échappée à la précipitation dans la prescription d'un médicament; et, dans beaucoup de cas, afin de se préserver lui-même des effets dangereux de certaines substances qu'il est obligé de préparer, comme l'euphorbe, les ellébores, le rhus radicans, etc.

Ce chapitre est divisé en quatre titres.

Le TITRE PREMIER traite de la récolte des médicaments simples que le pharmacien peut exécuter lui-même. J'indique le temps et le mode de récolte propre à chaque espèce de substances, ainsi que les précautions qui doivent être prises avant, pendant et après la récolte, suivant la substance ou la partie de substance qu'on veut se procurer.

Le TITRE II : *Mondification des médicaments*, expose les méthodes employées pour monder les médicaments simples, tant ceux que l'on a récoltés soi-même, que ceux qu'on a été obligé de se procurer par la voie du commerce. Ces opérations, purement manuelles, exigent de l'attention, et sont très importantes; elles ont d'ailleurs l'avantage de procurer aux élèves l'occasion de voir beaucoup à la fois, de voir la même substance sous tous ses aspects, de les accoutumer à distinguer et à comparer les substances qui peuvent se trouver assemblées par hasard, ou mêlées à dessein par la cupidité.

Le titre iii : *Épuration ou purgation des médicaments*. Les opérations décrites dans ce titre commencent à exciter davantage l'intérêt; elles exigent plus de réflexions et des manœuvres plus compliquées que la mondification. Elles donnent quelques idées de chimie pratique aux élèves. Il est bon de leur faire observer les phénomènes de ces opérations, et de leur en donner des explications succintes. Ainsi, il suffira de leur montrer l'acidité de l'eau des lavages de la fleur de soufre, la précipitation du cuivre dans la purification du sulfate de fer, etc.

Titre iv : *Conservation et reposition de médicaments simples*. Dans ce titre j'indique les moyens propres à conserver les corps organisés dans leur état de vie et de santé; car les parties des végétaux, telles que les racines, les feuilles, les fleurs, etc., conservent encore de la vitalité, quoique séparées de la terre où elles puisaient leur nourriture, et peuvent être employées plusieurs jours après leur récolte, aussi-bien que si elles venaient d'être cueillies, pourvu qu'elles n'aient pas éprouvé d'altération sensible, ce qui se manifeste par leur changement de couleur, d'odeur, etc.

Je donne les procédés propres à conserver les animaux vivants dont on a quelquefois un besoin journalier.

Le TITRE V. *Dessiccation et reposition des médicaments desséchés*. Ce titre donne la manière de dessécher les substances minérales, végétales et animales; les précautions à prendre pour cette opération, selon les variations de l'atmosphère et la nature des objets à dessécher, les soins que leurs reposition et conservation exigent; enfin, le temps que chaque médicament peut se conserver sans altération.

Enfin, le TITRE VI : *Disposition aux usages médicaux*, traite des opérations qui ont pour but de modifier la forme de certains médicaments simples, sans altérer leur nature, tels que le laminage des métaux, la préparation de l'éponge à la ficelle, des pois d'iris, d'orange, de la comminution et de son complément, le pulpage et le tamisage.

L'exécution de beaucoup de procédés de comminution sont un peu pénibles, et sont regardés par quelques personnes comme, pour ainsi dire, au-dessous de la dignité du pharmacien; cependant il est nécessaire que le jeune pharmacien se livre à la pratique de toutes ces opérations; c'est en soumettant les corps à la comminution, qu'il apprendra à les bien connaître, et à ne pas les juger d'après des apparences souvent trompeuses [1]. C'est le complément indispensable de l'étude de la matière médicale. C'est en se livrant à ces opérations qu'il verra que le polypode, la fougère, substances très friables, très cassantes, sont très difficiles à pulvériser, à cause d'une huile particulière dont leur aspect ne pouvait faire soupçonner l'existence; que la gomme adragant, le salep, aussi secs que la gomme arabique et le sagou, résistent beaucoup plus à l'action du pilon, à cause de leur élasticité; que le jalap, quoique bien desséché, s'agglutine par une forte percussion qui, développant de la chaleur, ramollit sa partie résineuse, etc. Il remarquera, en pulvérisant les feuilles, les fleurs, que certaines substances contiennent des fibres ligneuses qui sont presque dépourvues de propriétés, et que, lorsque l'on a obtenu la poudre des parties friables, on doit rejeter le résidu comme inutile, tandis que dans la pulvérisation de substances dures et compactes, comme le gayac, le bois d'aloès, des écorces de Winter, d'angustura, etc., on doit s'ef-

[1] Je suis loin de conseiller de réduire les élèves en pharmacie à la condition d'un manœuvre qui ne fait que piler du matin au soir; mais il est nécessaire que l'élève ait pilé, et surtout qu'il ait pilé beaucoup de substances différentes, pour pouvoir diriger lui-même le travail d'un de ces manœuvres, s'il est quelque jour dans le cas d'avoir recours à ce moyen.

forcer d'obtenir la pulvérisation complète de la substance ; il observera que les produits de la tamisation présentent quelquefois des différences de couleur, selon les périodes de la pulvérisation, et que cette variation indique souvent le point où l'on doit cesser l'opération ; enfin, il saura qu'il faut bien mêler les produits de chaque tamisage pour que la poudre soit égale en couleur et en propriétés.

CHAPITRE III.

MÉLANGES.

Ce chapitre ne contient que deux titres, les espèces et les poudres composées, qui ne diffèrent des espèces que par leur degré de ténuité.

J'ai cru devoir placer ce chapitre immédiatement après la comminution ; les auteurs du *Codex* ont relégué ces préparations dans leur neuvième section : mais ils n'ont pas réfléchi que pour préparer les alcoolats, les apozèmes, les vins composés, les élixirs, les sirops, etc., qui précèdent cette section, il fallait préparer des espèces.

Et en effet, les espèces et les poudres sont des mélanges dont les parties n'ont la plupart du temps pas de cohésion ensemble. On peut, en triant les espèces, isoler chacun de leurs constituants ; et quoiqu'on ne puisse faire la même opération sur les poudres, à cause de la ténuité de leurs molécules, on pourrait cependant souvent parvenir à cette séparation par d'autres moyens. Ainsi, une poudre composée de corail porphyrisé et de limaille d'étain, pourrait, en l'agitant dans l'eau, être séparée en deux parties : la limaille d'étain tomberait au fond du vase dans lequel se ferait l'opération, et le corail, plus léger, se décanterait avec l'eau qui surnagerait le précipité.

Ces opérations servant pour ainsi dire de passage des préparations simples aux composées, je crois qu'on ne peut les placer plus convenablement que je ne l'ai fait. J'ai mis au rang des poudres composées le sucre de vanille et l'oléo-saccharum : ces deux préparations, dont l'une est rangée par le *Codex* dans la pulvérisation, et l'autre à la suite des sirops et des mellites, appartiennent essentiellement à la division des poudres composées, et bien que ce soit le sucre qui favorise la division et le desséchement de ces substances, comme ces substances prennent l'aspect pulvérulent, ce sont de véritables poudres composées; si l'on voulait faire une série à part de ces deux poudres, il faudrait comprendre dans cette série toutes les poudres dans lesquelles il entre des huiles volatiles, des résines liquides, etc.; mais je n'ai pas cru qu'il fût nécessaire de faire cette distinction.

CHAPITRE IV.

EXTRACTION MÉCANIQUE DE MÉDICAMENTS SIMPLES.

Ce chapitre ne contient qu'un seul titre qui comprend trois espèces d'opérations.

La première espèce de ces opérations, l'extraction par incision, n'est pas souvent usitée par les pharmaciens, et pourrait à la rigueur être classée parmi les moyens de récolter quelques produits végétaux. Son succès dépend autant de la manière d'opérer, que de l'époque à laquelle elle se fait, parce que l'acte de la végétation doit y concourir. Cependant j'ai cru pouvoir la réunir dans ce chapitre aux autres modes d'extraction mécanique, parce que quelques pharmaciens se trouvent par les localités pouvoir se livrer à ce genre d'opérations.

L'extraction par expression doit être distinguée en deux séries, celle où l'expression seule suffit, et celle où l'application de la chaleur est nécessaire pour que l'expression du produit puisse avoir lieu. Je mentionne le procédé qui consiste à ajouter de l'eau au corps à exprimer, sans en faire une série à part, parce que, quoique ce soit un intermède qui favorise l'expression et l'obtention d'une plus grande quantité de produit, il n'influe pas sur la nature du produit, qu'on pourrait d'ailleurs obtenir sans ce moyen.

Je nomme le troisième mode d'extraction, extraction par dépôt dans un suc exprimé. Je ne me suis pas dissimulé le vice de cette dénomination, qui est trop longue, mais je n'ai pas trouvé de mot qui pût rendre l'idée de la chose, et j'ai préféré être un peu plus long et être clair.

CHAPITRE V.

FERMENTATION ET CLARIFICATION.

J'ai réuni dans ce chapitre la fermentation et la clarification, qui forment cependant deux titres séparés.

Cette association pourra paraître singulière au premier aspect : cependant il y a plusieurs cas où la fermentation est employée comme moyen de clarification, et d'autres où la clarification doit suivre la fermentation, pour que son produit soit plus pur, et plus susceptible de conservation.

Après avoir défini la fermentation, en avoir indiqué les trois espèces principales, dont les noms sont tirés de la nature de leurs produits, et développé les phénomènes qui se manifestent pendant leur cours, je fais voir aux jeunes élèves les différents rôles pour ainsi dire qu'elle joue dans la pharmacie; quelquefois employée à dessein pour développer dans les corps des principes nouveaux et changer leur état; souvent se manifestant malgré les précautions prises pour s'opposer à sa naissance; quelquefois hâtée, ou excitée, souvent réprimée, nécessaire, utile et quelquefois nuisible; tantôt donnant peu à peu les signes de son développement, comme dans la fermentation lente des électuaires et confections; tantôt annonçant sa présence non soupçonnée, par l'explosion des bouteilles contenant le liquide fermenté; enfin, après avoir décrit ces phénomènes, j'indique les moyens propres à arrêter ses progrès, et les moyens de neutraliser les conséquences nuisibles des émanations de la fermentation putride.

TITRE II : *Clarification*. Après avoir indiqué le but de la clarification, j'expose les divers moyens employés pour y parvenir, commençant par le plus simple, et allant progressivement aux plus compliqués. De ces moyens, les deux premiers sont mécaniques, le repos et la filtration, et sont souvent employés comme compléments, après l'application des autres moyens; les quatre autres sont : 1° la fermentation; 2° la chaleur, qui souvent est employée autant comme moyen de clarification, que comme préservatif de la fermentation; 3° l'emploi des réactifs, etc.; 4° enfin, l'emploi des réactifs, aidé du concours de la chaleur.

J'ai cru devoir traiter ces deux opérations avec détail, et que leur histoire devait précéder les chapitres dans lesquels je décris des opérations auxquelles on applique leurs effets, ou dont les produits sont exposés à leur action; et en effet, presque toutes les préparations galéniques, liquides, officinales ou magistrales, excepté les alcoolats, subissent nécessairement la clarification, au moins par repos et décantation : les sucs végétaux, les teintures, les bouillons, les sirops, les eaux distillées, etc.; c'est souvent un moyen d'arrêter la fermentation, et nous voyons tous les jours, dans l'économie domestique, employer ce moyen pour conserver les vins, les vinaigres, dont les fèces occasioneraient l'altération.

Il était donc indispensable de mettre sous les yeux des élèves le tableau de ces deux opérations, de leur indiquer les phénomènes qui les précèdent, les accompagnent ou les suivent; les moyens de les provoquer, de les exécuter, ou de les arrêter, avant de traiter des opérations dans lesquelles on a occasion d'appliquer les préceptes que j'ai donnés dans ce chapitre.

CHAPITRE VI.

EXTRACTION CHIMIQUE DES PRINCIPES CONTENUS DANS LES CORPS SOUMIS AUX OPÉRATIONS.

Je traite dans ce chapitre, de l'extraction des matières contenues et formées dans les corps sur lesquels on opère : bien que les moyens et les appareils d'opération soient très différents de ceux employés dans l'extraction mécanique, cependant, le résultat est le même, puisque l'on ne fait qu'une séparation de principes mêlés intimement les uns avec les autres. Dans plusieurs cas, la chaleur exerce, pour ainsi dire, sur le corps contenant le produit qu'on veut obtenir, la même action que la pression exerce sur l'éponge mouillée dont on veut obtenir le liquide.

Le *Codex* à confondu dans sa quatrième section, *Materiæ ex simplicibus distillando elicitæ*, des opérations qui, bien qu'ayant quelque analogie par la manière d'opérer, sont essentiellement différentes : la distillation de l'eau pure, de l'alcool, des huiles essentielles, sont des opérations chimiques; mais la fabrication des eaux distillées de plantes, des alcoolats, quoi qu'opérée par un procédé chimique, sont des opérations galéniques, parceque les doses respectives des substances, le choix des vaisseaux, le temps que doit durer l'opération, la manière dont le feu doit être dirigé, la quantité de produit, tout est déterminé par le formulaire : dans ces opérations le pharmacien doit faire abnégation de ses connaissances, et se conformer servilement à ce qui est prescrit.

Ils ont également confondu dans cette section les produits pyrogéniques. La rectification de ces produits pourrait se ranger sous le titre qu'ils indiquent. Mais s'ils avaient réfléchi sur la nature de ces produits, ils auraient vu que ce ne sont pas des matières retirées d'un corps, mais formées pendant l'opération, aux dépens du corps qui y est soumis.

J'ai divisé ce chapitre en trois titres, sous lesquels on peut classer toutes les opérations, par lesquelles on peut extraire un corps existant dans un mélange; je me suis attaché à donner pour chaque opération, les procédés les plus simples.

Le titre premier : *Évaporation à l'air libre*, comprend toutes les opérations de ce genre, qui se font sous l'influence de notre atmosphère, avec ou sans le concours de la chaleur artificielle : la fabrication du sel marin, des sels qui se retirent des salines de Lorraine, de Franche-Comté, etc.; les évaporations des salpêtres, des sels factices, etc., que nous faisons tous les jours par l'évaporation spontanée, par l'évaporation avec ébullition, au bain-marie, à l'étuve, etc. De quelque manière que l'on opère, le but proposé est de dissiper tout, ou partie d'un liquide, tenant un corps solide en dissolution, pour avoir ce corps solide; et on ne s'occupe pas du liquide qui s'évapore.

Le titre ii : *Évaporation dans les vaisseaux fermés*. Ce genre d'opération a un but tout opposé à celui de la première série, c'est la matière vaporisable que l'on veut obtenir séparée des corps avec lesquels elle était mêlée. Le produit peut être liquide, solide, ou sous forme de fluide élastique, et l'opération a pris les noms de distillation, sublimation, ou gazéification, selon la nature du produit. Dans ces opérations, la chaleur sert de moyen d'expression et de véhicule; sa soustraction, dans les deux premières opérations, sert de moyen condensateur.

Dans ces deux titres, les deux agents employés et leur application sont très simples, très faciles à manier, et se trouvent presque toujours à la disposition de l'opérateur.

Le titre iii : *Extraction pour les réactifs*. Les opérations comprises sous ce titre sont plus compliquées que celles des deux titres précédents : non-seulement on a besoin d'un réactif qui substitue son action à celle du principe que l'on veut extraire, mais encore, très souvent, faut-il favoriser cette action par l'application de la chaleur, ou la solution des corps dans un liquide. Quelquefois plusieurs réactifs peuvent produire le même effet ; et dans d'autres cas, tel réactif doit être préféré à un autre : ainsi l'on peut obtenir la kinine du quinquina, en la traitant par les acides sulfurique, hydrochlorique, etc.; et il ne faudrait pas cependant employer pour cette extraction, l'acide nitrique, parce qu'il réagirait sur le produit. C'est à la sagacité du pharmacien, à choisir celui qu'il croit le mieux convenir, ainsi que le mode d'opération, la nature et la forme des vaisseaux propres à l'opération. Il est bon qu'il fasse connaître à l'élève qui l'assiste dans ces opérations, les raisons pratiques qui le déterminent à ce choix.

CHAPITRE VII.

FORMATION ET EXTRACTION DE PRODUITS QUI N'EXISTAIENT PAS DANS LES CORPS SOUMIS A L'OPÉRATION, MAIS DONT CES CORPS CONTENAIENT LES PRINCIPES PROCHAINS.

Ce chapitre se divise naturellement en deux titres.

Dans le TITRE PREMIER, un seul mode d'opération, par l'application immédiate de la chaleur, deux espèces de produits, des charbons retenant les sels ou matières salifiables fixes du sujet de l'opération, et des produits aqueux volatils, acides ou ammoniacaux mêlés en partie, et surnagés par des huiles empyreumatiques, accompagnés de dégagement de gaz souvent peu importants pour la pharmacie..

Le TITRE II comprend des opérations dans lesquelles il y a production de nouveaux corps, qui se forment avec les principes de la substance soumise à l'opération. Cette production s'opère à l'aide d'un réactif qui, quelquefois, y concourt par l'altération réciproque qu'il éprouve, et fait éprouver au sujet de l'opération; quelquefois le réactif n'éprouve pas d'altération, et opère par des attractions éloignées. La formation de l'acide oxalique, des éthers, nous offrent des exemples de chacune de ces manières d'opérer ; ces opérations se font toujours avec le concours de la chaleur ; cependant on peut obtenir de l'acide oxalique et de l'éther nitrique sans feu [1].

[1] Dans la théorie hypothétique, on dit que l'éther est de l'alcool, moins du carbone et de l'oxygène; ces formules algébriques sont propres à donner des idées fausses aux élèves. L'éther n'est plus de l'alcool, c'est un corps *sui generis*, et il faut fixer les idées sur ce corps, et sur ses propriétés, sans s'occuper de celui dont on l'a retiré, autrement que pour faire remarquer les différences qui distinguent alors l'un de l'autre.

CHAPITRE VIII.

MÉDICAMENTS COMPOSÉS CHIMIQUES.

Ce chapitre comprend, sous deux titres, tous les corps résultant de la combinaison de deux ou de plusieurs agents chimiques les uns avec les autres.

Dans le TITRE PREMIER, je range les composés binaires, formés de la combinaison intime de deux corps.

Le TITRE II comprend tous les corps résultant de la combinaison de trois ou d'un plus grand nombre de substances; ainsi, les combinaisons des corps simples avec les oxydes, des acides simples ou composés avec les bases, les sels triples, etc.

J'ai divisé ce titre en deux séries.

Dans la première, j'ai rangé les sels proprement dits; la seconde se compose des savons.

Ces composés, quoique considérés maintenant comme de véritables sels composés d'oléates, margarates et stéerates, m'ont paru devoir être séparés de la première série, parce que,

1° Ces acides, qui les constituent, n'existaient pas lors du mélange des corps composant le savon;

2° Parce que la combinaison ne se fait pas instantanément d'une manière complète;

3° Parce que les savons sont des caractères particuliers qui les font différer des autres sels.

J'ai conservé la division des savons en alcalins et métalliques, qui maintenant n'est plus chimique, parce que j'ai cru que, sous le rapport pharmaceutique, cette distinction était avantageuse. En effet, tous les savons alcalins peuvent, sans danger, entrer dans la composition des remèdes destinés à l'usage intérieur ; tandis que tous les savons métalliques sont consacrés à l'usage extérieur, et seraient dangereux si on les introduisait dans les organes de la digestion.

Quelques praticiens me blâmeront d'avoir placé la fermentation, l'extraction chimique, et la composition par combinaison chimique, avant les préparations qui forment la cinquième section du *Codex*, qui comprend les solutions faites avec l'eau, telles que tisanes, apozèmes, etc.; les solutions vineuses, alcooliques, éthérées, acéteuses, huileuses ; les sirops, etc. Je les prie de vouloir bien, avant de passer condamnation, peser avec moi les motifs qui, après de longues hésitations et de mûres réflexions, m'ont déterminé à adopter l'ordre dans lequel je présente les objets.

Tous les produits des opérations chimiques, quelque compliqués qu'ils soient aux yeux de la théorie hypothétique, ne sont que des êtres isolés et simples, sous le rapport de la matière médicale et de la pharmacie galénique. Cela est tellement vrai que tous les auteurs de pharmacie ont écrit forcément et malgré eux, sous l'influence dominatrice de ce principe, bien qu'ils ne voulussent pas l'admettre. C'est ainsi que Carbonell commence sa troisième section, intitulée *De simplicibus e minerali regno*, par décrire l'alun, qui est un sel triple et quelquefois quadruple; le sulfure d'antimoine, combinaison de soufre et d'antimoine, qu'il indique sous cette même dénomination; l'arsenic blanc, le borax, la céruse, le cinabre, le minium, le nitre; les sels de saturne, ammoniac, d'epsom, marin; les vitriols, etc. Tous ces produits sont considérés par lui comme médicaments simples tirés du règne minéral; et c'est avec raison que ce savant pharmacologiste a ainsi classé ces corps. Le pharmacien ainsi que le médecin regardent ces substances comme des corps simples dont on étudie les propriétés thérapeutiques, sans songer aux antécédents : ainsi, quand le médecin prescrit du nitre à un malade, il ne doit songer, ainsi que le pharmacien, qu'aux effets et propriétés du nitrate de potasse, abstraction faite de toutes les propriétés de l'acide nitrique et de la potasse qui, par leur combinaison, forment ce sel.

Ces corps composés, que nous regardons ici comme simples, entrent dans des compositions où ils jouent le rôle de corps simples. Pourquoi ne pas leur assimiler, par la classification, des corps que nous faisons à la vérité dans les pharmacies, mais qui, par leur nature, leur composition et leur emploi dans la pharmacie galénique, n'offent aucune différence.

Ces produits, bien que composés, étant destinés à jouer le rôle de médicaments simples, et ne se trouvant pas, ou plutôt ne devant pas se trouver dans le commerce, il faut donc parler de leur préparation, afin de pouvoir classer les médicaments composés, dont ils seront appelés à faire partie comme médicaments simples. Ce raisonnement paraîtra d'abord spécieux, mais l'expérience confirme ce que j'avance. La liqueur de Van Swiéten, la teinture de castoréum, de digitale éthérée, etc., sont des médicaments galéniques dans lesquels le deutochlorure de mercure, l'éther, sont considérés comme des corps simples. Dans l'un et l'autre cas, nous disons que nous soumettons un corps simple à l'action d'un véhicule simple; nous nous servirons de la même expression pour annoncer la préparation d'une solution de gomme dans l'eau, de la teinture de réglisse par l'eau froide, de la préparation de l'eau alumineuse, du vin de quinquina, etc. Si nous avons dû parler, avant de passer aux compositions galéniques, de l'extraction des huiles, des vins, etc., qui entrent dans ces compositions, il était nécessaire également de parler de l'extraction des huiles volatiles, des éthers, etc., et de l'extraction composée chimique, qui consiste à retirer de corps très différents, tels que l'acide sulfurique et la potasse, le corps composé chimique dont ils contiennent les principes prochains; mais ce composé chimique, dans la pharmacie galénique, sera considéré comme médicament simple, relativement au rôle qu'il doit y remplir.

Ainsi, quoique les procédés de fabrication soient plus ou moins compliqués, que les produits soient composés de plusieurs principes, nous ne pouvons les considérer, dans la pharmacie galénique, que comme des médicaments simples; les liqueurs fermentées, l'alcool, l'éther, le vinaigre, les huiles fixes, volatiles, pyrogéniques, ne doivent pas être considérés d'après leur mode d'extraction, leurs principes composants; nous ne devons les envisager, ainsi que l'eau, que la nature nous fournit abondamment, que comme des véhicules simples, des menstrues, des dissolvants jouissant de propriétés différentes.

Les sulfures, les sels, les sous-sels, les oxydes, tels que l'orpin, le sublimé corrosif, l'acétate de plomb, l'oxyde d'arsenic, l'émétique, les savons, etc., sont, aux yeux du médecin et du pharmacien, ce que sont la gomme arabique, l'euphorbe, la rhubarbe, les cantharides, le safran, la vanille, l'ellébore, etc. En administrant la gomme, en préparant sa solution, on ne doit penser qu'à ses propriétés, et non à ses principes constituants. Le praticien ne s'occupe pas des quantités respectives de principes gommeux et résineux du safran [1], des proportions d'oxygène, de carbone et d'hydrogène qui peuvent entrer dans sa composition ; mais, en l'ordonnant, comme narcotique, hystérique ou vermifuge, il songe à l'aptitude qu'il a pour remplir le but thérapeutique qu'il se propose. Ce qui a induit en erreur plusieurs pharmacologistes, c'est qu'ils ont été séduits par le brillant des théories chimiques ; ils ont considéré la pharmacie isolément ; ils ont voulu, comme en chimie, pouvoir expliquer tout ; et en s'occupant d'idées abstraites, ils ont perdu de vue le véritable point de départ. La pharmacie est partie intégrante de la médecine, dont elle n'a jamais cessé de faire partie, bien qu'elle soit exercée séparément de la médecine proprement dite. Le médecin est la tête, le chirurgien et le pharmacien sont les membres, et tous doivent concourir à un but commun, la guérison ou le soulagement des malades ; tous les travaux du pharmacien doivent tendre à ce but. Les chimistes non pharmaciens, quelque brillantes que

[1] Beaucoup de plantes, très fréquemment employées et avec succès dans la thérapeutique, n'ont pas encore été analysées ; et il serait par conséquent impossible de se diriger dans leur emploi, d'après ces considérations ; mais on connaît bien leurs effets sur l'économie animale, et c'est le point essentiel.

soient leurs opérations et leurs théories, quelques prétentions qu'ils veuillent afficher, sont des enfants dénaturés qui déchirent le sein qui leur a donné naissance, sans songer que toute leur importance vient des liens qui les unissent encore à la pharmacie, dans laquelle leur science n'est qu'un accessoire.

CHAPITRE IX.

MÉDICAMENTS GALÉNIQUES LIQUIDES DESTINÉS A LA DÉGLUTITION.

L'énoncé de ce chapitre indique que j'admets la distinction des médicaments en internes et externes; cette distinction, admise par les uns, fortement combattue par d'autres, est trop nécessaire au but de la pharmacie, pour la négliger. Le but de la pharmacie est de concourir avec le médecin à la guérison des malades; et cette distinction, qui annonce l'importance des organes sur lesquels doit agir le médicament, est un avertissement au médecin qui prescrit, et au pharmacien qui exécute la formule, de porter toute leur attention aux doses respectives des médicaments; de choisir des vases qui ne puissent communiquer de qualité nuisible au produit de l'opération, etc.

Le grand argument employé pour combattre cette division, est que plusieurs médicaments, que l'on administre souvent intérieurement, sont également appliqués à l'extérieur du corps, et cela est vrai; mais on n'a jamais fait prendre par la bouche les médicaments destinés à l'usage externe; ainsi, le collyre de

Lanfranc, l'onguent nutritum, l'ægiptiac[1] etc., peuvent, sans inconvénient, être préparés dans des vases de cuivre, quoique pouvant les attaquer un peu; tandis que l'on ne se servirait pas d'un pareil vase pour faire dissoudre du beurre de cacao dans de l'huile qui devrait entrer dans la composition du looch de Jeannet-des-Longrois. Cette distinction ne peut avoir aucun inconvénient, et il serait à désirer qu'elle fût admise dans la manière d'exhiber le médicament. Il serait facile aux pharmaciens d'arrêter entre eux un signe bien apparent, qui, appliqué sur un vase, servirait à indiquer la destination de son contenu; le public, connaissant une fois l'indication convenue, telle qu'une forme particulière d'étiquette, qui serait la même pour tous les pharmaciens, on n'aurait pas à craindre les funestes méprises qui ont quelquefois coûté la vie à des malades.

Ce chapitre est divisé en sept titres, dont plusieurs se sous-divisent en plusieurs sections.

Le véhicule restant avec les principes dissous, ou extraits.

Sa nature, influant sur la manière d'opérer, sur la nature et sur la conservation des produits, a servi de base à l'énoncé des six premiers titres.

[1] L'onguent mercuriel est peut-être le seul que l'on ait imaginé depuis peu de faire prendre intérieurement; et, par sa nature, il écarte l'idée du danger, puisqu'on ne pourrait le préparer dans des vases de cuivre.

Le TITRE VII est formé des mellites et sirops qui, comme les produits du premier titre, ont l'eau ou un liquide aqueux pour véhicule, mais qui reçoivent du miel, du sucre, ou de tous les deux réunis, leur saveur, leur consistance et la propriété de pouvoir se conserver.

Chaque titre contient des préparations simples et composées : on regarde comme simple la préparation dans laquelle on ne soumet à l'action du véhicule, qu'un seul corps; comme composée, celle où l'on soumet plusieurs corps à l'action du véhicule. Toutes ces préparations étaient autrefois désignées sous le nom de teintures en général, lorsqu'elles étaient simples, et sous celui d'élixir, de baume, lorsque plusieurs substances étaient soumises à l'action du même véhicule alcoolique; nous avons la teinture aqueuse de rhubarbe, de séné, etc.; des teintures spiritueuses, des teintures éthérées. Les élixirs sont préparés avec l'alcool, pur ou étendu, et même quelquefois avec du vin, comme l'élixir viscéral tempérant d'Hoffman, dont le véhicule est le vin de Hongrie; cependant quelques préparations, telles que des solutions aqueuses, plusieurs vins, etc., étaient désignés autrement; nous avons l'eau gommeuse, panée, le vin chalibé, scillitique; les vinaigres colchiques, scillitiques; le miel rosat, scilli tique. Ce principe de nomenclature exacte existait, il ne s'agissait que de l'appliquer à toutes les préparations du même genre ; c'est ce que je propose de faire, en ajoutant au nom du véhicule un adjectif formé du nom de la substance soumise à son action par macération à froid. Afin de rendre cette application plus facile, j'ai fait un diminutif du mot alcool ; je nomme alcoolule, l'alcool étendu désigné sous les noms d'eau-de-vie, d'alcool étendu, etc. Les sirops et mellites se prêtent également à ce mode de nomenclature, en considérant le sirop comme un véhicule simple. Ainsi l'on dira maintenant, alcool, alcoolule absinthé, gentiané, castoré, etc. ; sirop adianthé, cydonié, amigdalin, etc.

Ce moyen, que je propose d'appliquer à toutes ces préparations, est le seul, à mon avis, qui puisse rectifier la nomenclature et faire éviter d'employer des locutions capables de donner des idées fausses sur la nature des produits. Car nous avons le vin de raisins, de cerises, de dattes, de sève de bouleau, etc.; l'alcool de raisin, de grains, de betteraves, de sucre, etc. : par ces termes on entend le vin ou l'alcool retiré du suc fermenté de ces plantes. Si l'on suit l'ancienne méthode, la dénomination du vin de kina, de gentiane, d'alcool de gayac, d'absinthe, ne doit-elle pas présenter d'abord à l'esprit l'idée d'une substance alcoolique, retirée par fermentation, du suc d'un de ces végétaux. Les sirops sont dans le même cas : on donne le nom de sirops aux sucs sucrés évaporés en consistance;

ainsi l'on dit sirops de canne, de betterave, de carotte, en parlant des sucs de ces plantes évaporés en consistance, dont on doit retirer le sucre cristallisé. Il n'est pas ridicule de supposer que quelques personnes pourront croire que du sirop de pommes, de prunes, de guimauve, etc., sont des liquides provenant de l'évaporation en consistance du suc de ces plantes; cela ne pourra pas arriver, si l'on adopte le moyen que les anciens maîtres nous ont indiqué sans en faire une règle générale.

LE TITRE PREMIER : *L'eau servant de véhicule*, est divisé en six sections.

La première comprend les solutions minérales, simples ou composées, faites à froid, avec des doses respectives prescrites, telles que la solution de sublimé corrosif (liqueur de Wan Swiéten), l'eau fondante de Trèves et de toutes les eaux minérales. Ces préparations sont susceptibles d'une longue durée.

La deuxième section embrasse toutes les préparations faites avec l'eau froide et une substance végétale; ces préparations ne peuvent se conserver long-temps. On peut désigner ici le produit de chaque opération par un adjectif formé du nom de la substance végétale qui rend l'eau médicamenteuse; ainsi l'on peut dire eau gommeuse, malvée, althæée ou guimauvée, etc.; pour exprimer l'eau mêlée au suc de citron et d'orange, on a fait un seul mot, en changeant la terminaison du nom du fruit; ainsi, l'on dit orangeade, limonade; on pourrait appliquer ce mode de nomenclature à toutes les boissons préparées avec des sucs de fruits et dire, de la groseillade, ou ribésiade, de la cérasade, de la framboisiade, de la tamarinade; on pourrait même étendre l'application de cette terminaison aux préparations dont j'ai déjà parlé, et dire de la gommade, pour l'eau gommeuse, de la malvade, etc. Je sais que ces mots paraîtront d'abord bizarres, et qu'ils révolteront l'oreille dans le commencement; mais l'habitude aurait bientôt triomphé de la singularité que paraissent toujours présenter les dénominations nouvelles. Je n'ai pas osé employer ces termes, et c'est peut-être faiblesse de ma part, mais je crois que leur adoption pourrait être utile.

Les produits de ces deux premières sections se préparent avec l'eau froide; j'aurais pu n'en faire qu'une seule. Ce n'est pas seulement à cause de la différenee de durée des produits, que j'ai séparé ces préparations, mais encore parce que la complication des noms des médicaments employés dans la première section, ne permettait pas d'appliquer à ses produits la nomenclature que je propose d'adopter. La dénomination d'eau deutochlorurée mercurielle, ou d'eau hydrochloratée mercurielle oxydée, non-seulement serait barbare, mais encore elle pourrait donner des idées fausses sur la nature du produit; la difficulté pour la dénomination de l'eau de Trèves, serait encore plus grande, puisqu'il entre dans sa composition deux sels composés de trois bases et de deux acides. Il vaut beaucoup mieux donner au produit un nom unique, et celui de l'inventeur est le meilleur à donner; il est dans ce cas, dans la même catégorie que le nom du pays dont on tire une eau minérale; ce nom suffit pour distinguer ces eaux, quoiqu'il n'indique pas ce dont elles sont composées.

Troisième section: *Teintures et tisanes par infusion.*

Dans cette section, l'eau est versée bouillante sur le sujet de l'opération; je distingue deux espèces de produits, l'un, très chargé de principes extractifs, est destiné à des opérations ultérieures, telle que la fabrication des sirops, et je propose de le nommer teinture, ou si l'on veut, teinture aqueuse; la seconde espèce de produits est préparée de la même manière, par infusion, mais avec une quantité beaucoup moindre de substance, relativement au véhicule, et destinée à être prise comme boisson habituelle des malades, et je propose de lui assigner exclusivement le nom de tisane.

Quatrième section: *Produits de la décoction d'une seule substance.* Bouillon [1].

[1] Quelques jeunes pharmacologistes prétendent que l'on doit renoncer à la décoction, parce qu'elle modifie les principes contenus dans les plantes. Ils ont prononcé cette sentence, parce qu'ils n'ont considéré cette opération que sous le point de vue chimique; mais, en pharmacie, avant

En adoptant, pour désigner le produit de cette section, le mot de bouillon, je ne fais pas une innovation, je ne fais qu'appliquer à tous les produits

de prononcer si l'on doit ou non soumettre un corps à la décoction, il faut savoir si la modification qu'éprouvera le produit sera, sous le rapport thérapeutique, nuisible, indifférente ou utile. En faisant bouillir dans l'eau des gommes ou des plantes mucilagineuses, comme la racine de guimauve, les graines de lin, de psyllium, etc., il se forme un peu d'acide acétique, personne ne contestera ce fait; mais la petite quantité d'acide qui se forme dans ce cas, est-elle nuisible? N'ajoute-t-on pas tous les jours à ces boissons de l'oxymel simple ou scillitique? Ainsi cette formation d'acide est peu importante. Mais si, dans ce cas, la modification du produit est peu importante, dans beaucoup d'autres, le médecin compte sur la modification que la décoction apportera aux substances soumises à son action; il a soin de spécifier à quel degré de chaleur, et pendant quel temps l'opération doit se faire. Ainsi, les fruits acerbes, quelques racines, telles que la carotte, le navet, et des feuilles, comme l'oseille, etc., doivent être soumises à la décoction, qui modifie leurs principes âcres, et développe souvent le principe sucré. Toutes les substances animales, telles que le veau, le poulet, les grenouilles, les crustacées, dont les médecins ordonnent souvent les bouillons comme boissons médicamenteuses, sont soumis à la décoction, qui les modifie avantageusement.

Lorsqu'un mode de préparation a reçu la sanction d'une expérience de plusieurs siècles, il faut, en pharmacie, avant de prononcer son exclusion, le considérer sous le rapport thérapeutique, qui seul donne de l'importance aux produits pharmaceutiques, et ne pas s'abandonner à des théories chimiques dont l'adoption ne remplirait pas l'indication désirée par le médecin, seul juge compétent dans ces cas.

de la même opération, une dénomination déjà adoptée pour plusieurs espèces de ces produits. On a toujours dit du bouillon de choux rouges, de navets, d'oseille, de chicorée, de grenouilles, de vipères; et il faut dire également du bouillon de chiendent, de guimauve, de salsépareille, etc.; le terme de décoction, qu'on employait souvent autrefois, désigne le mode d'opération, et il n'y a que le mot de bouillon qui puisse être appliqué au produit. Ce mot est peut-être trivial, mais il est le seul à employer.

Depuis quelques années, on a voulu désigner ces produits, ainsi que les précédents, sous le nom de *decoctum*, *infusum*; ces noms, outre l'inconvénient de n'être pas français, ont le désavantage d'offrir un contre-sens. L'*hordeum decoctum* n'est pas le bouillon retiré de l'orge, mais bien l'orge lui-même, lorsqu'il est cuit et ce qu'on appelle crévé, et cela est si vrai, que dans l'économie domestique, nous appelons le bœuf qui a été soumis à l'action de l'eau bouillante le bouilli, *bos decoctus*, et que nous donnons le nom de bouillon au liquide qui s'est chargé de ses parties solubles.

Cinquième section : *Apozèmes*.

Je range dans cette section tous les produits de l'action de l'eau sur plusieurs substances à la fois, que l'on ait employé l'infusion ou la décoction, que l'on ait fait précéder ces opérations de la macération, ou qu'on ait réuni ces trois modes de procédés, pour obtenir un seul produit. Je ne distingue pas dans cette section les apozèmes plus ou moins chargés de parties solubles, comme dans la troisième section, parce que quelquefois on donne pour boisson des liquides aussi chargés de principes que ceux qui sont employés à la confection des sirops.

Les produits des quatre sections dont nous venons de parler, quoique répondant parfaitement à l'intitulé du chapitre où ils sont placés, auraient dû figurer parmi les préparations magistrales; mais comme ces produits sont souvent employés dans la confection des sirops, etc., j'ai cru devoir m'en occuper dans ce chapitre, puisque plusieurs d'entre eux, tels que la teinture de violettes, etc., sont destinés à devenir médicaments officinaux.

Sixième section : *Eaux distillées*[1], *de plantes, etc.*

[1] M. Chéreau, pharmacien distingué de Paris, a proposé le nom d'hydroolat pour désigner les eaux distillées. Cette dénomimation serait très convenable, et plus méthodique que celle d'eau distillée.

Beaucoup de pharmacologistes prétendent que l'on doit absolument renoncer à la préparation des eaux distillées dites inodores, et prétendent qu'elles n'ont aucune vertu thérapeutique; cependant ils ont été obligés d'admettre quelques exceptions. Personne ne conteste maintenant les propriétés de l'eau de laitue, de mélilot, qui sont journellement employées; on pourrait ajouter aux eaux distillées inodores, douées de propriétés bien reconnues, celle du concombre sauvage et même cultivé, de la chéli-

Cette sixième section contient les préparations faites avec l'eau que l'on charge, par la distillation, des parties volatiles d'un ou de plusieurs végétaux : on

doine, qui, à la dose de ℥ß a ʒi, sont émétiques. En général, on peut convenir cependant que ces eaux distillées n'ont pas des vertus très prononcées; mais est-il dit que l'on ne doive employer que des médicaments très actifs, tels que la kinine, la morphine, l'acide prussique, etc.? Doit-on renoncer à l'usage de préparations qui, malgré leur peu d'énergie, peuvent être employées comme d'utiles auxiliaires? Mais, dira-t-on, ces eaux s'altèrent promptement, et cette altération se manifeste par l'apparition de flocons mucilagineux qui se développent dans le liquide; l'eau de bourrache, après quelques jours de fabrication, contient des sels ammoniacaux qui s'y sont développés. Ces faits ne peuvent être niés; mais ont-ils autant d'importance qu'on veut leur en attribuer? D'abord, il est facile de ne pas laisser beaucoup vieillir ces préparations, et la plupart peuvent être renouvelées au moins deux fois l'année; les flocons mucilagineux, qui occupent beaucoup de volume, se réduisent à bien peu de chose, si on les sépare par la filtration, et qu'on les fasse sécher. Les flocons retirés de dix pintes d'eau distillée ne pèseraient peut-être pas, étant secs, plus de dix à quinze grains, ce qui ne fait pas un grain de déperdition de matière par ℔ du produit. Mais les sels ammoniacaux qui se forment dans l'eau de bourrache et dans quelques autres, méritent, dira-t-on, une attention plus sérieuse. Ces sels s'y forment, à la vérité, mais dans une proportion très faible; l'eau de bourrache s'administre comme diaphorétique, et souvent on ajoute aux juleps dont l'eau de bourrache est le véhicule, l'acétate d'ammoniaque à la dose d'un seizième ou d'un huitième; ainsi la présence de quelques grains de sels ammoniacaux dans l'eau de bourrache, ne peut raisonnablement pas faire rejeter son emploi dans la thérapeutique.

pourrait même obtenir également des eaux chargées des parties volatiles de quelques principes animaux, tels que le musc, le castoréum.

Ces produits, quoique fabriqués par un procédé chimique, sont du ressort de la pharmacie galénique, en ce que les proportions relatives des ingrédients, le mode de distillation, le nombre de cohobations, si on a recours à ce moyen, sont impérativement indiqués par le *Codex*.

TITRE II : *Médicaments composés par solution, ou extraction avec un liquide fermenté alcoolique.* Ce titre est divisé en deux sections : les vins et les bières.

L'application de la méthode que je propose est surtout avantageuse pour les produits de ce titre, parce qu'elle permet d'indiquer l'espèce particulière du véhicule de chaque section : ainsi, nous dirons du vin de Bourgogne, de Lunel, de Malaga, cinchoné, ou kinaté, selon que l'on emploiera le quinquina rouge, ou le jaune. On distingue, dans chacune de ces sections, les produits en simples et composés, selon qu'on fait agir le véhicule sur une ou sur plusieurs substances. Il serait bon, je crois, de désigner les vins composés par la dénomination d'élixirs vineux ; déjà quelques compositions, dont le vin d'Espagne est le véhicule, sont désignées sous ce nom, l'élixir de Werlhoff, viscéral d'Hoffman ; ce ne sont cependant que des vins composés.

Les produits de la seconde section, les bières, sont beaucoup plus altérables que les vins, elles sont peu employées en France, et on ne doit les préparer qu'au moment de les administrer. Il y a également des bières simples et composées.

Titre iii : *Hydromel.* L'hydromel, ne fournit à la pharmacie française qu'une seule préparation, l'hydromel opiacé de l'abbé Rousseau; et encore dans cette préparation, bien qu'elle subisse la fermentation alcoolique, ce n'est pas l'alcool fourni par le miel qui est le principe conservateur, puisqu'on le dissipe par l'évaporation, et qu'on lui substitue une proportion donnée d'alcool de vin.

Titre iv : *Alcools, alcoolules et élixirs.* Ce titre est divisé en deux sections.

La première est divisée en cinq séries : la première série comprend les préparations dont l'alcool pur est le véhicule;

La seconde série, les alcoolules préparés par simple solution, l'alcoolule camphré;

La troisième série, les alcoolules par macération, l'alcoolule gayacé, gentiané, etc.;

La quatrième série, les élixirs sont composés de plusieurs substances, que l'on soumet à l'action de l'alcool, ou de l'alcoolule; et, je le répète, on devrait admettre dans cette série, les vins composés sous le nom d'élixirs vineux. Quoique la méthode adoptée pour les vins ne soit pas applicable aux élixirs, à cause de la multiplicité de leurs ingrédients, il est bon cependant de désigner par un adjectif ajouté au nom propre de l'élixir, deux substances qui entrent dans la composition de quelques-unes de ces préparations, l'aloès et l'opium; ces deux médicaments ayant chacun une action particulière, le premier sur le système utérin, et le second sur le système nerveux, il serait utile que les élixirs dans lesquels on fait entrer l'un de ces deux médicaments, qui sont rarement associés ensemble, fussent nommés élixir aloétique, élixir opiacé, afin que le médecin eût ainsi devant les yeux le danger qui peut suivre l'administration de ces médicaments, et que le pharmacien lui-même ne les délivre pas sans connaissance de cause.

Quant aux noms propres à les désigner, le meilleur parti à prendre est de leur donner le nom de l'auteur de la composition; plusieurs élixirs sont souvent appliqués à l'usage extérieur, mais comme tous peuvent, sans danger, s'administrer intérieurement, ce n'est pas une raison pour en faire une classe à part. Ainsi il faut désigner à l'avenir les préparations connues sous le nom de baume du Commandeur, d'eau de Bonferme, d'eau vulnéraire rouge, sous les noms d'élixir du Commandeur, de Bonferme, d'élixir vulnéraire.

Les élixirs vineux pourraient se désigner aussi par un nom propre, et je proposerai de donner au vin diurétique amer de la Charité, le nom de l'immortel Corvisart, et de le nommer élixir vineux de Corvisart.

Dans la cinquième série se trouvent les alcools qui, au lieu de réagir sur la substance avec laquelle on les a mêlés, éprouvent au contraire, de la part de cette substance, un commencement d'altération. L'alcool sulfurique, nitrique, muriatique, l'alcool potassé, autrefois connus sous le nom de teinture âcre, de sels de tartre et de lilium de Paracelse, ne sont pas de simples mélanges, les acides ou l'alcali réagissent sur l'alcool et modifient ses propriétés, ce dont on s'aperçoit facilement par leur odeur légèrement éthérée.

La seconde section, les alcoolats, diffèrent des produits de la première section, parce que dans ces composés l'alcool ne peut se charger que des produits volatils des corps soumis à son action. Ils n'admettent qu'un seul mode de préparation, la distillation; le produit est toujours incolore, et, sous ce rapport, il diffère des solutions d'huile essentielle que l'on pourrait faire pour les imiter. Non-seulement ces solutions, qui n'ont pas été soumises à la distillation, sont un peu colorées, mais encore elles se colorent lorsqu'on les laisse long-temps exposées à l'action de la lumière, ce qui n'arrive pas aux alcoolats.

Les alcoolats sont simples quand on ne distille

qu'une seule substance avec l'alcool : l'alcoolat de framboises ; composés lorsque l'on soumet plusieurs substances à son action : l'alcoolat de Fioravanti.

Le titre v : *L'éther servant de véhicule.* Ce titre fournit peu de préparations à la pharmacie jusqu'à présent, mais on peut présumer que leur nombre s'accroîtra. La volatilité du véhicule fait qu'on ne peut employer que la macération pour préparer ces produits, soit que l'opération se fasse par solution ou extraction ; ces produits ne doivent pas être soumis à la filtration, mais simplement décantés, parce que, pendant la filtration, il y aurait une trop grande déperdition d'éther, ce qui changerait les proportions relatives du produit.

Titre vi : *Vinaigres.* Le vinaigre de vin, que nous considérons ici comme véhicule simple, contient toujours un peu d'alcool ; l'acide acétique étendu d'eau, quoiqu'au même degré d'acidité, ne pourrait remplir la même indication, parce qu'il ne pourrait dissoudre les principes résineux des plantes, dont le vinaigre de vin opère l'extraction en raison de l'alcool qu'il contient. Les noms spécifiques des produits de ce titre se forment, ainsi que ceux du titre précédent, en ajoutant au mot vinaigre un adjectif formé du nom de la substance sur laquelle il a exercé son action : vinaigre framboisé, etc.

On prépare les vinaigres par macération ; on peut même leur appliquer la digestion, en ne

portant pas la chaleur au-dessus de quarante degrés.

On prépare aussi des vinaigres par distillation, tels que le vinaigre rosat, de lavande; ces vinaigres sont peu employés, et on devrait leur assigner un nom particulier pour les distinguer des vinaigres préparés par macération; on pourrait adopter le terme d'oxéolat ou d'acétolat; je crois même que ce dernier nom conviendrait mieux, parce qu'il caractériserait l'espèce d'acide employé.

Titre vii : *Mellites, sirops, ratafiats et liqueurs.* Je dois rappeler ici ce que j'ai dit plus haut, que je considère comme véhicule simple, le liquide composé de miel ou de sucre avec l'eau, lorsque ce liquide donne de trente-deux à trente-cinq degrés à l'aréomètre. Les auteurs du *Codex* ont reconnu ce principe, mais ils se sont trompés, en donnant le nom de sirop simple à cette préparation [1]. La dénomination de sirop simple peut convenir également au miel despumé, au sirop de veson, de sève d'érable, de betterave, etc. En pharmacie, peu importe de quel végétal on a retiré le sucre, et nous ne devons admettre que deux espèces de sirops comme véhicules

[1] Ces auteurs ont entrevu l'inconvenance de cette dénomination, et ont indiqué le sirop de sucre, sous le titre de *simplicissimus*, et les sirops contenant un seul principe médicamenteux associé au sucre, sous celui de sirops simples.

conservateur, le sirop de miel et le sirop de sucre, et ne les considérer ensuite que comme véhicules simples, ainsi que nous le faisons pour l'alcoolule, quoique composé d'eau et d'alcool. Cela une fois admis, nous formons, sous le rapport de la composition, deux espèces de sirops, les simples, ne contenant qu'une seule substance médicamenteuse, et les sirops composés, contenant la solution de plusieurs médicaments; et cela nous donne le moyen d'appliquer aux sirops simples, pour constituer les espèces, la méthode dont nous avons fait usage pour les vins, les alcools, etc., et, en disant sirop limoné, borraginé, valériané, on ne pourra craindre de donner l'idée du suc de l'une de ces substances réduit en consistance de sirops [1].

Première section : *Miels, mellites ou sirops de miel.* Les sirops préparés avec le miel ont été nommés mellites par les auteurs du *Codex*, et j'adopte cette dénomination, qui a l'avantage d'indiquer l'espèce du corps sucré employé à la fabrication du sirop.

Dans la dénomination de plusieurs de ces préparations, les anciens avaient adopté la méthode que je

1 Les anciens auteurs avaient entrevu la possibilité de désigner ainsi les espèces de sirops par un adjectif, ainsi nous voyons, dans Lémery, *syrupus acetatus*, *chalibeatus*, *myrthimus*, etc. Je fais une application générale de ce principe ancien à toute une série de produits, dont plusieurs seulement étaient désignés par ce procédé.

propose d'appliquer à tous les produits de ce genre ; le miel anthosat, violat, rosat, scillitique, mercurial, etc. Je conserve la dénomination d'oxymel, qui a l'avantage d'indiquer la nature du mellite.

Je ne comprends pas dans ce titre l'ægyptiac, et je n'ai jamais pu me rendre raison des motifs qui ont pu déterminer les auteurs du *Codex* à le ranger sous la dénomination de mellite. Cette composition ne ressemble en rien à un sirop, et on ne peut concevoir pourquoi ils n'ont pas relégué dans leur dixième section, *Medicamenta mixtione aut formâ ad usum externum præcipuè destinata*, un médicament dont la nature des composants exclut toute possibilité de l'administrer intérieurement.

Seconde section : *Sirops préparés avec le sucre.* Les sirops se distinguent en sirops simples et composés ; j'ai exposé plus haut les raisons qui m'ont fait rejeter leur division en altérants et en purgatifs. Les sirops simples seront, comme les mellites, désignés par l'adjectif formé du nom de la substance qui donne la propriété au sirop.

Cette méthode, peu usitée jusqu'à ce jour pour la dénomination des sirops, n'est cependant pas sans exemple ; nous avons déjà le sirop tartareux, amygdalin : pourquoi ne dirait-on pas aussi-bien, sirop althæé, limoné, morique, fumarié, éthéré [1],

[1] La comparaison de la dénomination de sirop d'éther

orangé, etc. Je sais que quelques sirops offriront de la difficulté pour se prêter à cette méthode, ce sont ceux qui sont préparés avec différentes parties du même végétal; mais cette difficulté n'est pas insurmontable. Nous n'avons guère que l'oranger et le citronnier dont les produits soient dans ce cas; prenons l'oranger pour exemple : on prépare des sirops avec la fleur d'oranger, avec l'écorce et le suc du fruit; pour distinguer le sirop fait avec le suc du fruit, d'avec celui fait avec l'écorce du même fruit, nous ajouterons pour le premier l'épithète d'acidule au mot orangé; ainsi le sirop fait avec le suc d'oranges s'appellera sirop acidulé-orangé; et le sirop fait avec l'écorce sera nommé sirop orangé; quant au sirop fait avec la fleur d'oranger ou son eau distillée, on pourrait tirer l'adjectif du nom latin de l'eau distillée, et l'appeler sirop naphé.

Pour la dénomination des sirops composés, je

et celle de sirop de fumeterre, feront sentir la nécessité d'adopter cette méthode. L'éther seul avec du sucre ne peut faire un sirop, comme le suc de fumeterre pourra le faire avec le sucre; mais ce suc de fumeterre est lui-même composé de l'eau de végétation et des principes médicamenteux de la fumeterre, ce sont ces derniers seuls qui donnent la propriété au sirop. On pourrait faire du sirop de cette plante, en ajoutant à du sirop de sucre, une solution concentrée d'extrait de fumeterre, alors, le composé d'eau et de sucre fait la fonction de véhicule conservateur et modificateur, comme le fait l'alcool dans les teintures.

préfèrerais un nom propre, unique, à ces désignations vagues de quelques-uns des composants du sirop; ainsi, je préfèrerais le nom de sirop du roi Sapor, que l'ancien *Codex* avait conservé, au titre de sirop de séné composé, que lui a donné le nouveau *Codex*. Ces titres composés ont l'inconvénient de pouvoir s'appliquer égalemement à plusieurs préparations; ainsi, le titre de sirop de séné composé, pourrait s'appliquer également au sirop de roses pâles composé, au sirop de Cuisinier, et même au mellite de Calabre purgatif. Le nom de sirop de raifort composé peut s'appliquer au sirop antiscorbutique du *Codex*, et également au sirop de Portal, etc. Je sais que le but qu'on se propose dans cette nomenclature, est d'indiquer par là les propriétés du sirop, mais on peut remplir ce but par un autre moyen qui sera préférable; ajoutons au nom de l'auteur, l'épithète qui désignera l'emploi du sirop : disons sirop purgatif du roi Sapor, antiscrofuleux de Portal, sudorifique de Lagneau, dépuratif de Bouillon-Lagrange, etc. Lorsqu'un médicament composé est une fois préparé, le praticien n'a plus besoin de s'occuper de ses composants; il doit l'envisager comme un simple objet de matière médicale, et ne s'occuper que de connaître la dose convenable, le mode de l'administrer, et l'effet qu'il doit produire. Sous le rapport de la préparation, je distingue quatre espèces de sirops : les sirops par solution : faits avec les sucs, les teintures ou les eaux distillées; les sirops par coction; et les sirops par clarification et coction.

Enfin, j'indique la manière dont on surcompose les sirops en ajoutant à un sirop simple ou composé, des solutions médicamenteuses; mais bien que j'aie consacré un article séparé à ces sirops, ils ne peuvent faire une classe, ni un ordre à part; la préparation du sirop auquel on fait l'addition, rentre nécessairement dans une des séries indiquées ci-dessus, et on doit regarder comme opération magistrale l'addition que l'on fait au sirop.

Ces sirops par addition se font le plus souvent pour rendre plus facile la déglutition du médicament que l'on veut administrer. Quelquefois, la substance médicamenteuse réagit sur le sirop, ou en reçoit une altération : le sublimé corrosif se décompose même avec le sirop de sucre, etc. Le but de la préparation des sirops est non-seulement de conserver des solutions médicamenteuses, mais encore souvent de les modifier ou de les édulcorer. Si, comme autrefois, on ne considérait les sirops simplement que comme des conserves liquides, les sirops gommeux et éthéré seraient des contre-sens pharmaceutiques, parce que la gomme et l'éther n'ont pas besoin du sucre pour se conserver.

Troisième section : *Liqueurs alcooliques édulcorées*. Ce genre de préparations se rattache aux élixirs par son principe conservateur qui est l'alcool, et aux sirops par le sucre, qui modifie la force de l'alcool, mais qui ne concourt pas à la conservation du produit. Il admet d'ailleurs les sirops et les liqueurs alcooliques de toutes les sections; autrefois on préparait plusieurs de ces médicaments dans la pharmacie, mais maintenant l'élixir de Garus est la seule qui nous soit restée, et encore les confiseurs et distillateurs en préparent-ils. Ce genre de préparations n'admet que des médicaments agréables au goût, et on ne pourrait y classer l'élixir de longue-vie, bien que le *Codex* y prescrive un peu de sucre.

CHAPITRE X.

MÉDICAMENTS CONSISTANTS DESTINÉS A ÊTRE INGÉRÉS DANS LE CANAL ALIMENTAIRE.

Ce chapitre est divisé en six titres, dont les divisions sont basées d'après le mode d'opération et la nature des produits.

Le TITRE PREMIER, sous le nom générique d'extraits, comprend tous les produits consistants que l'on retire des matières organiques, en faisant évaporer leurs sucs, teintures ou bouillons, quel que soit le véhicule dont on se soit servi. La nature de ces produits, quoique presque tous contiennent quelques sels, leur consistance, leur ténacité, leur couleur foncée, ne permet pas de les comparer aux sels, quoique les uns et les autres soient le produit de l'évaporation.

Les extraits sont simples ou composés. Les extraits que nous considérons comme simples, parce qu'ils sont retirés d'une seule substance, diffèrent beaucoup les uns des autres, sous le rapport des principes qu'ils contiennent. L'analyse végétale, quoique beaucoup perfectionnée par les travaux de Baumé, de MM. Josse, Derosne, Pelletier, Henri, Boulay, Caventou, Bonastre, etc., n'est pas encore assez avancée pour pouvoir classer définitivement tous les extraits; on n'a même pas encore pu résoudre la question proposée par le célèbre Parmentier, de savoir s'il y a, ou non, un principe particulier qui mérite le nom d'extractif[1]. Dans l'état actuel de la science, on peut classer quelques extraits qui offrent des principes particuliers suffisants pour leur assigner un caractère spécial, et on est réduit encore à ranger ensemble ceux qui ne présentent jusqu'à présent aucune particularité, sauf à les tirer plus tard de cette classe anomale, pour les mettre sous l'intitulé qui pourra leur convenir.

J'ai divisé les extraits simples ainsi qu'il suit :

1° Extraits acidules de fruits (rob de noirprun, sureau);

2° Extraits muqueux (de bryone);

3° Extraits sucrés (de chiendent, de réglisse);

4° Extraits sous-aromatiques (de valériane, d'aulnée);

5° Extraits sulfurés (de patience, cerfeuil, fumeterre);

6° Extraits alcaloïdés (de chélidoine, de kina)[2];

[1] Rouelle et Baumé avaient déjà distingué quatre espèces d'extraits :

Les extraits gommeux,
gommo-résineux,
savonneux,
et résineux ou les résines.

[2] Sous ce nom je comprends tous les extraits contenant

7° Extraits sous-résineux (de gayac par décoction);

8° Extraits résineux (résine de jalap);

9° Extraits gommo-résineux (de Ratanhia, de noix vomique, par l'alcoolule);

10° Extraits tanninés (de cachou, de chêne).

11° Extraits indéterminés (de chicorée, pissenlit, etc.);

12° Extraits animalisés (de fiel de bœuf, osmazône);

13° Extraits composés (de rudius, d'opium au vin, etc.);

14° Extraits avec fécule;

15° Extraits secs.

Ces derniers, ne différant que par leur forme sèche des autres extraits, doivent, selon leur nature, se classer dans une des divisions précédentes.

Titre II : *Les gelées*. Les gelées pharmaceutiques se rapprochent des extraits en ce qu'elles sont retirées des corps qui les contenaient, par le moyen d'un véhicule, et qu'on les réduit en consistance par l'évaporation ; mais elles en diffèrent par la consistance, par la plus grande quantité de liquide qui reste uni

un principe végétal cristallisable, tel que la kinine, la caryophilline, la cafféine, etc. L'alkalinité de quelques-uns de ces principes n'est pas encore bien résolue.

« *Et adhuc sub judice lis est.* »

En attendant la solution de cette question, je les range toutes dans la même catégorie, laissant au temps et à l'expérience à prononcer sur leur nature précise.

avec le principe extrait, et, enfin, parce qu'elles sont très altérables, et qu'on est obligé d'associer le sucre au principe extrait pour pouvoir le conserver. Je les divise en trois séries :

Les gelées végétales : quelques-unes sont susceptibles de se conserver jusqu'à un an ;

Les gelées animales, très facilement altérables ;

Et les gelées pseudonymes.

Titre III : *Pâtes sucrées, opaques et transparentes*. Ces pâtes sont des solutions de gomme sucrées, et réduites par inspissation, ou par la chaleur de l'étuve en consistance solide. On peut y ajouter des principes médicamenteux, plus ou moins actifs ; souvent on y ajoute des blancs d'œufs fouettés, pour les blanchir et les rendres plus légères.

Les confiseurs, qui s'emparent autant qu'ils peuvent de toutes les préparations sucrées de la pharmacie, se servent, pour battre leurs blancs d'œufs, de bassines de cuivre, et cet usage à quelquefois des inconvénients, lorsque les blancs d'œufs y séjournent trop long-temps. J'ai vu une fois, à Nantes, de la pâte de guimauve, qui procura des vomissements considérables à plusieurs personnes, parce qu'elle contenait une assez notable quantité de cuivre.

Titre IV : *Conserves et marmelades* ; Je réunis dans un seul titre, les conserves et les marmelades ; ces deux espèces de préparations, ont beaucoup d'analogie entre elles, et ne diffèrent que parce que, pour les conserver, on doit employer un moindre dégré de chaleur, que pour les marmelades, qui peuvent supporter l'ébullition. J'ai cru devoir ranger la conserve de cynorrhodon, dans les marmelades, parce qu'il faut lui donner un degré de chaleur supérieur à celui des autres conserves, d'une part, et que d'un autre, les marmelades étant préparées avec des pulpes de fruit, contiennent toujours moins de parties parenchymateuses que les conserves, qui sont préparées avec des racines râpées ou des feuilles. Les marmelades ont une demi-transparence que ne présentent pas les conserves.

Titre v : *Électuaires, confections, opiat.* Dans ce titre, je restreins la dénomination d'électuaire, à la composition résultant du mélange d'une poudre simple, avec un seul sirop ; je comprends sous le titre de confections, toutes les compositions formées de poudres, de pulpes, etc., liées par le moyen d'un sirop, pourvu qu'il n'y entre pas d'opium, et sous le nom d'opiat, toutes les préparations du même genre, dont l'opium fait partie. Je crois qu'il est très bon de signaler par un nom générique, les préparations dans lesquelles entre l'opium, et le mot opiat, remplit parfaitement cette indication. Il serait aussi utile d'indiquer par l'épithète d'aloétique, toutes les préparations dont l'aloès fait partie : quant aux noms spécifiques à donner à chaque électuaire, il faut, comme pour les élixirs et les sirops composés, leur donner autant que possible, le nom de leur auteur, ou un nom insignifiant, qui ne soit pas dans le cas d'induire en erreur sur leur composition. En général, les dénominations proposées par le nouveau *Codex* sont trop longues, et ont l'inconvénient de pouvoir s'appliquer indifféremment à plusieurs compositions du même genre. Ainsi, le nom d'électuaire de safran, peut convenir aussi bien à l'hièra-picra, au diaphœnix, à la thériaque, qu'à la confection d'hyacinthe, qui ne lui doit plus sa couleur, puisqu'on y a ajouté du santal rouge (*coloris causa*).

Titre vi : *Masses*. J'ai compris sous le nom de masses, beaucoup de préparations différentes, mais qui ont de l'analogie sous le rapport de leur consistance et de leur destination ultérieure ; la plupart de ces masses étant destinées à la division en pilules, pastilles, etc., ces masses se préparent avec ou sans le concours de la chaleur. Quelquefois c'est une seule substance, comme la térébenthine cuite, ou une substance modifiée comme le baume de copahu saponulé, etc.; souvent c'est une masse qui, comme les confections, admet dans sa composition, beaucoup de substances différentes : telles sont les masses pour bols, pilules, etc.; quelquefois enfin, c'est du sucre, lié par un mucilage, ou du sirop, comme dans les masses pour tablettes et pastilles ; enfin, quelquefois c'est un corps gras qui donne la consistance, comme dans le chocolat.

CHAPITRE XI.

MÉDICAMENTS EXTERNES.

Ce chapitre ne contient que des médicaments destinés à des applications extérieures ; un seul, l'onguent mercuriel, est, depuis peu, quelquefois employé dans des masses que l'on fait prendre intérieurement ; mais ce n'est qu'en raison du mercure qu'il contient, et ce n'est plus à l'état d'onguent, qu'on le fait prendre ; d'ailleurs une exception confirme la régle, loin de la détruire.

Ce chapitre est divisé en six titres.

LE TITRE PREMIER comprend *Les huiles simples et composées par solution, macération et coction.* J'applique à ce titre, ainsi qu'au titre III, la méthode de nomenclature adoptée pour les vins, les alcools, etc. Un adjectif formé du nom du sujet soumis à l'action de l'huile, donne le nom spécifique du produit : ainsi je dis, huile camphrée, hyosciamée, etc.

LE TITRE II comprend *les cérats.* Je n'admets comme cérats, que les compositions formées de l'axonge artificielle, résultante de la fusion de la cire et de l'huile, unies avec l'eau simple, ou avec une eau aromatique.

Le titre iii est consacré aux axonges parfumées, auxquelles on peut bien conserver le nom de pommades, comme nom générique, en formant le nom spécifique par un adjectif. Dans une de ces préparations, la pommade oxygénée, l'axonge, éprouve une altération chimique, mais j'ai pensé que, malgré cette altération, elle ne pouvait figurer ailleurs, parce que les doses respectives d'acide et d'axonge, sont impérativement commandées par les formulaires.

Titre iv : *Onguents*. Je divise les onguents en trois séries.

La première comprend les onguents par solution; la seconde, les onguents par extraction et coction; la troisième, les onguents par trituration. Dans cette dernière série, le principe médicamenteux de l'onguent, n'est qu'interposé dans le corps gras.

La désignation des onguents qui ne contiennent qu'une substance interposée dans un corps gras est très facile; un adjectif suffit pour les spécifier; ainsi, nous avons l'onguent mercuriel, et on peut dire onguent cérusé, lythargiré, etc.; pour les onguents ou cette méthode n'est pas applicable, il faut avoir recours à un nom simple; soit un adjectif indiquant les propriétés de la composition, comme onguent Nerval; soit un nom propre, comme onguent de la mère Thècle.

Titre v : *Digestifs*. Je range sous ce titre, plusieurs préparations destinées comme les onguents à être appliquées sur les plaies, mais différentes des onguents, en ce qu'elles n'ont pas toujours pour excipient un corps gras, ce qui fait qu'au lieu de se fondre, comme les onguents, elles se dessèchent quelquefois. Leur consistance est à peu près pareille à celle des onguents ; leur composition est très variée sous le rapport des médicaments qui peuvent les constituer.

Titre vi : *Emplâtres*. Comme le *Codex* et tous les anciens auteurs, je donne le nom d'emplâtre à toute composition destinée à l'usage externe, qui est assez consistante pour adhérer à la peau, sans se fondre par la chaleur animale.

Je les distingue en emplâtres résineux et métalliques ; j'indique en même temps la possibilité d'y incorporer des poudres ; et ces emplâtres, contenant des poudres interposées pourraient à la rigueur, former une troisième série. Je propose de préparer l'emplâtre de ciguë, avec la poudre de la plante, parce que je crois que par ce procédé, cette composition aurait plus de vertu. Les praticiens pourront tenter des essais, et vérifier si mes conjectures seront confirmées par la pratique.

CHAPITRE XII.

MÉDICAMENTS MAGISTRAUX, SUCS, PETIT-LAIT, POTION, etc.

Ce chapitre est divisé en quatre titres, dont les divisions sont prises d'après l'emploi auquel on destine ces médicaments.

Le titre premier, traite des médicaments qui sont ingérés, par la déglutition [1], dans le canal alimentaire. Je propose d'assigner une signification spéciale à plusieurs mots qui souvent sont employés indifféremment l'un pour l'autre. Ainsi, comme dans le *Codex*, le mot potion sera donné aux seuls médicaments destinés à être avalés en une seule, ou tout au plus en deux fois, et ne sera plus appliqué aux juleps qui se prennent par cuillerées, à des intervalles réglés. Le mot looch est exclusivement consacré aux compositions épaisses, dans lesquelles l'huile est interposée, et demi-combinée par le moyen d'un mucilage ou d'un sirop.

Titre ii : *Clystères*. Dans ce titre sont les médicaments destinés à être injectés par l'anus dans le tube intestinal. Susceptibles d'admettre des doses

[1] Cette division est autant médicale que pharmaceutique.

plus considérables de médicaments actifs, que les liquides destinés à être avalés, ils exigent cependant beaucoup de circonspection dans leur préparation; et bien qu'on fasse quelquefois entrer dans ce genre de préparation, des solutions très actives, telles que celles d'émétique, de sublimé corrosif, on ne pourrait sans péril imminent y mêler des préparations de plomb, d'arsenic ou du cuivre.

TIRTE III : *Gargarismes, injections, collyres.* Dans ce titre sont rangés, sous trois dénominations distinctes, des médicaments qui souvent sont à peu près du même genre sous le rapport de leur composition, mais qui, selon l'usage auquel on les destine, exigent quelques attentions de la part du médecin et du pharmacien qui doivent indiquer au malade la manière précise dont il doit user des médicaments, et les précautions, qu'il doit prendre pendant ou après l'usage des gargarismes avec le sublimé, le sulfate de cuivre, l'acétate de plomb, le collyre de Lanfranc.

Des trois premières divisions de médicaments magistraux, la première destinée à la déglutition, la seconde à l'injection dans le tube intestinal, peuvent être considérées, sous un rapport, comme ne fournissant que des médicaments internes; la troisième tient le milieu entre les médicaments internes et externes; le gargarisme, quoique destiné à l'usage de la bouche, admet dans sa composition des médicaments dont la déglutition serait dangereuse, par ses effets sur le système digestif. Les injections qui pénètrent dans des cavités dépouillées d'épiderme, et par conséquent très irritables, exigent souvent autant de circonspection de la part du médecin qui les prescrit, que de celle du pharmacien qui les exécute. Les injections destinées à la cavité du sinus maxillaire, celles qu'on emploie à la suite des opérations de l'empyème, si elles étaient trop irritantes, pourraient produire des accidents très graves. Les collyres, quoiqu'exerçant souvent leur action sur des parties dépouillées ou privées d'épiderme, ne pénètrent pas ordinairement dans des cavités comme les injections, et auraient pu être rangés sous le titre suivant; cependant j'ai cru pouvoir les réunir sous le même titre, parce que ces sortes de médicaments ne dépassent guère le même volume, et que leur composition est quelquefois à peu près semblable.

Titre iv : *Médicaments magistraux externes.* J'ai divisé ce titre en deux séries, la première comprend les médicaments liquides, et la seconde les médicaments consistants.

La première série admet toutes les préparations par infusion, décoction, solution, dans l'eau, l'alcool, l'éther, etc., et souvent des mélanges très composés : quelquefois c'est une eau minérale artificielle, dont les doses seront plus fortes que dans celle qui est destinée pour boisson. Les dénominations de lotion, bain, embrocation, liniment, n'ont rapport qu'à leur mode d'administration.

Dans la seconde série, j'engage à distinguer, sous le rapport thérapeutique, le but d'application, en distinguant le cataplasme du topique irritant.

CHAPITRE XIII.

DES FORMES PARTICULIÈRES DONNÉES A CERTAINS MÉDICAMENTS.

Dans ce chapitre, j'ai parlé des formes données en particulier à chaque médicament, sans établir de distinction en divers titres, parce que quelquefois la même forme peut se donner à un médicament destiné à la déglutition, et à un autre destiné à l'application extérieure. Ainsi, les trochisques de précipité blanc, préparés avec un entonnoir, sont à peu près de la même forme qu'une pastille à la rose; les trochisques escharotiques ont la forme d'un grain d'avoine, que l'on donne quelquefois à la pâte de cachou; je propose de nommer écusson, le morceau de peau ou de toile garni d'un médicament emplastique, destiné à être appliqué sur la peau des malades, et de consacrer exclusivement le mot emplâtre pour désigner la masse emplastique.

Enfin, dans l'appendice, j'indique tous les moyens qui sont à ma connaissance, pour nettoyer les vases et ustensiles de pharmacie : je divise les agents en deux séries, les agents mécaniques et les agents chimiques.

Je terminerai cette introduction, en répétant aux jeunes élèves que l'étude de tous les préceptes doit toujours être vérifiée par leur application; que ce n'est que par une constante attention et une longue pratique, que l'on acquiert l'adresse nécessaire pour exécuter les opérations de pharmacie, selon l'ancien adage : *cito, tuto et jucundè;* enfin je les engagerai, lorsqu'ils exécuteront des opérations désagréables, que l'amour-propre peut leur présenter quelquefois, sous un aspect peu favorable, à répéter avec l'ancien sage : *homo sum, nihil humani a me alienum puto.*

VOCABULAIRE

DE QUELQUES MOTS USITÉS EN PHARMACIE GALÉNIQUE ET CHIMIQUE.

ACIDE. Substance d'un goût aigre, rougissant par son contact les couleurs bleues végétales, et ayant la propriété de former des sels par sa combinaison avec les bases salifiables; la plupart des acides deviennent caustiques, lorsqu'ils sont concentrés.

ALCALI. Substance d'un goût âcre, urineux, soluble dans l'eau et l'alcool, verdissant par son contact les couleurs bleues végétales, se combinant, à l'état de sel, avec les acides, caustiques, lorsqu'ils sont purs, et ayant la propriété de saponifier les corps gras.

ALLIAGE. Résultat de l'union de deux ou de plusieurs métaux fondus ensemble, quelles que soient leurs quantités respectives.

AMALGAME. Résultat de l'union du mercure avec un ou plusieurs métaux, opéré avec ou sans le concours de la chaleur; l'amalgame est solide, mou ou liquide, selon la proportion relative de mercure.

AROMATISER. Ajouter à un médicament une substance qui lui donne une odeur agréable.

ATTRACTION. Disposition inhérente dans les molécules des corps, qui les porte à s'unir entre elles; l'attraction d'agrégation tend à réunir les molécules similaires d'un même corps ; l'attraction de composition a lieu entre les molécules de corps différents, et les dispose à s'unir pour ne former qu'un seul corps.

BASE. Partie d'un médicament composé, auquel on attribue la propriété principale de la composition ; l'opium est la base dans le sirop d'opium, le laudanum de Sydenham, etc.

BASE SALIFIABLE. Substance qui a la propriété de se combiner avec les acides, et de former des sels : les alcalis, les terres et les métaux sont des bases salifiables.

BAUME. Autrefois cette dénomination s'appliquait à beaucoup de composés pharmaceutiques; il y avait des baumes spiritueux par distillation, infusion ; des baumes huileux, des baumes résineux, etc., tels que les baumes de Fioravanti, du commandeur, tranquille, nerval, etc. ; actuellement, en chimie, on ne donne le nom de baume qu'aux produits naturels formés d'une résine unie à l'acide benzoïque. On pourrait, pour la pharmacie, conserver le nom générique de baume aux huiles composées, et classer les autres baumes pharmaceutiques parmi les élixirs, alcoolats ; onguents, etc., selon le véhicule qui leur sert d'excipient. On pourra former le nom spécifique du baume, en ajoutant à ce mot le nom de l'auteur de la composition, ou un adjectif exprimant ses propriétés [1].

BLANCHET. Tissu de laine à travers lequel on fait passer les sirops, etc., pour les séparer de leurs fèces. Beaucoup de ces étoffes étant blanchies par la vapeur du soufre, il

[1] La dénomination donnée par les auteurs du Codex à l'ancienne préparation connue sous le nom de baume tranquille (oleum de narcoticis), est absolument fautive. Huile des narcotiques présente naturellement l'idée d'une huile exprimée de semences narcotiques, telles que celles du pavot

faut avoir soin de les laver à plusieurs eaux avant de s'en servir pour la première fois, ponr les priver de l'acide sulfureux qu'elles pourraient contenir.

Calcination. Opération dans laquelle on chauffe plus ou moins fortement et plus ou moins long-temps, un corps solide, afin de le débarrasser, par le moyen du calorique, des substances volatiles qui se trouvent combinées avec lui; on calcine les pierres calcaires pour volatiliser l'eau et l'acide carbonique unis à la chaux, les minéraux arsenicaux pour volatiliser l'arsenic, etc.

Caléfaction. Opération dans laquelle on expose un corps à la chaleur; la caléfaction d'un corps s'opère en l'exposant directement ou indirectement à l'action du calorique.

On chauffe directement un corps en l'exposant à l'action du soleil ou à celle du feu.

On le chauffe indirectement en le déposant dans un corps qui le tient isolé du corps qui communique la chaleur.

Ainsi on met au milieu du feu la barre de fer que l'on veut faire rougir, et dans un creuset l'acier que l'on veut faire fondre.

On donne souvent le nom de bain au corps qu'on interpose entre le feu et le corps qu'on veut échauffer; ainsi l'on appelle bain-marie l'eau chaude dans laquelle on plonge le vase, contenant le corps qu'on veut échauffer; on dit bain de sable, de cendres, de limaille de fer, etc., lorsqu'on se sert de ces moyens pour communiquer la chaleur à un corps.

de la jusquiame, etc., etc., non celle d'une huile dans laquelle on a fait entrer des plantes.

Carbonisation. Opération dans laquelle on réduit des matières organisées en charbon, en les soumettant à l'action d'une forte chaleur dans des vaisseaux clos. La formation des tourbières, la conversion des fumiers en terreaux, la fermentation putride opèrent aussi la carbonisation.

Caustique. Corps qui a la propriété, par sa nature chimique, ou par la chaleur qu'il a la faculté d'accumuler et de communiquer, de détruire les substances organisées vivantes ou mortes, en se combinant avec elles, ou en changeant les proportions de leurs principes constitutifs; le fer, etc., chauffés au rouge, la potasse et les alcalis purs, les acides concentrés, sont des caustiques. Le résultat de l'action du caustique est toujours la désorganisation de la partie soumise à son action.

Coagulation. Formation d'une masse plus ou moins consistante, due à la réunion de molécules qui flottaient ou étaient dissoutes dans un liquide; la coagulation peut être spontanée ou artificielle.

Coction. Opération dans laquelle on expose un corps succulent à l'action d'une chaleur plus ou moins intense, pendant un temps plus ou moins long, de manière à ce que le corps ne soit ni desséché, ni carbonisé. La coction s'opère dans des vases exposés directement à l'action du feu, dans des fours, par la vapeur de l'eau bouillante; enfin, quelquefois, comme pour l'ognon de lys, en entourant le corps de cendres chaudes.

Cohober. Distiller le produit d'une distillation sur une nouvelle quantité du sujet de la distillation.

COLATURE. Liquide chargé de parties médicamenteuses solubles, passé au travers d'un tissu d'étoffe.

COMPRESSION. Opération dans laquelle, par le moyen d'une pression plus ou moins forte, on cherche à diminuer le volume d'une substance, ou à empêcher sa dilatation; le plus souvent pour la contraindre à se combiner avec d'autres corps, comme cela a lieu dans la fabrication des eaux minérales artificielles.

CONCRÉTION. Passage d'un corps mou ou liquide à l'état solide.

CONGÉLATION. Solidité qu'acquiert un corps liquide en se refroidissant, sans qu'il y ait dissipation du dissolvant; l'eau, les gelées, la cire, les graisses, se congellent par le refroidissement.

CORRECTIF. Médicament destiné à modifier l'effet thérapeutique d'un autre médicament; un gros de kina, ajouté à une potion purgative, empêchera qu'elle ne soit vomie par les malades, qui éprouveraient cet effet sans cette addition; quelquefois le correctif a une action chimique, comme cela a lieu lorsque l'on mêle un alcali avec l'opium, les résines purgatives, pour modifier leur action.

CRISTALLISATION. Réunion des molécules d'un corps sous une forme symétrique, particulière et déterminée; il faut, pour que la cristallisation ait lieu, que le corps cristallisable soit dissous dans un liquide, fondu, ou réduit en vapeur par la chaleur.

DÉCANTER. Séparer un liquide clair du dépôt qui occupe sa partie inférieure, soit en inclinant doucement le vase qui contient le liquide, soit en opérant par le moyen du siphon.

DÉCOCTION. Opération dans laquelle on soumet un corps

solide à l'action d'un liquide bouillant, quelle que soit la nature du liquide et la durée de l'ébullition.

Décrépitation. Rupture, accompagnée de plus ou moins de bruit, des cristaux de certains sels, lorsqu'on les expose à l'action du calorique. Le bruit que fait l'étain lorsqu'on le ploie, et le craquement que font entendre les cristaux d'acide oxalique, lorsqu'on les met dans l'eau, ont de l'analogie avec la décrépitation.

Déliquescence. Passage de certaines substances, et surtout de plusieurs sels, de l'état solide à l'état liquide, par l'absorption de l'eau contenue dans l'atmosphère.

Dessiccation. Opération par laquelle on prive un corps de l'humidité qui lui est naturelle ou de celle qu'il a soustraite à l'air, en l'exposant à l'action d'un courant d'air, du soleil, ou d'une chaleur artificielle.

Despumer. Enlever avec un écumoir les écumes qui se sont formées à la surface d'un liquide.

Digestion. Opération dans laquelle on soumet un corps solide à l'action d'un liquide chaud, mais non bouillant, pendant un temps déterminé.

Dilatation. Augmentation du volume d'un corps, due à l'introduction du calorique entre ses molécules.

Dispenser. Peser séparément et disposer par ordre toutes les substances qui doivent entrer dans un composé.

Dissolution. Opération dans laquelle un corps solide disparaît dans un liquide et y subit un changement dans sa nature; telle est l'action des acides sur les métaux, et de l'acide nitrique sur les matières organisées.

Eau-mère. Liquide restant après la cristallisation d'un sel.

ÉBULLITION. Bouillonnement d'un liquide, occasioné par le dégagement, sous forme de bulles, d'une partie de ce liquide réduit en vapeurs par l'action de la chaleur ou du vide.

ÉDULCORER. Ajouter à un liquide un corps sucré pour le rendre plus agréable au goût. Le sucre, le miel et leurs préparations, la racine de réglisse sont employés à cet usage.

Autrefois on disait édulcorer un précipité, lorsqu'on le lavait jusqu'à ce que l'eau sortît de dessus absolument insipide.

EFFERVESCENCE. Dégagement plus ou moins prompt d'un gaz s'échappant d'un liquide sous forme de bulles; ce dégagement est ordinairement accompagné de refroidissement.

EFFILER. Contuser avec un marteau ou un pilon des racines, telles que celles de guimauve ou de réglisse, jusqu'à ce qu'elles soient réduites à l'état filamenteux; le but de cette opération est de les rendre plus perméables à l'action des liquides.

EFFLORESCENCE. Destruction des formes cristallines de plusieurs sels exposés à l'air, qui s'empare de leur eau de cristallisation et les réduit en poudre.

EMPYREUME. Odeur de brûlé due à un peu d'huile qui se produit dans la décomposition des matières organiques par l'action du feu; les médicaments infectés de cette odeur doivent être rejetés, à moins que, comme l'esprit de corne de cerf, l'huile de briques, etc., cette odeur ne soit l'effet de leur nature.

Étiquette. Petite inscription que l'on place sur les vases contenant des médicaments.

Évaporation. Opération dans laquelle on fait dissiper un liquide en vapeurs, soit par l'exposition à l'air, au soleil, ou par l'application de la chaleur.

Excipient. Liquide destiné à délayer ou dissoudre des substances médicamenteuses. L'excipient peut être simple ou composé; l'eau, l'alcool, les huiles, les graisses, etc., sont des excipients simples; les sirops, mellites, élixirs, etc., sont des excipients composés.

Exhalaison. dégagement de fluides élastiques plus ou moins délétères dus à la décomposition des corps organiques privés de la vie; exhalaison des cadavres, voiries, marais, etc.

Exhalation. Dégagement de fluides élastiques sortant des corps organisés par l'action de la respiration et de la transpiration.

Expression. Opération par laquelle on retire un liquide d'un corps solide, en le soumettant à une pression plus ou moins forte.

Extraction. Opération dans laquelle on retire une substance du composé qui la contenait.

Filtration. Séparation d'un corps étranger qui troublait la transparence d'un liquide, en faisant passer le liquide à travers un corps poreux; on filtre à travers le papier, les tissus de chanvre, de coton, de laine, de feutre, et quelquefois à travers le charbon, le sable, le verre, etc.

Formule (Modèle d'un acte authentique). On donne ce nom aux prescriptions de médicaments composés, consignées dans les Codes pharmaceutiques, nommés souvent formulaires. Un médecin fait une formule de potion, pilules, etc., lorsqu'il prescrit à un malade un remède composé qui n'est pas décrit dans un formulaire.

Fumigation. Exposition d'un corps à l'action de vapeurs sèches ou humides, simples ou composées. Fumigation de soufre, de cinabre, de succin, de vapeurs d'eau, de vin, de vinaigre, d'alcool, d'éther, seuls ou combinés avec celles des plantes aromatiques.

Fusion. Action de la chaleur sur les corps anhydres, dont elle écarte les molécules, et dont elle détruit l'agrégation solide, pour les amener à l'état liquide.

Incinération. Opération dans laquelle, par l'application immédiate du feu et de l'air, on détruit un corps en volatilisant une partie de ses principes, et l'on obtient son résidu pulvérulent, connu sous le nom de cendres.

Infusion. Action d'un liquide versé bouillant sur un corps solide, et laissé en contact avec lui jusqu'à refroidissement plus ou moins parfait.

Insolation. Exposition d'un corps simple ou d'un mélange à l'action des rayons solaires.

Inspissation. Opération dans laquelle on expose un liquide à la chaleur pour l'épaissir, ayant soin de l'agiter en tous sens, tant pour faciliter l'évaporation du liquide par le renouvellement des surfaces, que pour empêcher la matière d'éprouver un trop grand degré de chaleur, surtout si l'on opère à feu nu.

INTERMÈDE. Corps par le moyen duquel on unit ensemble, sans les altérer, deux corps qui ne resteraient pas mêlés sans ce corps intermédiaire. Les gommes, le jaune d'œuf, sont les intermèdes qui servent à tenir les huiles, les résines, etc., en suspension dans l'eau.

LIQUÉFACTION. Résultat de la fusion au moment où le corps solide passe à l'état liquide; liquéfaction d'un métal, de la cire, etc.

LIXIVIATION. Opération dans laquelle on passe par fractions et à plusieurs reprises, un liquide aqueux, chaud ou froid, sur un corps solide, divisé plus ou moins exactement; ce terme s'applique surtout au traitement par l'eau, des terres et des cendres contenant des sels.

Lorsqu'on opère sur des substances végétales ou animales, on appelle cette opération *lavage*, lavage des chairs animales pour obtenir l'osmazône.

LUT. Pâte plus ou moins adhérente, dont on se sert pour enduire les vases de terre ou de verre que l'on veut exposer à l'action du feu, pour boucher hermétiquement les ouvertures de ces vases, ou enfin, pour joindre ensemble les diverses pièces d'un appareil et intercepter la communication de l'air avec l'intérieur de l'appareil.

Il y a le lut argileux, composé d'argile plus ou moins pure, pétrie avec de l'eau; on y incorpore souvent du poil de bœuf, de la fiente de cheval, de la paille ou du foin haché.

Le lut gras, préparé avec l'argile sèche incorporée avec l'huile de lin rendue siccative par la litharge; il sert surtout dans la préparation des appareils destinés à obtenir des produits acides.

Le lut de chaux et de blanc d'œufs; ce lut ne se prépare

qu'au moment d'en faire l'application ; il s'applique par le moyen de bandes de linge qui en sont imprégnées.

Lut de colle ; la solution épaisse des farines, des amidons, des gommes étendues sur des bandes de papier, suffit dans certains cas pour luter.

Lut de farine de lin et de colle de farine ; ce lut se prépare avec la colle de farine, en y introduisant de la farine de lin ; ce lut remplace quelquefois le lut gras.

Macération. Action plus ou moins prolongée d'un liquide froid sur un corps solide, contenant des parties solubles.

Magdaléon. Morceau de masse emplastique de forme cylindrique, ordinairement du poids d'une once, ayant à peu près trois à quatre pouces de longueur.

Magistral. Préparation qui, par sa nature, ne peut se conserver long-temps, et qui se fait au moment où l'on doit en faire usage : les sucs d'herbes, le petit-lait.

Malaxer. Pétrir entre les mains une masse consistante pour la rendre ductile (malaxer un emplâtre, une masse de pilules) ; la compression exercée en tous sens favorise le rapprochement des molécules et leur agglutination ; dans quelques cas, la chaleur des mains contribue à augmenter la ductilité, en ramollissant un peu la masse.

Menstrue. Liquide destiné à extraire les principes solubles d'un corps.

Officinal. Médicament susceptible d'une longue conservation, et que l'on doit tenir toujours préparé dans l'officine pour s'en servir au besoin : les sirops, confections, onguents, etc.

Oxydation. Combinaison d'un corps avec l'oxygène, dans certaines proportions ; il y a trois moyens d'oxydation :

L'oxydation par l'exposition d'un corps à l'air ;

L'oxydation par l'air, avec le concours d'une chaleur plus ou moins intense ;

Et l'oxydation par la décomposition des corps liquides, tels que l'eau, les acides, etc.

Précipitation. Séparation presque toujours artificielle et quelquefois spontanée, sous forme solide, et le plus souvent, pulvérulente, d'un corps dissous dans un liquide ; le produit ou précipité est tantôt simple et tantôt composé, selon la nature du liquide et du réactif employé. Le zinc, le fer, précipitent le cuivre et l'argent de leur dissolution à l'état métallique. Si, au contraire, on ajoute un sulfure dans la dissolution de cuivre, et du chlore dans celle d'argent, on aura un sulfure de cuivre et un chlorure d'argent.

Pression. Action d'un corps qui pèse sur un autre.

Raréfaction. Dilatation d'un fluide élastique.

Réactif. Corps qui réagit sur un autre, ou en reçoit une action qui indique l'état naturel de la substance soumise à l'essai. Les teintures de mauves, de violettes, de curcuma, servent à connaître l'état acide ou alcalin d'un liquide. Quelquefois le réactif fait connaître un des principes du composé soumis à son action ; ainsi l'ammoniaque décèle le cuivre, etc.

Rectification. Opération dans laquelle on soumet un produit distillé à une nouvelle distillation pour l'obtenir plus pur.

Réduction des liquides. Opération dans laquelle on évapore un liquide pour rapprocher les substances qu'il a dissoutes ; on réduit un liquide à une consistance donnée, dont on s'assure par le moyen de l'aréomètre ; ou on le réduit à une mesure donnée, comme lorsqu'on fait évaporer une tisane jusqu'à réduction d'un tiers ou d'un quart du liquide.

Réduction métallique. Opération dans laquelle on décompose un oxyde ou un sel métallique, pour en obtenir le métal pur.

Résidu. Ce qui reste dans un appareil, après qu'on a obtenu le produit désiré d'une opération faite par le moyen du feu. Le résidu est quelquefois un second produit d'opération ; telle est la corne de cerf calcinée. Quelquefois le résidu d'une opération peut servir à faire de nouveaux produits ; ainsi le résidu de l'éther peut être employé à retirer l'acide phosphorique des os, à faire des sulfates de potasse, d'alumine, etc.

Rubéfiant. Corps qui a la propriété, lorsqu'on l'applique sur la peau d'un animal vivant, d'y produire une irritation accompagnée de rougeur, et même, si son action est prolongée, et l'irritabilité du sujet favorable, d'occasioner l'éruption de vésicules remplies de sérosité : la moutarde, les cantharides, etc.

Saponification. Combinaison intime d'un corps gras, liquide, mou ou solide, avec une base alcaline.

Saturation. État d'une substance qui a absorbé la quantité nécessaire d'une autre substance pour satisfaire son attraction pour cette substance. Il y a deux espèces de saturation, la saturation physique et la saturation chimique.

Dans la saturation physique, les substances sont plutôt mêlées que combinées : ainsi une éponge se sature d'eau, l'eau se sature de sels.

Dans la saturation chimique, au contraire, les deux substances, qui se saturent réciproquement, perdent souvent, non-seulement leur forme, mais encore leurs propriétés; l'acide sulfurique et la dissolution de baryte, en se combinant, donneront un résultat solide qui n'aura ni acidité ni alcalinité.

Scorie. Écume demi-vitrifiée qui vient à la surface des fusions vitreuses, et qui se solidifie par le refroidissement : scories du verre d'antimoine, etc.

Sel. Combinaison d'une base salifiable avec un acide.

Solution. Combinaison d'un corps solide ou fluide élastique avec un liquide, sans que la nature intime d'aucun des deux soit changée : solution des gaz et des sels dans l'eau.

S. Q. Abréviation signifiant suffisante quantité.

Stratification. Opération dans laquelle on dispose deux corps solides par couches alternatives, comme quand, pour fabriquer l'acier, on met alternativement les barres de fer, sur une couche de charbon pulvérisé.

Succédané. Médicament ayant les mêmes propriétés qu'un autre, et pouvant, au besoin, lui être substitué. Les succédanés ne seraient-ils pas dans le même cas que les synonymes, qui ne valent jamais le mot propre.

Torréfaction. Opération dans laquelle on soumet à l'action

du feu un corps souvent divisé en molécules plus ou moins déliées, en le remuant continuellement; on a soin de renouveler les surfaces, afin de ne le laisser charbonner qu'au point désiré. La torréfaction s'opère dans des vases de faïence ayant le fond très évasé, comme pour la rhubarbe; dans des poèles de tôle, des chaudières de fer fondu, ou dans un cylindre de tôle, comme le cacao et le café.

Vaporisation. Réduction d'un corps liquide en vapeurs, par l'application du calorique.

Véhicule. Liquide approprié pour dissoudre une seule ou plusieurs des substances contenues dans un corps. On soumet quelquefois le même corps à l'action alternative de plusieurs véhicules.

Vitrification. Conversion, par l'application d'une forte chaleur, d'un corps solide en une masse transparente, fluide, qui par le refroidissement reprend de la solidité, mais conserve sa transparence : fusion du verre d'antimoine.

ERRATA.

Page lvj, ligne 19, *stéerates*, lisez *stéarates*.
Page lxxiij, ligne 1re de la note, *de* ℥ß à ʒi, lisez : ℥i.
Page xc, ligne 7, *les conserver*, lisez : *les conserves*.
Page 51, ligne 18, au lieu de *Pyréthie*, lisez : *Pyrèthre*.
Page 63, ligne 28, au lieu de *par l'action de l'eau*, lisez : *de l'air*.
Page 113, *Apozème apéritif*, lisez :

Petite centaurée, } *an* : 4 *gros*, au lieu
Chardon bénit, } de 4 *onces*.

Page 118, ligne 10, *vin d'absynte*, lisez : *vin absynthé*.
Page 152, ligne 3, Eau distillée ℥i, lisez : ʒi.
Page 166, ligne 21, *gélanique*, lisez : *galénique*.
Page 193, ligne 8, à ℥ß, lisez : ʒß.

Nota. Dans les premières formules, on trouvera quelquefois deux ss pour le signe de 1/2 aux onces et gros.

PRINCIPES

ÉLÉMENTAIRES

DE LA PHARMACIE.

CHAPITRE PREMIER.

DE LA PHARMACIE.

La pharmacie est la science qui apprend à connaître et à préparer les médicaments tant simples que composés.

La pharmacie se divise en pharmacie galénique et en pharmacie chimique.

La pharmacie galénique est celle qui se contente de préparer les substances, sans altérer leur nature intime, ou de les mêler, sans s'occuper des altérations chimiques que leur mélange peut produire. Elle exige du pharmacien une exactitude servile et méticuleuse dans l'exécution des formules.

La pharmacie chimique, au contraire, se livre à l'exécution d'opérations toujours basées sur les principes de l'analyse et de la synthèse. Elle exige du pharmacien la connaissance de la réaction chimique des corps les uns sur les autres, et lui laisse d'ailleurs le choix des procédés opératoires, etc., pourvu qu'il parvienne à obtenir le résultat demandé.

TITRE PREMIER.

Du sujet et de l'objet de l'une et de l'autre pharmacie.

Le sujet de la pharmacie comprend tous les corps de la nature; les uns sont employés directement tels qu'on les trouve, sans leur faire subir aucune modification, les eaux minérales, etc.; d'autres ne fournissent à l'art de guérir que quelques-unes de leurs parties ou même quelquefois un seul de leurs principes. Il en est enfin qui, bien qu'ayant une influence appréciable et bien connue sur les corps, ne sont pas connus dans leur nature intime : tels sont le calorique, la lumière, l'électricité.

L'objet de la pharmacie est de préparer les sujets offerts par la nature, pour les approprier à l'art de guérir et en constituer des médicaments.

TITRE SECOND.

Du médicament.

On donne le nom de médicament à toute substance appliquée ou administrée à un être animé souffrant, dans l'intention de le guérir ou de le soulager.

Le but qu'on se propose en se servant d'une substance, est ce qui la constitue essentiellement médicament; la même substance, selon l'état sous lequel on l'emploie, la dose à laquelle on l'administre, et la circonstance dans laquelle on la donne, peut être considérée comme aliment, médicament, ou poison. L'acide acétique étendu, base du vinaigre, est souvent employé comme assaisonnement; on s'en sert journellement comme médicament pour aciduler des boissons et des gargarismes; ce même acide, si on l'introduisait concentré et à forte dose dans l'estomac, causerait infailliblement la mort.

L'arsenic, le sublimé corrosif, l'opium, la ciguë, etc., offrent à l'art de guérir des remèdes héroïques, et cependant ces mêmes substances données inconsidérément, deviennent des poisons mortels.

Les médicaments ont été divisés en deux classes, les altérants et les purgatifs; cette division, relative à la promptitude et au mode de leur action, n'est d'aucune utilité pour la pharmacie; elle est souvent fautive, en ce que les purgatifs s'emploient souvent comme altérants; l'aloès, la rhubarbe, beaucoup de sels, etc., donnés à petite dose, n'agissent que comme altérants.

Beaucoup de corps désignés comme médicaments simples, sont composés, si on les considère sous le rapport chimique.

Il y a cinq sortes de médicaments :

1° Le médicament simple brut, ou tel que la nature le présente;

2° Le médicament simple préparé;

3° Le médicament simple extrait;

4° Le médicament composé par combinaison chimique;

5° Le médicament composé par mixtion.

CHAPITRE II.

DE LA CONNAISSANCE DES MÉDICAMENTS SIMPLES, ET DE LEUR ACQUISITION.

Pour connaître méthodiquement les médicaments, il faut non-seulement les étudier d'après les caractères fournis par les sciences naturelles, mais encore connaître les altérations auxquelles ils peuvent être sujets, et surtout les sophistications que la fraude et la cupidité emploient pour masquer la détérioration d'une substance et en imposer sur sa qualité.

Il y a deux manières d'acquérir les médicaments simples bruts. Les uns sont récoltés par le pharmacien lui-même; les autres lui sont livrés par le commerce.

TITRE PREMIER.

Récolte des médicaments simples.

Pour récolter convenablement les médicaments simples, il faut non-seulement que le pharmacien connaisse bien les caractères de la substance qu'il doit se procurer, mais encore le temps dans lequel on doit en faire la récolte, les précautions qui doivent l'accompagner, et les soins qui doivent la suivre, pour pouvoir conserver les produits de ses recherches.

Ces circonstances varient selon l'espèce et la nature des produits à récolter, et selon l'usage auquel on destine ce produit. En traitant de chaque espèce de récolte, je donnerai les règles qu'il convient d'appliquer à chacune d'elles.

Récolte des médicaments simples tirés du règne minéral.

Peu de pharmaciens se trouvent dans le cas de récolter des substances minérales; cependant quelques-uns peuvent avoir à leur proximité des terres bolaires, des craies, du sulfate et carbonate de baryte, quelques mines métalliques, des eaux minérales, etc.; ces substances peuvent se recueillir dans toutes les saisons de l'année, seulement il faut avoir soin de ne prendre les eaux minérales qu'à leurs sources, et avoir la précaution de le faire par un temps sec, afin qu'elles ne soient pas étendues par les eaux pluviales.

Récolte des médicaments simples tirés du règne végétal.

La perfection des plantes dépend beaucoup du terrain et de l'exposition où elles ont vécu; les unes demandent des terres légères, des expositions chaudes où elles puissent recevoir toute l'influence de la chaleur et de la lumière du soleil; d'autres, au contraire, ont besoin de terrains plus substantiels, d'humidité et d'ombre; celles-ci se plaisent dans les endroits les plus arides; celles-là dans les endroits marécageux et même au sein des eaux. Il est donc nécessaire de connaître, pour ainsi dire, les inclinations et les besoins de chaque plante, pour pouvoir choisir celles qui sont placées dans les circonstances les plus favorables. On doit même, autant que possible, préférer les plantes venues sans culture, à celles qui ont été cultivées par l'art.

L'époque de la récolte des plantes varie non-seulement selon chaque espèce de plante, mais encore selon les diverses parties des plantes que l'on veut récolter; la variation des saisons et de la température peut reculer ou avancer cette époque. La récolte des plantes doit, autant que cela est possible, se faire par un temps sec, et on ne doit la commencer que lorsque la rosée est dissipée.

Époque de la récolte des végétaux cryptogames.

Les plantes cryptogames, telles que les agarics, les bolets, les lichen, les conferves, les mousses, etc., doivent être récoltées dans le moment de leur plus grand développement.

Les poudres provenant du lycopodium clavatum, du fucus vesiculosus, se ramassent par un temps sec lorsque les enveloppes, en s'ouvrant, permettent l'émission des poudres qu'elles renferment.

Récolte des racines.

Les racines que l'on doit employer fraîches se récoltent en tout temps, dans le moment où l'on en a besoin : telles sont les racines de raifort sauvage, de nymphœa, etc.

Les racines que l'on veut faire sécher doivent être arrachées de la terre, au moment où elles sont le plus chargées de sucs. Ce moment varie selon les espèces différentes de plantes.

Les racines annuelles sont bonnes à récolter, lorsque la plante est à peu près à la moitié du temps de sa végétation, un peu avant sa floraison : les racines de chardon bénit.

Les racines bisannuelles doivent être prises au printemps de leur seconde année, un peu avant la pousse des feuilles : les racines de persil, de chicorée, etc.

Les racines trisannuelles et vivaces peuvent être arrachées à peu près un mois après la dessication de leurs feuilles, et jusqu'à ce que le printemps commence à mettre la sève en mouvement, ce qui contient l'espace de temps compris entre les mois d'octobre et de mars inclusivement : les racines de guimauve, d'aunée, d'asperge, etc.

Récolte des feuilles.

L'époque la plus propre à la récolte des feuilles, est celle où la plante est dans sa plus grande vigueur ; c'est pour beaucoup de plantes un peu avant leur floraison complète : la bourrache, l'angélique, etc. Cependant les feuilles des malvacées, des solanées, de la molène, peuvent se recueillir avant et pendant toute la floraison.

Un grand nombre de plantes à deux sortes de feuilles, celles qui garnissent le bas des tiges, et les feuilles florales ou bractées, qui se trouvent à l'extrémité supérieure des rameaux, près des fleurs. Ces dernières sont ordinairement plus petites, et ont souvent une forme et une couleur toute différente de celle des feuilles proprement dites qui garnissent le bas de la tige; cela se remarque surtout dans les labiées, les ombellifères, etc.

On préfère en général les feuilles du bas de la tige; cependant il y a beaucoup de plantes dont on peut indistinctement prendre les deux espèces de feuilles.

Récolte des sommités.

On appelle sommité, l'extrémité d'un rameau chargé de fleurs et de ses feuilles florales ou bractées. L'époque de cette récolte est le moment où les fleurs inférieures du rameau, sont entièrement épanouies, et où les fleurs supérieures ne sont encore qu'en bouton. On coupe le rameau un peu au-dessous des premières fleurs : les sommités de petite centaurée, de millepertuis, etc., se récoltent ainsi.

Récolte des fleurs.

Les fleurs se récoltent à différentes époques de la floraison. Les unes, comme les roses de Provins, se cueillent en boutons et avant leur épanouissement; beaucoup se récoltent avec leur calice et lorsqu'elles sont ouvertes entièrement, comme la molène, la guimauve, etc.; d'autres se récoltent sans leur calice, la pivoine, le coquelicot; d'autres, comme l'œillet, sont séparées de leurs onglets et calices; la fleur du tilleul se récolte avec ou sans son appendice : on appelle tilleul mondé, celui dont on a retranché l'appendice; enfin dans la fleur de safran on ne récolte que les pistils. Il n'y a pas de saison fixe, pour cette récolte, l'apparition des fleurs indique le moment de les récolter. Les fleurs de tussilage paraissent en février, et toujours avant les feuilles, ce qui a fait nommer cette fleur *filius ante patrem*; le safran au contraire ne fleurit qu'à la fin de l'automne, en septembre ou octobre.

Récolte des tiges.

Les tiges se récoltent souvent garnies de feuilles et de fleurs; c'est ainsi qu'on récolte les plantes de petites dimensions, l'euphraise, le chamædris, le scordium, etc. On les cueille lorsque la plante est dans sa plus grande vigueur et que la floraison commence, sans être tout-à-fait terminée; cependant quelques tiges se cueillent dépouillées de leurs feuilles, l'angélique; ces tiges se récoltent avant la floraison, et même avant qu'elles aient atteint tout le développement dont elles sont susceptibles; si l'on attendait à cette époque, elles seraient trop dures et trop âcres.

Récolte des fruits.

L'époque de la récolte des fruits, varie non-seulement selon chaque espèce de fruit, mais encore selon l'usage auquel on le destine. Certains fruits, tels que le verjus, se récoltent avant leur maturité et étant encore verds; d'autres, comme la groseille, les mûres, un peu avant leur parfaite maturité; les dattes, les coings, se cueillent lorsqu'ils sont mûrs; quelques uns, comme le cynorrhodon, peuvent se récolter, lorsque leur maturité est un peu avancée. Lorsque les fruits sont destinés à voyager, comme les grenades, les citrons, les oranges, on les cueille verds et ils parviennent à leur maturité, quoique séparés du végétal qui les nourrissait.

Récolte des semences.

La manière de récolter les semences, et l'époque de le faire, varient selon les espèces de plantes qui les fournissent. Beaucoup de semences se récoltent à l'époque de leur maturité, et on les sépare de suite de la plante qui les fournit : telles sont les semences de jusquiame, de violettes. On cueille avant la parfaite maturité des graines, les ombelles qui les supportent, et on ne les sépare pas de la sommité à laquelle elles sont attachées. Les semences des légumineuses se recueillent également avec leurs gousses, ainsi que la plupart des crucifères ; ces graines se mûrissent encore dans la gousse. Les avelines, les noix, les amandes, se récoltent avec leurs enveloppes ligneuses ; enfin les semences de citrons, d'oranges, de coings, contenues dans des drupes charnus, ne se retirent de ces fruits que lorsqu'ils sont parfaitement mûrs ; alors on ouvre ces fruits, on retire les semences qu'on a soin d'essuyer avec un linge, excepté celles de coings, qui doivent être séchées avec le mucilage qui les accompagne.

Récolte des bois et écorces.

Les bois doivent se récolter lorsque la sève a opéré son mouvement rétrograde : cette époque commence au mois d'octobre et se continue pendant tout l'hiver. On doit choisir des sujets vigoureux et dans la force de leur végétation ; cependant quelques tiges ligneuses, comme celles de la douce-amère, ne doivent se récolter qu'à leur deuxième hiver, et on doit rejeter celles qui sont plus anciennes.

Beaucoup d'écorces se recueillent au printemps, lorsque la sève, commençant à monter, permet de les détacher plus facilement ; les écorces de sureau, d'orme, sont dans ce cas. Les écorces des plantes annuelles, telles que celles d'yeble, se ramassent au moment où la floraison va commencer ; enfin les écorces de chêne, de maronnier, etc., peuvent se ramasser pendant tout l'hiver.

Acquisition des animaux, et de quelques-unes de leurs parties.

L'époque d'accroissement à laquelle on se procure les animaux, varie selon leurs espèces et l'emploi auquel on les destine ; en général on les prend depuis leur jeunesse jusqu'à l'âge adulte, et rarement dans leur viellesse.

Les insectes, comme les cloportes, les cantharides, se prennent au moment de leur parfait développement.

Les animaux à sang froid, tels que la grenouille, la vipère, la tortue doivent être choisis, lorsqu'ils sont à peu près parvenus à la grosseur que leur espèce doit atteindre.

Les animaux à sang chaud s'emploient à différents degrés d'accroissement, selon l'usage auquel on les destine: ainsi, dans les mammifères, le bœuf; dans les gallinacées, le coq et la poule, s'emploient souvent avant d'être adultes, pour les bouillons adoucissants de veau et de poulet. Dans d'autres circonstances, on prend la chair de ces animaux adultes, pour préparer des bouillons analeptiques.

Dans le choix des animaux adultes, il faut aussi faire attention au changement que produit sur les individus la castration : la plupart des mammifères adultes sont préférés, lorsqu'ils ont subi cette opération, et on rejete de la pratique la chair du taureau, du bouc, etc.

Quelques parties d'animaux ne peuvent se conserver long-temps sans s'altérer : la chair, le lait, les œufs; on doit donc, autant que possible, ne se les procurer qu'au moment de les employer.

D'autres parties se conservent plus long-temps : les axonges, le blanc-de-baleine, le castoréum, le musc, etc.

On ne peut se procurer certaines parties d'animaux en tous temps; quelques parties ne sont bonnes qu'à certaines époques : les bois du cerf, etc. On ne doit employer que les chairs d'animaux frappés de mort violente ; les animaux morts de maladies, et les substances qui en proviendraient, sont absolument à rejeter de la pratique médicale.

TITRE SECOND.

Mondifications des médicaments.

La plupart des substances que nous offre la nature ou le commerce, sont accompagnées de parties inutiles ou altérées ; quelquefois elles sont mêlées avec d'autres substances qui peuvent en rendre l'usage dangereux : pour les employer comme médicaments, il est donc nécessaire de les séparer de tout ce qui peut les accompagner. Cette opération, lorsqu'on n'emploie que des moyens manuels s'appelle mondification.

Mondification des minéraux.

Beaucoup de minéraux, pour ne pas dire tous, sont mêlés avec des corps étrangers; ainsi le sulfure d'antimoine, le cinabre, le manganèze (oxide noir de), sont souvent adhérents à des parties de gangue quartzeuse; les craies, les terres bolaires, sont presque toujours mêlées avec du cailloutage, des débris de coquilles, etc. On sépare ces substances avec des marteaux, couteaux, ciseaux, etc. La fleur de soufre contient souvent du soufre fondu, que l'on en sépare en se servant d'un tamis.

Mondification des plantes et de leurs produits.

On se sert des divers procédés pour monder les substances végétales, selon la nature de ces substances.

Les racines se mondent, lorsqu'on vient de les arracher de terre, en faisant tomber la terre qui y adhère, et même en lavant les racines dans l'eau et en frottant avec une brosse, lorsque la terre est compacte; il faut avoir soin de ne les laisser dans l'eau que le temps nécessaire pour délayer la terre et ne pas les laisser s'imbiber d'eau; beaucoup de racines peuvent se dispenser du lavage, surtout celles qui sont venues dans des terres sablonneuses : après les avoir nettoyées, on enlève avec un couteau les parties cariées ou altérées, et on les laisse bien égoutter ; si on les a lavées. Il y a des racines qu'on monde de leurs radicules, d'autres auxquelles on enlève l'écorce, comme la guimauve; enfin il y en a, comme la cynoglosse, dont on retranche le corps ligneux pour ne conserver que la partie extérieure.

On examine avec soin les feuilles et les fleurs, on en ôte les parties détériorées soit par l'humidité, soit par le travail des insectes; on cherche s'il n'y a pas d'insectes, ou de leurs œufs attachés à la plante; on retire également les feuilles étiolées ou chargées de terre. Quelques feuilles, comme celles du cresson, du béccabunga, etc., peuvent se laver; mais la plupart ne doivent pas être plongées dans l'eau. Les feuilles et fleurs qui sont abondantes en suc demandent à être séparées de leurs tiges : la bourrache, la guimauve, etc. La plupart des graines demandent à être mondées de leurs enveloppes; on se sert aussi du van, du tamis pour séparer la poussière et les substances légères qui se trouvent mêlées à des substances plus pesantes ou plus grossières.

Mondification de quelques produits de végétaux.

Les gommes et les résines sèches se mondent en les étalant sur une table; on sépare les morceaux purs d'avec ceux qui sont adhérents avec des substances étrangères ou des impuretés; on sépare par le moyen d'un couteau, ou d'une petite hachette, et même d'un canif, les impuretés, ou les substances étrangères qui adhèrent à la substance qu'on veut avoir pure.

C'est ainsi qu'on monde les gommes sénégal, arabique, adragante, etc.; souvent, après cette opération, on trie de nouveau ces substances pour les séparer en plusieurs qualités, selon l'usage auquel on les destine; on sépare la gomme 1er blanc, 2d blanc, de celle qui est colorée.

Les résines liquides, telles que la térébenthine, le baume de copahu, etc., se mondent en les faisant passer à travers un tissu de paille disposé en entonnoir.

Mondification des animaux, et de quelques-unes de leurs parties.

Les cloportes et les cantharides se mondent à la main comme les gommes; on sépare les impuretés qui souvent les accompagnent, et on les secoue sur un tamis, pour ôter la terre qui souvent y est mêlée.

On enlève aux écrevisses, avant de les employer et de les faire cuire, l'intestin qui contient leurs excréments.

On sépare les limaçons de leurs coquilles, en les plongeant dans l'eau bouillante.

On coupe les grenouilles à peu près à la moitié du tronc; on rejette la tête et la partie supérieure du tronc, ainsi que les intestins; on dépouille de leur peau les lombes et les extrémités inférieures, et on n'emploie que ces parties dans les bouillons qu'on en prépare.

On n'emploie que le tronc de la vipère, et on a soin de le séparer de la tête, d'enlever la peau, les intestins et la graisse.

On dépouille la tortue de sa carapace; on enlève les intestins, la peau des extrémités, et on n'emploie que la chair.

Les gallinacées et les mammifères d'usage en pharmacie sont livrés par le commerce, privés de la vie; il faut seulement que le pharmacien s'assure qu'ils étaient sains avant d'être tués, et qu'ils sont assez récemment tués pour n'avoir pas éprouvé un commencement de décomposition putride.

Les gallinacées sont simplement mondés de leurs plumes et intestins, et on conserve la peau. Pour les mammifères, on enlève les intestins, la peau, les ongles, cornes, etc.

Ces animaux sont toujours privés d'une partie de leur sang par la manière dont on les met à mort.

L'œuf est composé du jaune, du blanc, de la coquille, du germe et d'une pellicule; le jaune d'œuf doit être isolé du blanc et du germe; on monde la coquille de la pellicule qui la tapisse intérieurement.

Les axonges, les moelles, doivent être mondées de toutes les parties tendineuses et charnues qui les accompagnent, ainsi que des vaisseaux sanguins qui les traversent.

Le musc, le castoréum, doivent être séparés de leurs enveloppes et de leurs parties fibreuses.

TITRE TROISIÈME.

Épuration ou purgation des médicaments simples.

La mondification ne suffit pas toujours pour avoir des substances pures; on est obligé d'avoir recours à d'autres moyens, et c'est ce qu'on appelle épurer les médicaments. Ces moyens varient suivant la nature des corps que l'on veut purifier, et on est quelquefois obligé d'appliquer plusieurs procédés à une même substance pour l'obtenir pure.

Épuration des minéraux.

Les limailles de fer et d'acier se séparent de la poussière, des impuretés, et de l'oxyde de fer, qui peuvent y être mêlés, en y promenant un barreau aimanté. L'aimant enlève la limaille pure, que l'on dépose à mesure sur un papier.

La fleur de soufre, par le tamisage, est séparée du soufre en morceaux, et des petits éclats de faïence et autres corps étrangers qui pouvaient y être mêlés, mais il faut la laver à plusieurs reprises dans l'eau, pour la dépouiller de l'acide qu'elle contient toujours après sa sublimation. On lui donne alors le nom de soufre lavé, et c'est ainsi épurée qu'on l'administre pour l'usage intérieur.

La craie, les terres bolaires, sont souvent mêlées avec des sables ou des terres siliceuses que l'on ne peut séparer par le triage. On les délaye dans l'eau et on agite le liquide, on laisse reposer un peu. Le sable ayant une pesanteur spécifique plus considérable que ces terres, se dépose en premier; on décante la liqueur surnageante qui contient ces terres pures, et on les laisse déposer;

enfin on applique à certaines substances l'action du feu, et dans beaucoup de cas on est obligé de se servir des réactifs chimiques; ainsi on purifie le sulfate de fer en le faisant dissoudre, et en mettant du fer dans la solution pour précipiter le cuivre qui y était mêlé; l'acide nitrique par le nitrate d'argent et le nitrate de baryte, pour précipiter le chlore et l'acide sulfurique, etc [1].

Épuration des substances végétales.

Les substances végétales sont souvent accompagnées de parties nécessaires à leur conservation, mais qui seraient inutiles ou dangereuses dans l'emploi qu'on en fait; et on ne les sépare qu'au moment de se servir de ces substances [2].

La semence de ricin est contenue dans une pellicule lisse qui contient en outre l'embryon; pour la préparation de l'huile de ricin, on a soin d'enlever la pellicule et l'embryon, qui contiennent un principe âcre et très actif.

Les amandes douces et amères se conservent avec leur pellicule; on est obligé d'enlever cette pellicule pour employer les amandes. Pour y parvenir, on met des amandes dans un vase de faïence, on verse dessus de l'eau froide, jusqu'à ce qu'elle dépasse les amandes d'un travers de doigt; on laisse en macération pendant quelques heures, ou jusqu'à ce qu'en pressant l'amande entre les doigts, elle sorte de son enveloppe. On a soin de jeter ces amandes dans de nouvelle eau pour les laver, et après les avoir laissé égoutter, on peut s'en servir.

[1] Je me m'étends pas davantage sur la purgation par les réactifs; il suffit de l'indiquer, et c'est au pharmacien, lorsqu'il emploiera ces moyens, à expliquer sommairement aux jeunes élèves, l'action du réactif dont il se sert dans une opération.

[2] Dans le commerce, les fabricants ne prennent pas ces précautions, et ils emploient les semences sans les dépouiller de ces parties, ce qui n'empêche pas l'huile d'être très douce; cela prouverait que les principes âcres de l'embryon et de la pellicule ne sont pas, ou sont très peu solubles dans l'huile.

Les amandes, en se séchant, ont perdu de leur volume; leur enveloppe s'est ridée; l'eau dans laquelle on plonge les amandes redonne à la pellicule, qui est d'abord exposée à son action, tout son développement; elle dilate bien un peu la partie extérieure de l'amande, mais rarement pénètre-t-elle jusqu'au centre. L'eau, en outre, dissout un peu du mucilage de l'amande, ce qui en facilite le glissement sur son enveloppe, qui ayant reçu tout son développement, laisse un peu de vide entre elle et l'amande [1].

Les semences de cacao sont dépouillées de leurs coques par l'application de la chaleur. On les dépose à cet effet dans une chaudière de fer placée sur un fourneau garni de charbon allumé; on renouvelle les surfaces en les agitant avec une spatule de fer, et on continue jusqu'à ce qu'en pressant les grains entre les doigts, la coque se brise facilement; on les retire alors du feu, et on les met dans une terrine, ou une boîte de bois; on les couvre avec une toile, et on les laisse ainsi jusqu'à ce qu'ils soient refroidis. Au lieu d'une chaudière de fer, on se sert souvent d'un moulin en tôle, comme celui qui sert à torréfier le café.

Lorsque les semences sont refroidies, on les concasse, et, par le moyen d'un van, on sépare la plus grande partie des coques; on achève ensuite l'épuration par le triage à la main, et on a soin d'ôter en outre les germes que contient la graine.

La poix de Bourgogne contient souvent du sable ou de la terre. Pour la purifier, on la fond à une douce chaleur, et on la laisse reposer dans un vase conique; on

[1] Dans quelques pharmacies, on verse toujours l'eau bouillante sur les amandes; ce procédé est plus expéditif, mais le produit n'est pas aussi bon. Par le procédé à l'eau froide, les amandes ont presque le même goût que lorsqu'elles sont fraîches cueillies. On ne doit se servir d'eau bouillante, que lorsque l'on ne peut pas attendre l'effet de l'eau froide ou un peu tiède.

laisse refroidir, et on sépare les impuretés qui ont gagné le fond de la masse, de la matière pure qui se trouve en dessus.

TITRE QUATRIÈME.

Conservation et reposition des médicaments simples.

Lorsqu'on a besoin d'employer de suite les médicaments, il suffit de les avoir mondés et purifiés; mais il y a beaucoup de corps simples que l'on ne pourrait pas se procurer dans toutes les saisons; d'autres que l'éloignement des lieux ne permettrait pas de se procurer tous les jours. Il est donc essentiel de connaître les moyens de conserver ces substances de manière à ce qu'elles ne perdent pas leurs propriétés.

Conservation et reposition des substances minérales.

La plupart des substances minérales exigent peu de soins pour leur conservation, et ne demandent qu'à être abritées de la poussière et de l'humidité; un simple papier suffit souvent pour remplir ce but. Les limailles de fer et d'acier doivent être renfermées dans des vases de verre bien bouchés pour qu'elles ne s'oxydent pas.

Quelques produits du commerce, tels que des oxydes, et certains sels, demandent à être abrités du contact de la lumière et de l'air: le sulfate de fer et de cuivre, les sels efflorescents, etc.

Les eaux minérales, surtout celles qui sont surchargées de gaz demandent à être renfermées dans de fortes bouteilles de verre bouchées avec du liége, le bouchon ficelé et goudronné. On dépose les bouteilles ainsi disposées dans une cave fraîche, et on a soin de les coucher sur le côté.

Conservation et reposition des végétaux frais.

Il serait à désirer que l'on n'employât jamais les végétaux frais qu'au moment où on vient de les cueillir; mais souvent, et surtout dans les grandes villes, cela est impossible, et on est obligé de les conserver quelques jours.

Les racines de raifort, de chicorée, peuvent se conserver une quinzaine de jours, en les mettant dans du sable un peu humide; les racines mucilagineuses, telles que la guimauve, la consoude, doivent être déposées dans une cave, ou un endroit frais; si on les entoure de sable, il ne faut pas qu'il soit humide.

Les plantes aquatiques, comme le cresson, le trèfle d'eau, les diverses espèces de menthes, se conservent en les mettant dans un vase de grès ou de faïence, contenant assez d'eau pour que l'extrémité de la tige y plonge d'un à deux pouces; il faut avoir soin que les feuilles de ces plantes ne soient pas trop serrées, et que le lieu où on les conserve, soit bien éclairé; sans ces précautions, les feuilles jauniraient et les plantes s'étioleraient.

Les feuilles des autres plantes, ainsi que les fleurs, doivent être déposées par couches minces sur des marbres, ou des pierres polies, dans un endroit accessible à la lumière; on peut, pour maintenir la fraîcheur, arroser légèrement le pavé de l'endroit où elles sont déposées, mais il faut avoir soin de ne pas mouiller les plantes, ce qui les altèrerait; malgré ces précautions, les feuilles et les fleurs ne peuvent guères se conserver en bon état que pendant quatre à cinq jours; il est rare qu'elles atteignent un plus long terme sans altération.

Les fruits, tels que les pommes, les raisins, les coings, oranges, citrons et grenades, se disposent sur des planches, de manière à ne pas se toucher, dans une chambre bien fermée, qu'on appelle vulgairement un fruitier; on visite ces fruits deux fois par semaine et on enlève les fruits altérés. Il y a de ces fruits qui se conservent plus de six mois en bon état.

Conservation des animaux.

Lorsque le pharmacien a besoin d'avoir sous sa main des animaux vivants, il faut, autant que possible, leur procurer les moyens de conserver leurs habitudes naturelles afin qu'ils ne dépérissent pas.

On conserve les sangsues dans des vases de grès, de faïence ou de verre, avec de l'eau; on change l'eau tous les deux ou trois jours, et plus souvent si le temps est chaud et orageux : si l'on est obligé d'en conserver de grandes quantités, on peut établir dans une cour ou un jardin, un vivier, au fond duquel on dépose de la vase; on a soin d'entretenir l'eau toujours à la même hauteur, et en cas de gelée, on recouvre sa surface avec des paillassons soutenus sur des perches, de manière à ne pas tremper dans l'eau.

Il faut avoir soin lorsque l'on change l'eau des sangsues, que l'eau nouvelle soit à la même température que celle qu'on leur retire.

Les limaçons peuvent se conserver tout l'hiver, en les mettant dans des pots de grès, garnis de leurs couvercles. Il faut avoir soin de les préserver des fortes gelées, ainsi que d'une trop grande chaleur. Les grenouilles et les écrevisses peuvent se conserver dans un baquet contenant de l'eau et de l'herbe, ayant soin de le recouvrir d'un filet, ou d'un grillage en fil de fer, qui s'oppose à leur évasion.

Les vipères se conservent en les mettant dans un pot, un bocal, ou une boîte avec du son; le plus souvent on les dépose dans une cave.

Les tortues peuvent se conserver dans des caves; mais lorsqu'on en a la facilité, il vaut mieux les mettre dans un jardin, ou une cour garnie de gazon.

Les œufs doivent être conservés dans un endroit qui ne soit exposé ni à la gelée, ni à une trop grande chaleur. On peut les conserver très bien dans un fruitier. Quelques personnes les conservent en les couvrant de paille, de sciure de bois, de cendre; enfin, quelquefois on les couvre d'un enduit gras, en les frottant avec de l'axonge ou de l'huile, ce qui s'oppose à l'évaporation de leur humidité.

TITRE CINQUIÈME.

Dessiccation et réposition des médicaments desséchés.

La dessiccation a pour but de priver un corps de l'humidité qui lui est surabondante, et qui, dans beaucoup de cas, pourrait nuire à sa conservation; la dessiccation s'opère de plusieurs manières, et est plus ou moins complète, selon la nature du corps que l'on soumet à son action; la dessiccation s'opère en exposant le corps abrité des rayons du soleil, à l'action d'un courant d'air; en l'exposant simultanément à l'action de l'air et du soleil, ce qu'on appelle *insolation*, et enfin en l'exposant à l'action de la chaleur artificielle, dans une étuve, ou même en la soumettant à l'action directe du feu.

Dessiccation des minéraux.

Quelques substances minérales, telles que la chaux, la magnésie pure, la potasse, etc. [1], ne peuvent être entièrement desséchées que par une action directe et prolongée du feu; il faut les calciner, et aussitôt qu'on cesse l'action du feu, les enfermer dans des vases de verre hermétiquement bouchés, qu'on a eu soin de chauffer, afin que le contact d'un corps très chaud ne les brise pas, et afin que la chaleur dilatant l'air qu'ils peuvent contenir, la substance que l'on y introduit rencontre sous le même volume une moindre quantité d'air.

Les sels déliquescents, tels que les nitrates et muriates de chaux, de magnésie, l'acétate de potasse, etc., lorsqu'ils ont attiré l'humidité, se dessèchent par le moyen du feu; mais on modère son action, et il ne faudrait pas employer la calcination; on peut même dessécher beaucoup de ces corps au bain marie; une trop grande chaleur les décom-

[1] Quoique la calcination soit une véritable opération chimique, dans laquelle on enlève à ces corps l'eau et l'acide carbonique qui y étaient unis, on peut, pour ces substances, l'admettre comme moyen de dessiccation.

poserait; ils exigent pour leur conservation les mêmes précautions que la chaux.

Beaucoup de sels fournis par le commerce se dessèchent suffisamment par leur exposition à l'air libre, et n'exigent pour être conservés, que d'être abrités de la poussière; on les conserve dans des boîtes, des barils, ou des vases de grès, de faïence : les sulfates de potasse, d'alumine, magnésie, etc.; le nitrate et muriate de potasse, etc., sont dans ce cas.

Dans le premier genre de dessiccation, on a enlevé à la chaux toute l'humidité qu'elle pouvait contenir; dans la dessiccation des sels déliquescents, on ne cherche à enlever qu'une partie de leur eau de cristallisation, qui les rendrait liquides lors de l'élévation de la température.

Enfin, en desséchant les autres sels, on se propose de ne leur enlever qne l'eau qui est surabondante, et on leur conserve leur eau de cristallisation, comme partie intégrante de l'état sous lequel on veut les administrer.

Il y a de plus des sels qu'il faut dessécher pour leur enlever l'eau surabondante à leur cristallisation, mais qui, par une trop longue exposition à la chaleur, ou simplement même à l'action de l'air, dépasseraient le terme et tomberaient en efflorescence; les sulfate et phosphate de soude sont dans ce cas. Lorsque les cristaux sont suffisamment desséchés, ils ne tardent pas à perdre de leur transparence, et on aperçoit à leur surface, des petits points blancs, qui s'augmentent de proche en proche, et si on continuait l'action de la dessiccation, tout le sel se réduirait en poudre blanche, qu'on nomme alors *sel effleuri*. Lorsqu'on veut conserver ces sels avec leur eau de cristallisation, on les renferme dans des vases de grès ou de faïence bien bouchés, aussitôt qu'on aperçoit des traces d'efflorescence, et on dépose les vases dans un endroit frais, où l'évaporation ne puisse pas avoir lieu.

Dessiccation des matières végétales.

Les procédés pour la dessiccation des plantes, varient

selon les parties des plantes que l'on veut dessécher, racines, feuilles, fleurs ou fruits, selon leur nature mucilagineuse, sèche, aromatique, etc., selon le volume de leurs parties, et souvent enfin, selon les variations de l'atmosphère et de la température.

Dessiccation des racines.

Les racines mucilagineuses, épaisses, comme celles de bryone, de nymphœa, se coupent par rouelles; on les attache en les traversant par une ficelle; on les expose à un courant d'air et au soleil, si le temps est beau; si au contraire la saison est humide, on les expose à la chaleur de l'étuve, ou sur le dessus d'un four de boulanger; dans tous les cas, il faut avoir soin que les rouelles ne se touchent pas entre elles. On peut employer la chaleur du four, pourvu qu'on ait soin de le chauffer modérément et de manière à ce que les racines n'y éprouvent pas la coction; dans ce dernier cas, il faut avoir soin d'ouvrir le four de temps à autre, et de remuer les racines de manière à renouveler souvent leurs surfaces.

Les racines moyennes et chevelues se sèchent, en les étalant sur le plancher d'une chambre, ou, mieux encore, en les disposant sur un tamis. On a soin d'entretenir dans la pièce un courant d'air pour dissiper l'humidité qui se dégage. Toutes ces racines, excepté celles qui sont aromatiques, peuvent être exposées au soleil, ou desséchées à l'étuve. On s'assure que la dessiccation est achevée, en cassant les plus gros morceaux des racines, ou en les fendant longitudinalement; il faut, pour que la dessiccation soit complète, que le centre de la racine soit aussi sec que la circonférence. On met les racines ainsi séchées, dans un sac de grosse toile, qu'on ne remplit qu'à moitié; on les secoue fortement dans le sac, de manière que le frottement qu'elles éprouvent, en détache les petites portions de terre qui auraient pu rester après la mondification, ainsi que la poussière et les œufs d'insectes qui auraient pu s'y attacher pendant la dessiccation; cette opération s'appelle sasser. Alors on les verse sur un tamis ou un crible qui laisse passer les impuretés détachées des racines, et on les serre dans des sacs de toile, ou de papier, et mieux encore, dans des boîtes bien fermées.

Dessiccation des feuilles et sommités.

Les feuilles mucilagineuses, telles que celles de bourrache, de bardane, de digitale, etc., doivent être séparées de leurs tiges, et disposées sur des tamis, ou des toiles claires, tendues sur des chassis, dans un endroit aéré, de manière à ce que chaque feuille soit isolée. On peut les dessécher également dans une étuve ou au soleil.

Les feuilles moins épaisses, telles que celles de lierre terrestre, de menthe, de mélisse, mondées et séparées de leurs tiges, se disposent en couches légères sur des tamis ou des toiles tendues, que l'on expose à l'action d'un courant d'air. Ces plantes ne doivent pas être exposées au soleil, et on doit les remuer le premier jour pour renouveler les surfaces; lorsque la dessication commence à s'opérer, il ne faut plus y toucher, afin de ne pas les briser.

Il y a des plantes que l'on dispose par fascicules pour les faire sécher; ces fascicules s'attachent à une ficelle, au moyen d'un nœud coulant, et on les suspend dans un endroit aéré; quelquefois on entoure le fascicule de papier pour préserver la plante de la poussière et de l'action de la lumière; ce procédé s'applique surtout à la petite centaurée. Lorsqu'on emploie ce procédé, il faut avoir soin de faire les fascicules très petits et de peu serrer le nœud; sans cette précaution, la plante étant trop comprimée, l'humidité ne peut s'exhaler du centre du fascicule, et les feuilles du centre se noircissent et se détériorent.

Ce procédé est en général peu avantageux, et on peut dessécher très bien la centaurée, le millepertuis, etc., en les exposant sur des tamis à un courant d'air; leur couleur se conserve mieux. Il faudrait renoncer au premier procédé, qui donne souvent des produits défectueux.

Dessiccation des fleurs.

On soumet les fleurs à la dessiccation avec ou sans leurs calices; plusieurs de celles que l'on fait sécher avec leurs calices, comme celles de guimauve, de molène, etc., peuvent se sécher à l'air libre; on les étend sur des tamis. Les fleurs de tussilage, de nymphœa, doivent être séchées à l'étuve; sans cela, l'humidité que contient leur calice fait continuer la végétation de la fleur; elle perd sa couleur et ses propriétés.

Les fleurs dont on ne dessèche que les pétales, comme l'œillet, la rose, doivent être mondées de leurs calices et onglets, avant la dessiccation. On dispose les pétales sur des tamis, en couches très minces, dans un endroit où il y ait un courant d'air, et on a soin de renouveler les surfaces en les remuant avec les doigts, sans les comprimer; les pétales du coquelicot exigent des soins particuliers; il faut, pour que cette fleur soit dans toute sa beauté, étendre les pétales sur un tamis, un à un, et les laisser sécher sans y toucher; ces pétales, d'un tissu très fin, contiennent abondamment de suc mucilagineux, et pour peu que deux ou trois pétales soient superposés les uns sur les autres, le suc glutineux les colle ensemble, la fermentation s'y établit, et la couleur rouge passe au noir plus ou moins prononcé.

Les fruits se dessèchent de différentes manières, eu égard à leur nature et surtout à leur volume; les uns se dessèchent entiers; d'autres ne fournissent que certaines de leurs parties, comme leurs écorces ou leurs semences.

Les fruits succulents, mais d'un petit volume, telles que sont les baies de berbéris, d'yèble, de l'épine, se dessèchent entiers, en les disposant en couches très minces sur des tamis, et les exposant à l'action d'un courant d'air; si le temps le permet, l'exposition aux rayons solaires, en hâtant la dessiccation, ne peut qu'être avantageuse; si le temps est humide, il faut avoir recours à la chaleur d'une étuve ou d'un four chauffé modérément.

Les fruits pulpeux et dont le suc est disposé à la fermentation, comme les raisins, les prunes, les figues, se dessèchent par le moyen du four; on dispose ces fruits sur des claies d'osier et on les met dans un four dont la chaleur soit graduée de manière à les dessécher sans les cuire.

Les écorces de citrons, d'oranges, de grenades, sont détachées de leur fruit, avec la précaution de ne pas laisser de parenchyme du fruit adhérent à l'écorce; on les dispose sur des tamis ou des claies d'osier, et on les soumet à l'action d'un courant d'air.

Quelques semences se dessèchent seules et isolées de leurs pédoncules et de leurs enveloppes : les semences de psyllium, de grémil; d'autres sont soumises à la dessiccation, tenant encore à leurs tiges, afin qu'elles puissent arriver à leur perfectionnement complet; pour les semences des ombellifères, on coupe la sommité de la plante, on en fait de petits fascicules que l'on suspend avec une ficelle, on dispose au-dessous des feuilles de papier pour recevoir les semences qui se détachent d'elles-mêmes pendant la dessiccation.

Les semences émulsives contenues dans des coques ligneuses sont soumises à la dessiccation avec ces enveloppes, les noix, les amandes, les avelines, après qu'on les a débarrassées du drupe charnu qui enveloppait la partie ligneuse; on les expose au soleil sur des aires, ou, si la saison est pluvieuse, dans des chambres bien aérées.

Les semences émulsives, tirées des cucurbitacées, et les semences de tous les fruits pulpeux (les semences de coings exceptées) doivent être bien essuyées, pour enlever les parties de parenchyme qui peuvent y adhérer; il est même convenable, dans les temps humides, de les mêler avec de la sciure de bois ou du son bien sec, avec lequel on les frotte, et de les laisser en contact pendant quelques heures. Non-seulement ces substances enlèvent le mucilage qui les accompagnait, mais elles se chargent d'une partie de leur humidité, et les disposent à une plus prompte dessiccation. On sépare, par le moyen du van et du crible, les substances étrangères, et on dispose les semences sur un tamis exposé à un courant d'air, ou on les met dans une étuve chauffée modérément. Ces semences ne doivent pas être exposées au soleil; on ne les dépouille de leur enveloppe qu'au moment de les employer.

Les bois et les écorces se dessèchent à l'air libre ou par leur exposition au soleil. On peut suivre, pour leur dessiccation, les préceptes d'après lesquels on opère la dessication des racines.

Dessiccation des animaux et de quelques-unes de leurs parties.

On fait périr les cloportes et les vers de terre en les lavant avec du vin blanc; on les laisse bien égoutter et on les dispose en couches minces sur des tamis de crin, que l'on expose à la chaleur du soleil ou de l'étuve, jusqu'à ce qu'ils soient devenus secs et friables.

On dispose les cantharides sur le crin d'un tamis et on les couvre avec un papier; on expose alors le tamis à la vapeur de l'alcool ou du vinaigre, qui fait périr ces insectes. On les dispose alors par couches légères sur des tamis que l'on expose à l'action d'un courant d'air, ou des rayons solaires. Si on était obligé d'avoir recours à la chaleur de l'étuve, il faudrait avoir soin de retirer de l'étuve auparavant les autres substances qui pourraient y être, à cause de l'odeur insupportable que répandent ces insectes en se desséchant.

Les vipères privées, comme il a été dit ci-dessus, de leur tête, dépouillées et mondées, sont séchées en les suspendant dans un endroit exposé au soleil. On peut encore les sécher à l'étuve, ou dans un bain marie.

On peut dessécher le blanc d'œuf, dans le temps où les œufs sont abondants, en l'exposant à l'air sur des assiettes. Il se réduit en une substance friable, transparente, ayant l'apparence du verre; on le met dans un bocal de verre; lorsqu'on veut clarifier avec quelque liquide, on le met tremper dans l'eau froide; il se gonfle, et en quelques heures s'y dissout. On peut calculer qu'un gros et demi à deux gros de cette matière sèche, peuvent tenir lieu d'un blanc d'œuf de grosseur moyenne. Le sang des animaux peut également se dessécher de la même manière pour être employé à la clarification.

Réposition des matières végétales sèches.

Toutes les matières végétales desséchées doivent être secouées sur des tamis de crin à mailles larges, et renfermées immédiatement après dans des boîtes de bois ou des barils, garnis intérieurement de papier, ou dans des vases de verres. On doit boucher soigneusement les vases qui les contiennent et les déposer dans des endroits secs; il faut les visiter au renouvellement de chaque saison, et les cribler trois ou quatre fois pendant le cours de la chaleur, pour en séparer les insectes qui pourraient s'y trouver, ou les œufs que des insectes pourraient y avoir déposés.

Les racines, les feuilles, les tiges, les bois et les écorces se conservent très bien dans des boîtes de bois. Beaucoup de fleurs peuvent également s'y conserver : le tussilage, le souci, le pied de chat, etc. ; mais les fleurs d'un tissu délicat et dont les couleurs sont fugaces, comme les fleurs de violettes, de bourrache, etc., demandent à être conservées dans des bocaux fermant exactement et enduits en dehors de papier noir, qui puisse intercepter les rayons lumineux.

Les semences aromatiques doivent également se conserver dans des vases de verre. Les semences farineuses et émulsives, peuvent se garder dans des boîtes de bois.

Durée des végétaux.

La durée des végétaux varie singulièrement, et les diverses parties du même végétal peuvent avoir une durée très différente.

Les racines molles, spongieuses, telles que celles de la chicorée, du pissenlit, sont très facilement attaquées par les vers, et ont de la peine à se conserver un an ; il vaut mieux en faire deux récoltes, l'une au printemps et l'autre à l'automne.

Les racines mucilagineuses de bryone, de guimauve, et plusieurs autres, peuvent se conserver deux à trois ans.

Les racines sous-aromatiques, telles que celles d'angélique, de persil, de fenouil, se conservent quelquefois deux ans; mais le plus prudent est de les renouveler tous les ans, parce que, malgré les soins les plus assidus, elles sont souvent attaquées par les vers.

Les racines aromatiques et résineuses, telles que celles du curcuma, galanga, etc., se conservent souvent pendant un grand nombre d'années sans altération.

La racine de jalap, quoique résineuse, est cependant très sujette à être vermoulue, mais on ne la rejette pas pour cela, et même on préfère, pour la préparation de la résine, celle qui se trouve dans cet état.

La plupart des feuilles doivent être renouvelées tous les ans; cependant quelques-unes peuvent se conserver plus long-temps.

Les feuilles mucilagineuses, telles que celles des malvacées, des molènes, de la bardane, de la pariétaire, etc., conservées avec soin, peuvent durer deux à trois ans.

Les feuilles de lierre terrestre, d'hysope, de mélisse, de menthe, peuvent durer deux ans; mais comme elles perdent beaucoup la seconde année, il vaut mieux les renouveler tous les ans.

Les feuilles de saponaire, de chicorée, de pensées sauvages, ne peuvent durer plus d'une année.

Les fleurs de la famille des composées, comme celles de souci, de pied de chat, peuvent durer deux à trois ans; mais la plupart des autres fleurs, telles que celles de buglosse, de mauve, doivent se renouveler tous les ans.

Les fruits mous, tels que les dattes, les jujubes, les raisins, ont de la peine à se conserver un an; il faut les visiter souvent, les cribler, et rejeter ceux qui sont atteints par les insectes.

Les fruits secs, comme les myrobolans, les noix de cyprès, etc., se conservent bien pendant plusieurs années.

Les semences mucilagineuses, la graine de lin, le psyllium, etc., durent plusieurs années en bon état.

Les semences aromatiques d'anis, fenouil, etc., se conservent deux à trois ans, mais elles perdent de leurs qualités, et il vaut mieux les renouveler tous les ans.

Les semences émulsives, telles que les amandes, les noix, avelines, etc., doivent se renouveler tous les ans; cependant on peut les employer, passé ce terme, lorsqu'à la dégustation elle ne donnent aucune trace de rancidité.

Reposition des matières animales.

Les substances animales étant presque toutes hygrométriques, demandent à être renfermées dans des vases de verre hermétiquement bouchés, tant pour les préserver de l'humidité, que pour les mettre à l'abri de l'atteinte des insectes.

Les cantharides, les cloportes, les vipères, peuvent se conserver trois à quatre ans; le musc, le castoréum, la civette, se conservent beaucoup plus long-temps.

TITRE SIXIÈME.

Disposition aux usages médicaux.

La disposition aux usages médicaux, consiste à changer ou à modifier la forme d'une substance, pour remplir un but déterminé; souvent même on détruit l'état d'agrégation d'une substance, pour qu'elle puisse se prêter plus facilement aux opérations auxquelles on doit la soumettre. C'est ainsi qu'on lamine l'or, l'argent et plusieurs autres métaux, en les soumettant à la pression des cylindre d'un laminoir, afin que, réduits en lames très minces, ils offrent plus de surface à l'action des dissolvants; qu'on réduit l'or et l'argent en feuilles très déliées par le moyen de la percussion, pour les appliquer à la surface des pilules pour masquer leur goût, ou leur mauvaise odeur.

L'éponge se comprime fortement avec de la ficelle pour la réduire au plus petit volume possible ; on la conserve ainsi ficelée jusqu'au moment de l'employer ; on introduit dans une plaie dont on veut dilater l'ouverture, un morceau d'éponge ainsi comprimée, et cette éponge reprenant peu à peu son volume, dilate les bords de la plaie en les écartant par une douce pression.

Les racines d'iris et les orangettes, reçoivent, par les mains du tourneur, une forme sphérique ; ces globules sont percées dans leur centre, afin de pouvoir y passer un fil. Ainsi disposés, ils servent à introduire dans les chairs pour entretenir la suppuration des cautères.

La plupart des substances destinées à l'art de guérir ont besoin d'être soumises à la comminution pour être employées.

Comminution ou division des corps.

La comminution ou division des corps s'opère de plusieurs manières, selon la nature du corps que l'on veut diviser, et selon le degré de division auquel on veut l'amener. Les moyens suivants sont employés pour diviser les corps.

1° Les instruments tranchants, pour diviser les bois, les grosses racines, comme celles de sassafras, etc. On se sert de haches, on les réduit en morceaux maniables, et on achève leur division par le moyen d'un couteau fixé sur une planche, connu ordinairement sous le nom de couteau à racines, parce qu'il sert le plus souvent à diviser ces substances ; souvent cette division n'est elle-même qu'une disposition à une division plus complète ; c'est ainsi qu'on divise les racines de réglisse, de guimauve, et d'autres plantes filamenteuses, en rouelles très minces, avant de les pulvériser dans le mortier.

La salsepareille se fend avec un couteau longitudinalement ; avant de la couper, quelques personnes sont dans l'usage de la mouiller ; ce procédé, lorsqu'on n'en mouille pas une grande quantité à la fois, qu'on la fend de suite et qu'on la fait sécher promptement n'a pas d'inconvénients graves, mais souvent il arrive que la racine n'étant pas de suite fendue, éprouve une détérioration qui se manifeste par une odeur de moisi ou d'aigre; alors il faut la rejeter. Il vaut beaucoup mieux ne pas employer ce procédé, et la fendre sèche, quoique l'opération soit plus longue et moins facile : le produit est de meilleure qualité.

2o La rasion qui s'opère avec des râpes de fer-blanc, sur la pomme de terre, les coings et autres substances succulentes; avec des râpes d'acier pour déchirer les fibres ligneuses des bois d'aloès, des santaux, du gayac, etc.; avec des limes plus ou moins fines pour diviser les métaux tels que le fer, l'acier, etc.

L'action de la scie, dans l'endroit où elle se fait un passage, est une comminution par rasion.

3o. Les moulins. Il y a des moulins de deux sortes : les uns composés d'un cylindre d'acier trempé, ayant à sa circonférence des canelures plus ou moins profondes, se mouvant dans un tourillon également armé de canelures, déchirent les substances soumises à leur action.

Les autres, composés de meules en pierres non polies, opèrent par broiement et par pression.

4o. Le broiement entre deux surfaces polies. Cette comminution s'opère par le moyen du porphyre; on dépose sur le porphyre le corps que l'on veut réduire en poudre: soit le corail déjà grossièrement divisé; on pose dessus une molétte de porphyre; on fait agir circulairement la molette, en appuyant sur la substance qui se trouve entre les deux surfaces polies, et on continue jusqu'à ce que la poudre soit impalpable. Lorsque le corps que l'on porphyrise peut donner une poussière dangereuse à respirer, on ajoute de l'eau à la substance qu'on broie: c'est ainsi qu'on en use pour porphyriser la litharge, etc.

Le broiement sur la pierre à chocolat est une espèce de porphyrisation; elle s'opère par le moyen d'un cylindre de fer poli. On dispose sur la pierre froide, ou chauffée, si cela est nécessaire, le corps que l'on veut diviser, des amandes concassées; on fait agir dessus le cylindre de fer, en exerçant une légère pression, ayant soin, à chaque fois que l'on conduit le cylindre sur la matière, de lui donner un mouvement demi-circulaire. Lorsque la pâte commence à être fine, elle s'attache à la circonférence du cylindre, qui en est entièrement recouvert.

5° Les mortiers et les pilons. Les mortiers et pilons sont faits avec différentes matières, et on a égard à la nature du corps à pulvériser, pour choisir le mortier dans lequel doit se faire la comminution. Il y a des mortiers métalliques, en fonte de fer et en fer battu, en bronze[1], en argent; d'autres sont faits avec des pierres, le marbre, le porphyre, l'agathe; on en fait en bois durs, tels que le gayac, le buis, etc.; enfin, il y a des mortiers de porcelaine et de verre.

Les pilons ou bistortiers, des mortiers métalliques, de ceux en verre et en porcelaine, sont de la même matière que le mortier. On se sert de pilons de différents bois, tels que buis, gayac, hêtre, acacia, poirier, pour les mortiers de marbre et de pierres; les bois blancs et trop tendres ne peuvent s'employer pour faire des pilons.

Il y a deux manières de pulvériser dans les mortiers: la trituration et la contusion.

Lorsque l'on veut pulvériser des corps résineux, comme la scammonée, la gomme ammoniaque, ces corps étant susceptibles de s'agglutiner par une forte pression, et par la chaleur qu'excite la percussion, on choisit, autant que possible, un temps sec et froid, on frappe légèrement avec le pilon, pour réduire ces corps en poudre grossière, et on fait glisser légèrement le pilon sur la matière répandue sur la surface du mortier, jusqu'à ce que l'on

[1] On a presque généralement renoncé à l'emploi des mortiers de cuivre, à cause des dangers qui peuvent suivre leur usage.

sente que la division des corps est avancée. Il faut avoir soin de ne mettre que peu de la substance à la fois, et de détacher souvent, avec une spatule, les parties qui s'attachent tant au pilon qu'au fond du mortier. Cette opération a quelques rapports avec la porphyrisation; elle s'exécute par broiement.

La contusion s'applique aux corps d'une nature friable, que l'on veut réduire en poudre, ou aux corps pulpeux que l'on veut réduire en pâte.

Pour pulvériser les gommes, les feuilles, etc., on dépose, dans un mortier de fer ou de marbre, ces substances bien sèches, en quantité proportionnée à la capacité du mortier, et on frappe plus ou moins fortement dessus jusqu'à ce qu'elles soient réduites en poudre.

Les bois et beaucoup de racines demandent à être divisés auparavant par le moyen de la rasion, ou au moins à être hachés par le couteau à racines. Sans cette précaution, les poudres que l'on en obtiendrait contiendraient beaucoup de petits filaments ligneux. Le plus souvent, on met par-dessus le mortier et le pilon un sac de peau, qui garantit celui qui fait l'opération de la poussière qui s'élèverait du mortier, et en même temps empêche la déperdition de la poudre [1].

Pour réduire en pâte les substances, on les dépose dans un mortier de marbre ou de pierre, et on frappe dessus avec un pilon de bois, jusqu'à ce qu'elles présentent une masse bien homogène. Les amandes, les racines fraîches se traitent de cette manière.

6° Depuis quelques années, on a proposé l'adoption d'un tonneau garni intérieurement en tôle. Cet appareil, formant des angles saillants, contient des globules de fer fondu; il est traversé par un axe de fer, et mis en mou-

[1] Avant de mettre le capuchon, il faut s'assurer qu'il n'y a pas de trous. Si la peau a reçu quelque atteinte du pilon, dans les opérations précédentes, le meilleur moyen d'y remédier, est d'enduire un petit morceau de peau blanche, de colle forte délayée chaude, et de l'appliquer sur la fissure de la peau.

vement par une manivelle; la chute des sphères métalliques sur la substance à pulvériser la réduit en poudre. Ce procédé est en usage dans les fabriques de poudre; mais il n'est guère usité dans la pharmacie.

7° L'alternative du chaud au froid. Ce moyen s'emploie pour diviser les substances siliceuses. On prend des cailloux ou du quartz, on les met dans un foyer, et on les entoure de charbons ardents; lorsqu'ils sont parvenus au rouge incandescent, on les plonge dans l'eau froide. Le changement subit de température produit l'écartement des molécules, et le corps se réduit en petits morceaux très friables, et quelquefois en poudre.

8° Interposition d'un corps en poudre, pour diviser un métal fondu, et empêcher ses molécules de se réunir. Ce moyen s'emploie pour diviser l'étain. Ce métal graisse les limes, et ne peut se réduire par ce moyen en particules très fines. On le fait fondre, et on le verse fondu dans une boîte contenant de la craie en poudre; on secoue fortement la boîte jusqu'à ce que le tout soit refroidi. La craie s'interpose entre les molécules du métal, et les empêche de s'agglutiner.

9° Le frottement sur une toile de crin tendue. La magnésie et la céruse se pulvérisent de cette manière : on prend un tamis de crin dont le tissu soit bien tendu, on le place sur une feuille de papier blanc, et on appuie légèrement dessus, en faisant circuler en tout sens le morceau de magnésie ou de céruse que l'on veut pulvériser. Quelquefois il saute hors du tamis quelques éclats de ces substances, et il faut s'assurer qu'il n'y en a pas autour du tamis, ou les enlever, s'il y en a, avant de lever le tamis, pour serrer la poudre qui a passé à travers.

10° Complément de la comminution. Pour s'assurer que toutes les parties d'une substance sont amenées au même état de division, on dispose le corps divisé sur des cribles ou des tamis, et, par divers procédés, on fait passer les parties divisées à travers les mailles que présentent ces instruments; les parties qui n'ont pas atteint le dégré de division nécessaire, sont soumises de nouveau à l'action du pilon. Quelquefois le tamis est renfermé dans un tambour. On tamise, en secouant entre les mains le tamis, et lui donnant un mouvement circulaire, de manière à ce que la substance parcoure alternativement toute la surface du tamis. Quelquefois, on facilite le passage de la poudre à travers le tamis, en la pressant légèrement avec la main en différents sens; enfin, quelquefois on frappe le tamis sur le bord d'un mortier, pour forcer la poudre à passer à travers le tissu du tamis. Les cribles et les tissus des tamis sont de diverses grosseurs; selon les usages auxquels est destiné le corps à diviser, on emploie des tissus plus ou moins serrés.

Lorsqu'on opère la comminution sur des corps mous, on dispose la masse qui a été pilée sur le tissu de crin d'un tamis, et avec une espèce de spatule, appelée pulpoir, on étend la masse sur la surface du tamis, et on presse en tous sens pour la forcer à passer à travers le tissu. C'est ainsi que l'on pulpe le fruit de cynorrhodon, les racines d'aulnée, etc., pour en faire des conserves. Lorsque la masse est trop épaisse, on la délaye quelquefois avec un peu d'eau. Les parties qui ne sont pas assez divisées, restent sur la partie supérieure du tamis, et on peut les soumettre de nouveau à la comminution. Il faut passer les pulpes à travers un second tamis, si on veut les avoir bien fines, parce que souvent, dans la première opération, le pulpoir a écarté quelques mailles du tissu.

Depuis peu, on a adopté pour la pulvérisation un procédé qui donne des résultats très avantageux : on adapte à la peau qui recouvre le mortier et le pilon un tuyau en fer blanc, communiquant dans une boîte destinée à recevoir la poudre; la force de la percussion fait élever la poudre la plus tenue, et par le tuyau elle va se déposer dans la boîte.

CHAPITRE III.

ESPÈCES ET POUDRES COMPOSÉES.

Le but de la comminution, ou division des corps, est non seulement de les rendre plus perméables à l'action des agents qui doivent réagir sur eux, mais souvent encore de favoriser leur mélange avec d'autres corps, qui n'ont aucune action directe sur eux. Le résultat qu'on obtient est différent, selon l'état de division des corps que l'on mêle ensemble, il porte le nom d'espèces lorsque les parties sont assez grossières pour qu'on puisse les séparer par le triage à la main, et le nom de poudre composée, lorsque les substances qui entrent dans le mélange, sont réduites en poudre.

TITRE PREMIER.

Espèces.

On appelle espèces, un mélange de plantes ou de parties de plantes, destiné à préparer des boissons médicamenteuses, par macération, infusion, ou décoction. Lorsque les plantes ou parties de plantes qui entrent dans la composition des espèces sont à peu près de même volume, comme les semences carminatives, les fleurs pectorales, on peut se contenter de les mêler ensemble sans les inciser. Mais dans beaucoup de cas, on est obligé d'avoir recours à la comminution; il faut avoir soin de diviser les substances qui entrent dans leur composition, en fragments de volume égal, afin que le mélange puisse se faire exactement, et que dans un poids donné, il y ait précisément autant d'une plante que des autres; il faut aussi que les substances dont on doit composer des espèces, soient à peu près de la même texture et de la même pesanteur spécifique; car sans cela, quelques précautions que l'on prît pour faire exactement le mélange, les substances les plus pesantes tomberaient au fond du mélange et se sépareraient des plus légères, qui resteraient en dessus.

Les espèces se composent avec des fleurs, des feuilles, des fruits, des semences, des écorces et des racines.

On peut mêler ensemble des fleurs et des feuilles, mais on ne doit pas les mêler avec des semences, des écorces, ou des racines, parce que leur texture étant différente, ces dernières substances, par le moindre mouvement, tomberaient au fond du mélange [1].

Les plantes que l'on associe ensemble pour la composition des espèces, sont le plus souvent douées de propriétés thérapeutiques à peu près analogues; cependant il y a des espèces, dont quelques-uns des composants diffèrent des autres par ces propriétés; ainsi, dans les fleurs pectorales, la fleur de coquelicot est un narcotique très actif, tandis que les autres fleurs sont mucilagineuses et adoucissantes. Dans les espèces amères, l'absynthe est aromatique, et les deux autres plantes qui entrent dans ces espèces, ne sont qu'amères.

Les procédés de conservation pour les espèces, sont les mêmes que ceux qu'on emploie pour les plantes dont elles sont formées.

Espèces pectorales aromatiques (*Codex*).

℞ Capillaire du Canada, Véronique, Hysope, Lierre terrestre,	an : ℥ij.

Séparez les feuilles de leurs pétioles, coupez les menu, et mêlez.

[1] Les espèces sudorifiques du Codex (*ad infusa et ad decocta paranda*)

Espèces vulnéraires (Baumé). Faltrane, vulnéraire suisse.

♃ Véronique ℥iv,
Sanicle,
Bugle, } an : ℥ij.
Hypericum ℥iv,
Pervenche,
Lierre terrestre,
Chardon bénit,
Scordium,
Aigremoine,
Bétoine,
Mille feuilles,
Scolopendre, } an : ℥ij.
Fleurs de pied de chat,
de tussilage, } an : ℥iv.

Coupez et incisez, pour faire un mélange exact.

Espèces astringentes (*Codex*).

♃ Racines de bistorte,
de tormentille,
Écorces de Grenades, } an : ℥iv.

Coupez les racines et l'écorce en morceaux à peu près de même volume, et mêlez.

TITRE SECOND.

De la poudre composée.

La poudre composée est un médicament qui résulte du mélange de plusieurs poudres simples; cependant quelquefois on ajoute à ces poudres des substances molles ou liquides, qui seules, ne pourraient être réduites en

ne sont pas des mélanges convenables, parce que dans la première formule, le sassafras se précipite sous les fleurs, et dans la seconde, le gayac se tamise à travers la salsepareille. En général, il vaut mieux peser chaque substance séparément, au moment où on en a besoin, et ne pas les mêler d'avance.

poudres, comme des résines, des beaumes, des huiles volatiles, des extraits mous, des alcools ou alcoolats, etc., etc.

La poudre composée diffère des espèces, en ce que les substances étant réduites en molécules beaucoup plus ténues, leur mélange est beaucoup plus exact et plus intime. Quoiqu'on ne puisse pas, comme dans les espèces, isoler chaque partie du composé, on peut souvent encore reconnaître par le moyen d'une loupe, les atomes de plusieurs de ces poudres, en étalant la poudre composée sur un papier. Les substances minérales, végétales et animales peuvent entrer dans les poudres composées; seulement on doit éviter d'y faire entrer des substances déliquescentes, ou des substances contenant des huiles fixes, comme les amandes, les pignons doux, les pistaches; ces substances nuiraient à la conservation des poudres : les premières en attirant l'humidité, et les secondes en communiquant à la poudre la rancidité qu'elles ne tarderaient pas à contracter à cause de l'huile qu'elles contiennent.

Pour préparer les poudres composées, il faut avoir soin de mêler, d'abord ensemble, les poudres les plus pesantes, et de les triturer exactement dans un mortier, ajoutant peu à peu celles qui ont moins de pesanteur spécifique. Lorsqu'on prépare une quantité un peu considérable de poudre composée, il faut la tamiser pour rendre le mélange plus parfait. Lorsqu'il entre dans la composition de la poudre des substances molles ou liquides, on les triture d'abord avec la substance la plus capable de les dessécher, et lorsqu'elles sont une fois desséchées, on ajoute le reste des poudres.

Autrefois, pour préparer les poudres composées, on prenait toutes les substances qui devaient entrer dans leur composition, et on les pilait plusieurs ou toutes ensemble. Depuis long-temps on a renoncé à ce procédé, qui a l'inconvénient de laisser toujours un résidu, dans lequel les substances qui entrent dans la composition de la poudre se trouvent en proportions inégales. Cependant il y a des cas où l'on pourrait encore employer ce moyen, et alors on a soin de soumettre d'abord à la pulvérisation les substances les plus dures et les plus réfractaires, afin que leur résidu mêlé avec les substances que l'on ajoute après, soit exposé à la percussion pendant plus long-temps.

La vanille, les huiles essentielles, ne peuvent se réduire en poudre qu'en les triturant avec le sucre; l'oleo-saccharum n'est qu'une poudre composée, et on ne peut raisonnablement en faire un genre à part.

Poudre dentrifice.

℞ Kina gris en poudre ℥jv.
Tartrate acidule de potasse ℥j.
Huile volatile de menthe poivrée ℥xij.

Mettez dans un mortier de marbre poli, la crême de tartre porphyrisée avec environ une once de kina et l'huile essentielle de menthe; triturez jusqu'à parfait mélange, ajoutez alors peu à peu du kina, en triturant à chaque addition; et lorsque la poudre sera bien homogène, serrez-la dans un flacon bien bouché.

Poudre vermifuge antispasmodique.

℞ Camphre,
Saga-penum,
Assa fœtida, } an : ℈j.
Rac. de valériane pul. ʒjv.
Safran en poudre ʒj.

Mettez dans un mortier de fer poli, le camphre, le saga-penum et l'assa fœtida, que vous aurez réduits en petits fragments, ajoutez un gros de poudre de valériane, épistez pour dessécher le camphre et les résines, détachez avec une spatule ce qui pourrait s'attacher au mortier, divisez ce qui a pu s'agglutiner en le coupant avec des ciseaux en petites lanières, ajoutez de nouveau un gros de valériane, et triturez jusqu'à ce que tout soit réduit en poudre, ajoutez alors le reste de la valériane et le safran. Cette poudre se donne à la dose de 12 gs. à ʒss. dans les affections vermineuses et hystériques.

Poudre de vanille.

℞ Vanille givrée ℥ij.
Sucre ℥viij.

Prenez la vanille et mettez-là dans un mortier de marbre ou de fer, avec deux onces de sucre en poudre; contusez fortement, de manière à ce qu'elle absorbe le sucre; coupez-la ensuite avec des ciseaux le plus mince que vous pourrez, triturez alors de nouveau avec deux onces de sucre, et lorsque le tout paraîtra bien divisé, passez au tamis; prenez le résidu que vous triturerez avec le reste du sucre; mêlez cette seconde poudre avec la première, en la triturant ensemble.

Poudre dite oleo-saccharum de citrons.

℞ Sucre en poudre ʒij.
Huile volatile de citron gtt. IV.

Mêlez exactement en triturant dans un mortier de marbre[1].

[1] On peut encore préparer ces poudres en prenant un morceau de sucre et le frottant sur une écorce de citron ou d'orange, et le réduisant ensuite en poudre; mais alors la poudre contient un peu du parenchyme de l'écorce.

CHAPITRE IV.

EXTRACTION MÉCANIQUE DE MÉDICAMENTS SIMPLES.

On donne le nom d'extraction à l'opération par laquelle on extrait d'un corps une substance qui y était contenue.

Il y a plusieurs manières d'opérer l'extraction : elles varient selon l'état et la nature du corps dont on veut extraire la substance, et selon la nature de la substance elle-même.

Il y a deux modes d'opérer l'extraction des médicaments simples :

L'extraction mécanique,

L'extraction par procédés chimiques.

Souvent, pour se procurer une seule substance, on est obligé d'avoir recours à ces deux modes d'opération.

TITRE PREMIER.

Extraction mécanique.

L'extraction mécanique s'opère par divers procédés : on peut distinguer,

1° L'extraction par incision;

2° L'extraction par expression à froid;

3° L'extraction par expression avec le concours de la chaleur;

4° L'extraction par dépôt.

Extraction par incision.

Cette opération se fait en pratiquant une incision à un végétal vivant. Cette incision est plus ou moins profonde selon l'espèce de végétal sur lequel on opère, et selon la nature du suc que l'on veut obtenir; c'est ainsi que pour obtenir l'opium, les térébenthines et diverses résines, on se contente de déchirer plus ou moins profondément l'écorce du végétal; mais lorsque l'on veut avoir la sève, comme cela se pratique pour avoir le suc sucré de l'érable, on perce l'arbre jusqu'à son centre. L'époque à laquelle on pratique cette opération, varie. Pour que l'opération réussisse, il faut le concours de la force végétative, et c'est l'état de végétation de la plante qui seul peut indiquer le temps le plus opportun de la faire. Lorqu'on veut obtenir la sève, il faut pratiquer l'opération dans le moment de sa plus forte ascension, qui est au printemps.

Les sucs résineux peuvent s'extraire depuis le commencement du printemps jusqu'à la fin de l'été.

Il y a une autre sorte d'extraction par incision, que l'on pourrait nommer extraction par dissection; elle s'opère sur les animaux privés de la vie, lorsqu'on sépare par un instrument tranchant leurs diverses parties; quand on enlève les graisses et qu'on les sépare des fibres charnues, comme cela arrive pour la préparation des axonges de porc, de mouton, de blaireau, etc.

On sépare aussi quelquefois les muscles, des parties tendineuses et des graisses qui les accompagnent, comme pour la préparation de l'osmasône de Thénard.

Extraction par expression à froid.

Pour exprimer le suc contenu dans un corps, il faut détruire son état d'aggrégation. Quelquefois le déchirement du corps et l'expression de son suc se font en une seule opération. Les moulins dont on se sert pour les cannes à sucre, écrasent la plante et en expriment le suc en même temps.

Le raisin, dans la fabrication des vins blancs, est écrasé par le pressoir, qui en fait sortir le suc immédiatement.

On pourrait appliquer le moulin à sucre, ou les procédés du pressoir, à des plantes d'un tissu délicat et abondantes en suc, telles que le cresson, le beccabunga, etc.; mais dans beaucoup de cas, on est obligé de soumettre à la comminution le corps qu'on veut soumettre à l'expression.

Les plantes s'écrasent en les pilant dans un mortier de marbre ou de pierre : la bourrache, la chicorée, etc.

Les fruits consistants, comme les coings, les pommes, se déchirent par le moyen d'une râpe en fer-blanc, les baies, telles que les groseilles, framboises, mûres, etc., s'écrasent en les maniant et les pressant avec les mains. On reçoit le suc dans des vases de grès ou des terres vernissées (1).

Les semences huileuses, telles que les amandes, avelines, les graines de pavot, etc., se divisent et s'écrasent par des moulins à dents ou à meule de pierre, et souvent, dans les pharmacies, en les contusant fortement et longtemps dans les mortiers.

Les citrons, oranges, et autres fruits du même genre, dont les écorces contiennent des huiles volatiles, doivent être dépouillés de leurs écorces avant tout; on les coupe ensuite par rouelles, et on a soin d'ôter leurs pepins, qui donneraient de l'amertume à leur suc. Ces corps étant divisés, on les soumet à l'action de la presse : les uns sont enfermés dans un chassis de bois percé de trous pour laisser écouler le suc, et beaucoup d'autres dans des toiles de chanvre d'un tissu plus ou moins lâche. Quand on opère sur de grandes quantités, on ajoute de la paille et on dispose un lit de paille et un de la pulpe dont on veut obtenir le suc.

Extraction par expression aidée du concours de la chaleur.

Lorsque les sucs que l'on veut exprimer sont solides à la température habituelle de notre atmosphère, on est

[1] Les sucs des plantes acides peuvent se piler dans des mortiers ou des auges en bois. On ne doit jamais les écraser dans les mortiers métalliques, ni dans ceux de pierre ou de marbre.

obligé de les liquéfier par le moyen de la chaleur. Pour remplir ce but, on fait chauffer la masse qu'on doit soumettre à l'expression dans une chaudière de fer, ou dans des vases d'argent, de faïence ou de porcelaine, selon la nature de la masse; d'une autre part, on fait chauffer les plaques de fer ou d'étain qui doivent servir à presser, en les plongeant dans l'eau bouillante; alors on dépose la masse dans un sac de coutil ou de forte toile, on place la toile entre deux plaques chauffées, et on la presse fortement. L'huile sort à travers le tissu: c'est de cette manière que l'on retire l'huile d'œufs, de muscades, le beurre de cacao. Pour faciliter l'expression de l'huile du cacao, on ajoute au cacao broyé le quart de son poids d'eau bouillante.

Extraction par dépôt dans les sucs exprimés. Fécules amilacées.

Pour obtenir la fécule amilacée d'un végétal, on prend une quantité quelconque de la racine dont on veut tirer la fécule; on la lave exactement pour enlever toute la terre qui pourrait y adhérer, et alors on la râpe; on renferme la pulpe qu'on a obtenue dans un sac de toile claire, et on soumet le tout à l'action d'une presse; on laisse reposer le suc obtenu, et la fécule se précipite; on décante le suc qui la surnage.

Si l'on a opéré sur les racines de bryone ou d'arum, ces fécules ne devant pas être lavées, on les soumet immédiatement à la dessiccation. Lorsqu'au contraire on se propose de retirer des fécules alimentaires, telles que celle de la pomme de terre, l'arrov-root, on délaye la racine râpée ou passée au moulin, avec de l'eau; et, au lieu de l'exprimer à la presse, on dépose la pulpe sur un tamis de crin; on place ce tamis dans un vase rempli d'eau, et on agite la masse jusqu'à ce que toute la fécule ait été enlevée par l'eau; on laisse déposer la fécule, on décante le liquide surnageant, et on lave la fécule à plusieurs reprises; alors on la recueille et on la soumet à la dessiccation.

CHAPITRE V.

TITRE PREMIER.

Fermentation.

La fermentation est un mouvement spontané, qui se développe dans les substances organiques privées de la vie, lorsqu'elles se trouvent placées sous l'influence des circonstances nécessaires à sa production.

Son effet est de produire une réaction réciproque des principes qui entrent dans la composition de ces substances, les uns sur les autres.

Son résultat est la production de substances nouvelles qui n'existaient pas avant dans le corps soumis à l'opération, mais qui s'y sont formées pendant le cours de l'opération.

La fermentation est quelquefois une opération nécessaire : le pharmacien doit alors chercher à la développer, comme cela arrive dans la préparation de l'opium de Rousseau, etc. Dans d'autres cas, elle est le complément d'opérations antécédentes, comme cela arrive dans la fermentation des électuaires, et alors le pharmacien doit se borner à l'observer pour qu'elle ne dépasse pas les limites nécessaires à la bonne qualité du médicament.

Enfin dans beaucoup de circonstances tous les soins du pharmacien doivent tendre à empêcher la fermentation de s'établir dans les corps, ou à arrêter ses effets si elle est déjà établie, et dans quelques cas, tels que ceux de la fermentation putride, à neutraliser les produits délétères de cette fermentation.

On distingue en général trois espèces de fermentation : elles ont été signalées par un adjectif formé du nom du produit le plus remarquable qu'elles fournissent. Ainsi l'on a la fermentation alcoolique, qui donne pour produit des liqueurs contenant de l'alcool;

La fermentation acéteuse ou acide, dont le produit est l'acide acétique;

Et la fermentation putride, que l'on nomme souvent ammoniacale, parceque, lorsque les corps qui la subissent contiennent de l'azote, elle fournit presque toujours de l'ammoniaque.

Le célèbre Fourcroy, et depuis lui plusieurs autres chimistes, ont admis la fermentation panaire, la fermentation sucrée ou saccharifère; mais ces deux espèces de fermentation se rapportent en partie à la fermentation alcoolique et acide, et je crois que les trois espèces que je cite suffiront pour des commençants.

Outre le produit principal, qui impose son nom à chaque espèce de fermentation, il y a toujours des produits accessoires; ainsi dans la fermentation alcoolique et acéteuse, il y a production d'acide carbonique, précipitation de matières insolubles, qui ont été séparées ou se sont formées par l'opération, etc. Dans la fermentation putride, il se dégage, outre l'ammoniaque, des gaz hydrogène carboné, sulfuré, phosphoré, et des miasmes dont la nature n'est pas encore bien connue.

Conditions et circonstances nécessaires à la fermentation.

Pour qu'un corps puisse éprouver la fermentation, il faut qu'il soit délayé dans de l'eau, ou au moins pour la fermentation putride, qu'il contienne assez d'humidité pour que ses principes puissent réagir les uns sur les autres; ainsi l'on peut regarder l'eau comme le véhicule indispensable de la fermentation : la quantité relative d'eau peut varier.

Beaucoup de corps contiennent naturellement le ferment nécessaire pour décider le mouvement fermentatif;

mais lorsque le corps n'en contient pas naturellement, il faut en ajouter un : le plus souvent on se sert, à cet effet, d'un peu de levure de bière, le levain, un peu de matière animale, beaucoup de matières colorantes végétales peuvent servir de ferment.

Enfin il faut, pour que la fermentation ait lieu, que la quantité de mélange à fermenter offre une masse un peu considérable, qu'elle soit exposée à une température de 15 à 28 degrés, et qu'on la laisse dans un repos absolu jusqu'à ce que la fermentation soit achevée; une once de suc de raisin ne fermenterait pas.

Fermentation alcoolique.

La fermentation alcoolique est celle qui donne pour résultat des liqueurs alcoolisées, dont par la distillation on peut retirer de l'alcool. L'alcool, quoique tout formé dans les vins, bières, etc., ne peut s'obtenir pur que par la distillation. En exposant ces corps à la gelée, on en sépare bien une grande quantité d'eau, mais la liqueur alcoolique qui reste, retient toujours de l'eau et des principes extractifs, etc. Le sucre est le seul corps qui puisse éprouver ce genre de fermentation; bien qu'on retire par fermentation des liqueurs alcoolisées de la fécule et de plusieurs graines de céréales, ce n'est qu'en y développant, par la germination, par la cuisson, et souvent par des réactifs, le principe sucré, qu'on les rend habiles à subir la fermentation alcoolique. Cependant le sucre pur, seul délayé dans l'eau, ne subit pas cette fermentation : il faut la présence d'un ferment. Beaucoup de corps contiennent naturellement le ferment qui leur est nécessaire; les sucs de raisin, de pommes, de poires; la décoction de dattes, d'orge, etc.; la sève du bouleau, de l'érable à sucre, le suc de canne, etc., fournissent des liqueurs alcooliques d'un usage journalier, tant pour l'économie domestique que pour la pharmacie et les arts. Outre les sucs mentionnés ci-dessus, beaucoup de substances végétales peuvent encore fournir des sucs dont on peut retirer de l'alcool après leur fermentation, les diverses variétés de la cerise, la fraise, la framboise, les baies d'arbousier, de groseilles, d'asperges, etc. Les racines de betterave, de carotte, etc., peuvent donner des alcools.

Pour que la fermentation alcoolique s'établisse dans un corps sucré, il faut qu'il soit assez délayé; ordinairement il faut qu'il marque de 15 à 18 degrés à l'aréomètre ; on dépose la masse que l'on veut faire fermenter dans un vase propre à cette opération. Lorsqu'on opère en grand, on se sert de vases de bois; on peut se servir de vases de verre, de faïence, d'étain, etc. On ne doit jamais employer des vases de cuivre ou de plomb pour opérer la fermentation des liqueurs qui s'emploient en nature et sans être soumises à la distillation, et on l'abandonne à l'action de la fermentation dans un lieu dont la température soit au moins de 15 degrés au-dessus du terme de la glace, et ne soit pas au-dessus de 30 à 36. On abandonne alors le mélange à lui-même, ayant soin de ne pas remuer le vase qui le contient.

Bientôt on remarque dans le mélange un mouvement qui va toujours en augmentant, jusqu'à ce que la fermentation soit bien établie. La liqueur se trouble, s'échauffe, le volume augmente, il s'y forme des filaments muqueux qui la traversent en tous sens ; les parties solides qui se trouvent dans la liqueur sont soulevées et portées à la surface : c'est ce qu'on appelle dans la fabrication du vin le chapeau de la cuve. Elles donnent passage à des bulles qui dégagent, en s'ouvrant, de l'acide carbonique, contenant un peu d'alcool; il se précipite au fond de la liqueur des matières insolubles qui contiennent le plus souvent du ferment décomposé ; enfin la liqueur s'éclaircit, et c'est alors que la fermentation alcoolique est terminée; on soutire la liqueur claire pour la séparer des fèces, et on l'introduit dans des vases hermétiquement fermés.

Le produit de la fermentation alcoolique est une liqueur vineuse, dont on peut retirer de l'alcool; mais chacune de ces liqueurs conserve, ainsi que l'alcool qu'on en retire, un goût particulier, selon la substance qui a été soumise à la fermentation, et les circonstances qui ont accompagné cette opération.

Lorsque le mélange soumis à la fermentation est assez délayé, tout le corps sucré est décomposé et converti en alcool; tels sont les vins de Bourgogne, Champagne, etc.; mais, lorsque le corps sucré est proportionnellement très abondant, il n'y en a qu'une partie de décomposé, et le vin qu'on obtient retient encore du sucre, ce qui est très reconnaissable au goût. La plupart des vins des pays chauds sont dans ce cas; les vins de Malaga, d'Alicante, en Espagne; de Grenache, de Lunel, etc., en France, en offrent des exemples.

Quelle que soit l'espèce de vin prescrit, on doit toujours donner la préférence aux vins qui paraissent le plus alcoolisés, ce qu'on désigne ordinairement par l'épithète de vins généreux.

Fermentation acéteuse.

La fermentation acéteuse tire son nom de l'acide acétique qui en est le produit. Le plus souvent elle vient à la suite de la fermentation alcoolique; cependant il y a des corps qui éprouvent cette fermentation, sans éprouver la première; souvent cette fermentation est provoquée dans les liqueurs alcooliques pour les convertir en vinaigre, et souvent aussi ces liqueurs éprouvent spontanément le commencement de cette fermentation; on désigne l'état de ces liqueurs en disant qu'elles *tournent au bisaigre*. Lorsqu'une fois elles sont dans cet état, on ne doit plus les employer comme liqueurs alcooliques, et elles ne peuvent servir qu'à la fabrication du vinaigre.

Lorsqu'une liqueur alcoolique, telle que le vin, la bierre, le cidre, etc., commence à éprouver la fermentation acéteuse, elle se trouble et prend une odeur piquante, la liqueur s'échauffe. On favorise ce mouvement en élévant la température de la pièce où se passe l'opération, à 30 c. 36 degrés; la liqueur absorbe une quantité notable d'oxygène qu'elle enlève à l'air atmosphérique. Aussi dans cette opération on a soin de ne remplir qu'à moitié les vares dans lesquels est déposée la liqueur, et de la transverser tous les deux ou trois jours pour favoriser cette absorption. Il se forme dans la liqueur un mucilage qui se réunit et s'aglutine sous forme d'une espèce de peau, que l'on appelle *mère de vinaigre*, parce que souvent on l'emploie pour déterminer cette fermentation dans des liqueurs qui n'y étaient pas disposées : lorsque ce mucilage est bien déposé et que la liqueur est bien claire, on la soutire pour la séparer des fèces, et on le met dans des vases bien bouchés.

Le meilleur vinaigre est produit par les vins les plus généreux; il doit être fortement acide et avoir une saveur fraîche et piquante. Beaucoup de fabricants ajoutent à leurs vinaigres du poivre long, du piment, de la pyrathie, etc. Ces vinaigres sont âcres et ne doivent pas être employés pour la confection de l'oxymel, etc.

Fermentation putride.

La fermentation putride, comme les précédentes, a besoin d'une température un peu élevée. Lorsque la masse en fermentation est un peu considérable, on remarque, comme dans les précédentes opérations, un accroissement de température et de volume; la couleur change et prend une teinte plus ou moins noirâtre; il se dégage de la masse du gaz oxyde de carbone, de l'acide carbonique, du gaz hydrogène, carboné, sulfuré, phosphoré; et lorsque la masse contient beaucoup d'azote, du gaz ammoniac; ces gaz délétères enlèvent en outre avec eux des émanations dont on n'a pu jusqu'à présent apprécier la nature, faute d'instruments assez précis; émanations que l'on regarde comme le véhicule des maladies épidémiques qui, dans certaines saisons, moissonnent de nombreuses populations. On obtient d'autre part du charbon mis à nu qui reste uni aux substances terreuses, salines et métalliques qui entraient dans la composition de la substance.

S'il est quelquefois nécessaire de favoriser la fermentation dans quelques opérations, il est encore plus souvent indispensable de savoir l'empêcher de s'établir ou arrêter ses progrès, si elle a commencé; et enfin, dans certaines circonstances, de pouvoir détruire l'effet des émanations délétères de la fermentation. On parvient par plusieurs moyens à ces résultats; le froid, la chaleur, l'agitation, la dessiccation et plusieurs agents chimiques sont employés seuls ou concurremment pour empêcher ou arrêter la fermentation.

Moyens et agents employés pour empêcher la fermentation de s'établir.

L'eau étant le véhicule indispensable de la fermentation, un des moyens infaillibles de prévenir la fermentation des corps, est de les dessécher et de les mettre à l'abri de l'humidité de l'air.

La fermentation ne pouvant avoir lieu sans un degré d'élévation dans la température, en exposant les corps à l'action de la gelée, on les conservera également; c'est ainsi qu'en Russie on fait ses provisions de viande pour tout l'hiver, et qu'on la conserve bonne, en la laissant constamment à la gelée.

M. Appert a découvert un procédé par lequel on empêche la fermentation des corps, sans employer la dessiccation ni la gelée; ce procédé consiste à mettre dans une bouteille de verre le corps que l'on veut conserver, tel que des cerises, des petits pois, etc. On bouche hermétiquement cette bouteille avec un bouchon de liége qu'on assujettit par le moyen d'une ficelle : on place cette bouteille dans une chaudière; on l'assujettit avec de la paille ou du foin; on remplit d'eau la chaudière et on procède à l'ébullition, que l'on continue pendant une heure; alors on retire la bouteille et on enduit le bouchon d'un mastic. On ne doit déboucher la bouteille qu'au moment où l'on veut employer son contenu.

Ce procédé s'applique également à la conservation des sucs de groseilles, de cerises, de citrons, de coings, etc.

Quelquefois on ajoute à la dessiccation l'emploi de la fumée pour conserver les matières animales; c'est ainsi que l'on fume plusieurs espèces de poisson, le hareng, la sardine, etc. etc.; dans les îles la chair du bœuf. On a donné le nom de boucaner à cette opération, lorsqu'elle se pratique sur la chair des quadrupèdes; il faut que la chair soit divisée par morceaux minces; pour cela on expose ces substances suspendues et ne se touchant pas entre elles, à l'action de la chaleur et de la fumée, dans des espèces de cabanes, dont on ferme les portes pour concentrer la fumée; on rallume le feu de quatre en quatre heures, jusqu'à ce que l'opération soit terminée. L'acide acétique et l'huile qui se dégagent du bois pendant sa combustion, concourent autant que la dessiccation, à la conservation du sujet de l'opération.

Divers agents chimiques ont aussi la propriété de s'opposer au développement de la fermentation. Quelques-uns peuvent être ensuite séparés du corps qu'ils ont conservé, mais la plupart se combinent avec ce corps, de manière à ne pouvoir en être entièrement séparés. On emploie avec succès l'acide sulfureux produit par la combustion du soufre, pour empêcher le suc du raisin, des poires, des pommes, etc. de fermenter; c'est ce qu'on appelle *muter* le moût de raisin, et l'on peut ensuite le séparer en ajoutant dans ces sucs du carbonate de chaux qui se sature de l'acide sulfureux, et se précipite à l'état de sulfate de chaux.

Le sulfate d'alumine, le chlorure de sodium (sel marin), le chlorure de potassium, le nitrate de potasse, sont employés journellement seuls ou mêlés, pour conserver des matières végétales et animales pour l'usage économique et domestique. Dans les endroits où l'on ne peut se procurer facilement une assez grande quantité de fleurs d'orangers ou de roses pour distiller, on conserve ces fleurs par le moyen du sel marin, à mesure qu'on peut s'en procurer, et on attend ainsi qu'on ait une dose suffisante pour faire une distillation. On peut également, par ce moyen, faire voyager la fleur d'oranges sans nuire à sa bonne qualité. Le deuto-chlorure de mercure s'emploie fréquemment pour la conservation des pièces d'anatomie.

L'alcool pur ou étendu d'eau, le vinaigre, servent également à la conservation de beaucoup de substances végétales et animales. On conserve par leur moyen des légumes, des fruits, et par l'alcool, quelques pièces d'anatomie.

Enfin le sucre et le miel ont aussi la propriété de s'opposer à la fermentation, lorsqu'ils sont employés convenablement; ces deux agents ne sont guère employés que pour conserver les matières végétales. Il faut avoir soin dans leur emploi qu'ils puissent pénétrer intimement le corps que l'on veut conserver par leur moyen. C'est avec le sucre que l'on prépare les sirops, les conserves, les marmelades, les racines, les tiges, les fruits, les écorces, etc.; de ces préparations, les unes sont liquides, comme les sirops, d'autres molles, comme les conserves, marmelades, d'autres enfin sont sèches comme les tablettes.

Les huiles, volatiles, le camphre, quelques résines, ont aussi la propriété d'empêcher quelquefois la fermentation; mais cette action dépend souvent de la propriété qu'elles ont d'isoler les corps de l'air atmosphérique.

Moyens et agents employés pour arrêter la fermentation établie dans un corps.

Lorsque la fermentation commence à s'établir dans un corps liquide, on peut arrêter ses progrès en remuant ce liquide, et le refroidissant, soit en y mêlant quelques morceaux de glace, ou en y plongeant un vase dans lequel on aura mis un mélange frigorifique, ou en l'exposant à la gelée si la saison le permet.

On peut également arrêter la fermentation, en employant la chaleur; c'est ce qu'on fait quelquefois en pharmacie. Lorsque certains sirops commencent à éprouver la fermentation, on les soumet à l'action de l'ébullition, qui dissipe entièrement le mouvement fermentatif.

Pour arrêter la fermentation des électuaires, on les agite fortement avec une spatule, une ou deux fois par jour.

Souvent l'addition d'un peu d'alcool, ou de quelques-uns des agents dont nous avons parlé pour prévenir la fermentation, peuvent aussi l'arrêter. Mais depuis peu, M. Labarraque, pharmacien à Paris, a découvert, dans les deuto-chlorures des oxydes de calcium et de sodium, la propriété d'arrêter, non-seulement instantanément la fermentation putride, mais de détruire subitement les miasmes répandus dans l'atmosphère environnant les matières en putréfaction.

C'est par ce moyen que l'on a exhumé et disséqué, sans aucun danger pour les opérateurs, un cadavre inhumé depuis trente-deux jours dans les chaleurs de l'été. Il suffit d'arroser le cadavre avec la chlorure de calcium, délayée dans quarante parties d'eau, ou de l'envelopper dans un drap imbibé de ce mélange. Cet agent a été également employé sur des plaies gangréneuses, et ce avec beaucoup de succès. Plusieurs habiles médecins de Paris font un travail sur l'emploi de ce remède, qui paraît devoir tenir le premier rang parmi les antiseptiques. Cette découverte, sous le rapport de la salubrité publique, mérite d'autant plus de reconnaissance à l'auteur, qu'outre les obstacles que la routine et la mauvaise foi lui suscitaient, il avait des dangers personnels à redouter, sous le rapport de l'infection, à l'effet de laquelle il était obligé de s'exposer.

TITRE SECOND.

Clarification.

La clarification est une opération par laquelle on sépare d'un liquide les corps qui troublaient sa transparence.

On a recours à divers procédés, selon la nature du liquide à clarifier.

Clarification par repos.

Cette clarification s'opère en mettant le liquide trouble dans un vase, et en l'abandonnant à lui-même, pendant quelque temps; les fèces se déposent au fond du vase. On tire la liqueur par décantation, ou on la soutire par le moyen d'un robinet. Ce dernier procédé est surtout usité dans l'économie domestique pour la clarification des eaux fluviales, des vins, des huiles, etc.

Clarification par filtration.

Elle s'opère en faisant passer un liquide à travers une masse ou un tissu poreux, qui retienne les substances qui troublaient sa transparence.

L'espèce du moyen de filtration est déterminée par la nature du liquide à filtrer.

On filtre l'eau destinée aux usages économiques et domestiques à travers des pierres poreuses, ou à travers du sable déposé sur un plateau de grès.

Pour filtrer les acides, les solutions alcalines concentrées qui corroderaient les tissus, on emploie des cailloux siliceux, et le plus souvent du verre pilé, que l'on dispose sur un entonnoir de verre.

Pour les liqueurs qui ne sont pas corrosives, telles que les sirops, les sucs, les liqueurs alcooliques, les huiles, etc., on se sert de tissus de crin, de laine, de coton, de fil, de soie, de feutre, de papiers de diverses espèces, etc.

Souvent la filtration n'est que le complément des autres modes de clarification, et est nécessaire pour séparer des fèces qu'il a fallu isoler par d'autres procédés.

Clarification par fermentation.

La clarification par fermentation modifie le liquide qui y est soumis. La fermentation modifie, altère et précipite les mucilages qui s'opposaient à la clarification du liquide. On applique ce procédé à la clarification des sucs de fruits de groseilles, de berbéris, de citrons, de noirprun, de sureau, etc. Il faut filtrer le produit pour le séparer des fèces, qui donneraient lieu à une continuation de la fermentation, qui décomposerait totalement ces sucs.

Clarification par l'application de la chaleur.

L'application d'un degré de chaleur plus ou moins élevé sert à coaguler des substances qui troublaient la transparence de certains liquides. Le degré de chaleur varie selon la nature du sujet sur lequel on opère; il peut aller de 30 à 80 degrés; on applique la chaleur médiatement ou immédiatement. On emploie ce procédé pour clarifier les sucs de quelques végétaux. Les sucs des plantes crucifères, comme le cresson, le cochléaria; des plantes aromatiques, comme le suc d'absinthe, de menthe, ou sous-aromatiques, comme le lierre terrestre, le cerfeuil, etc., ne doivent jamais être clarifiés par la chaleur. Le plus souvent, on dépose le suc que l'on veut clarifier dans un matras, et on l'expose au bain-marie, à une chaleur de 30 à 40 degrés. C'est ainsi que l'on opère sur les sucs de saponaire, de trèfle d'eau, etc. Les sucs de bourrache, de buglose, peuvent être sans inconvénient portés à la chaleur de l'ébullition.

Clarification par les réactifs.

Quelques fabricants de liqueurs emploient à la clarification l'acétate de plomb, et ne se doutent pas que ce sel, qu'ils ne connaissent la plupart que sous le nom de sucre ou sel de Saturne, puisse être dangereux. Quoiqu'il n'y ait pas à craindre qu'un pharmacien emploie un pareil réactif, il est peut-être utile de signaler cet usage établi dans quelques fabriques.

L'alcool, les acides faibles, l'alun, le lait, la solution de gélatine, le blanc d'œuf s'emploient quelquefois pour clarifier des liquides, et précipiter les fèces. Pour cet effet, on fait le mélange; on laisse déposer, et on filtre. Comme ces additions modifient le médicament, on ne doit y avoir recours qu'autant qu'elles sont formellement prescrites.

Clarification par réactifs.

Le charbon végétal et animal a la propriété de clarifier les liquides, et même de les décolorer; mais il n'est pas applicable à tous les liquides, parce qu'il décharge des principes extractifs et aromatiques.[1] Ainsi, on ne pourrait l'employer à clarifier des eaux distillées, ni des composés dans lesquels il entrerait des teintures aromatiques, tels les sirops de stæchas, d'erysimum composé, etc.

Lorsqu'on veut clarifier à froid une liqueur par le charbon, on y introduit du charbon grossièrement pulvérisé, environ un dixième; on agite le mélange, on laisse reposer, et on filtre.

Quelques distillateurs, avant de filtrer les eaux aromatiques, jettent dans le vase une ou deux feuilles de papier gris, et agitent le tout ensemble; puis ils soumettent l'eau à la filtration. Ce procédé a deux inconvénients. Le papier absorbe un peu du principe aromatique, et diminue la force de l'eau, d'une part; et, de

[1] Il faut que ces charbons aient été lavés, pour les dépouiller des sels qui les accompagnent, et qui sans cela pourraient modifier le liquide soumis à la clarification. Il faut même laver le charbon animal avec un peu d'acide hydrochlorique.

l'autre, il cède à cette eau un peu de la colle qu'il contient, et la dispose à prendre de l'acidité.

Clarification par les réactifs aidés de l'application de la chaleur.

Souvent les liquides que l'on veut clarifier ne contiennent pas en eux-mêmes de principe susceptible de se coaguler par la chaleur. Alors, on y ajoute du blanc d'œuf[1], du sang de bœuf ou de mouton; on délaye ces substances avec un peu d'eau, on les mêle dans la liqueur à clarifier, et on expose le mélange à la chaleur de l'ébullition, sans le remuer; la chaleur coagule la partie albumineuse, qui, en se séparant, élève et entraîne avec elle, à la surface du liquide, les corps qui troublaient sa transparence. Elle produit, pour ainsi dire, l'effet d'un tissu que l'on aurait déposé au fond de la bassine avant d'y verser le liquide, et que l'on soulèverait peu à peu pour enlever ce qui serait mêlé à ce liquide. Lorsque l'écume est bien formée, on l'enlève, par le moyen d'un écumoir, et on filtre le liquide ainsi dépuré à travers un tissu de laine, comme les sirops, ou à travers le papier, comme le petit-lait.

Quelquefois on ajoute avec le blanc d'œuf d'autres réactifs, tels que l'alun, le tartrate acidule de potasse, quelquefois un peu d'eau de chaux, de carbonate de soude; mais ces substances sont plus souvent employées par les rafineurs et les confiseurs que par les pharmaciens. On a même, dans le temps où le sucre était rare

[1] Le Codex recommande de n'ajouter le blanc d'œuf, étendu d'eau, que lorsque le liquide est bouillant; de le verser par petites quantités. Il arrive alors qu'une grande partie de l'albumine est coagulée à la surface du sirop, et ne peut servir à la clarification. Aussi prescrit-il beaucoup plus de blancs d'œufs qu'il n'est nécessaire d'en employer. Lorsque l'on les met à froid dans les proportions du Codex, il faudrait 30 blancs d'œufs, pour 100 livres de sucre, quantité qui peut être clarifiée avec 5 à 6 blancs d'œufs, en les mêlant à froid. Le trop grand nombre de blancs d'œufs a l'inconvénient d'introduire dans les sirops, des principes qui y sont étrangers, surtout du carbonate de soude en trop grande proportion.

et cher, employé l'acide nitrique pour clarifier et décolorer les miels. On traitait ensuite ces miels par l'eau de chaux, pour saturer l'acide oxalique, formé par la réaction de l'acide nitrique sur le miel, et on clarifiait avec le charbon et le blanc d'œuf.

Le procédé le plus employé pour décolorer les sirops de sucre, est de les faire bouillir avec du charbon animal [1]. Pour cela, on fait un mélange de deux parties de sucre brut et d'une partie et demie d'eau; on porte le mélange à l'ébullition. On y projette alors, par fractions, un dixième de charbon animal; il se produit un bouillonnement, et on attend qu'il soit apaisé pour en projeter de nouveau. Lorsque tout est employé, on laisse reposer le sirop, on le décante; on clarifie le liquide décanté par le moyen du blanc d'œuf ou du sang, et on passe à travers un blanchet.

[1] Ce procédé, est dû à M. Charles Derosne, pharmacien de Paris, qui s'est beaucoup occupé de l'application de la chimie aux arts.

CHAPITRE VI.

EXTRACTION CHIMIQUE DES PRINCIPES CONTENUS DANS LES SUBSTANCES SOUMISES À L'OPÉRATION.

L'EXTRACTION chimique est une opération par laquelle on retire du corps qui en est le sujet, un produit qu'il contenait tout formé, en soumettant ce sujet à des réactions basées d'après les règles de l'analyse et de la synthèse.

Les procédés varient selon la nature du corps que l'on veut obtenir, et selon la nature de la substance ou des substances avec lesquelles il est mêlé ou combiné.

Dans beaucoup de cas, comme ceux de solution d'un corps solide dans un liquide, il suffit de dissiper le liquide par l'exposition à l'action de l'air, ou par l'application de la chaleur, le mélange étant exposé à l'air libre.

Dans d'autres cas, lorsque le produit qu'on désire obtenir est volatil, on applique la chaleur, mais on dispose le mélange dans un appareil isolé de l'air atmosphérique.

Enfin, il y a des cas ou la chaleur ne suffirait pas pour séparer un corps de la combinaison dont il fait partie, et alors il faut employer un agent qui, rompant l'équilibre de la combinaison, s'empare du corps auquel le produit désiré était uni; il est même souvent nécessaire de dissoudre la combinaison dans l'eau, pour que la réaction puisse avoir lieu. On peut donc diviser l'extraction chimique de la manière suivante :

TITRE I. --Extraction par évaporation à l'air libre.

1re SECTION. --Sans application de la chaleur.

2me SECTION. --Avec application de la chaleur artificielle, médiate ou immédiate.

TITRE II. -- Extraction par évaporation dans des vaisseaux fermés,
distillation,
sublimation,
gazéification.

TITRE III. -- Extraction par réactifs,
à froid,
avec le concours de la chaleur,
à la faveur de la solution dans un liquide.

TITRE PREMIER.

Extraction par évaporation à l'air libre.

L'évaporation à l'air libre s'opère avec ou sans le concours de la chaleur artificielle.

L'évaporation, sans le concours de la chaleur, s'exécute de diverses manières, selon la commodité que présentent les localités; souvent après avoir évaporé une partie du liquide à froid, on applique l'action de la chaleur pour achever l'évaporation du reste du liquide.

Le procédé le plus simple pour l'évaporation à l'air libre, est celui que l'on applique à la fabrication du sel qu'on retire des eaux de la mer.

L'évaporation à l'air libre ne s'emploie ordinairement, que pour les substances inorganiques, qui ne sont pas susceptibles d'éprouver la fermentation; on pratique cette opération sur les eaux de la mer et de beaucoup de fontaines salines pour se procurer les sels qui y sont contenus; souvent, outre l'action de l'air, on profite de l'exposition aux rayons solaires[1].

Pour obtenir le sel de l'eau de la mer, on creuse sur le

[1] Bien que les rayons solaires communiquent de la chaleur, on ne compte pas ce procédé parmi ceux de l'application de la chaleur, parce que cette chaleur n'est pas permanente, puisque le soleil n'est pas toujours sur l'horison, et que, d'une autre part, elle ne peut agir qu'à la surface du liquide.

rivage des fosses que l'on revêt de terre glaise pour s'opposer à la filtration; on introduit l'eau de la mer, lorsque la marée monte, par le moyen d'un petit canal que l'on ferme avec une écluse, lorsque la mer se retire; on laisse séjourner cette eau dans le premier bassin, pendant un jour, pour qu'elle se clarifie par le repos; alors on la fait passer dans les autres fosses, où elle éprouve l'évaporation par l'action simultanée de l'air et du soleil; bientôt on aperçoit à la surface, des cristaux de sel; on les retire avec des rateaux de bois, et on les met à part pour le sel blanc; les cristaux qui se précipitent, se mêlant avec un peu de terre, forment le sel commun.

Dans les pays septentrionaux, on l'isole de l'eau de la mer et on l'expose à la gelée; on sépare les glaçons d'avec saturée du sel, qui est dessous, et on achève la dessication par l'action du feu.

Dans plusieurs établissements où l'on retire les eaux salées des puits ou des fontaines salées, on favorise l'évaporation, en faisant tomber l'eau sur des fagots, ou des cordes échelonées sous un hangar; par le moyen d'une pompe, ont fait monter l'eau qui a déjà parcouru l'appareil, au haut du bâtiment, et on la verse de nouveau sur l'appareil, qui la forçant à se diviser, lui fait présenter plus de surface à l'action de l'air; lorsque, par ce moyen, on a amené l'eau à donner quinze degrés à l'aréomètre de Baumé, on achève l'évaporation par l'application de la chaleur.

Lorsqu'on veut, en pharmacie, faire des évaporations par l'action de l'eau, on dispose le liquide à évaporer dans des terrines peu profondes, ou dans des assiettes, et on expose ces vases dans une pièce bien aérée; on doit les recouvrir d'une gaze pour les abriter de la poussière et des insectes.

Extraction par évaporation à l'air libre au moyen de la chaleur.

L'évaporation à l'air libre, par le moyen de la chaleur, s'opère de plusieurs manières: on peut évaporer à feu nu, en appliquant immédiatement le feu sous le vase qui contient le liquide, ou bien exposer ce vase à l'action d'un corps intermédiaire qui sert de conducteur à la chaleur; ainsi on se sert de l'évaporation au bain-marie, au bain de vapeur, de sable, ou de la chaleur d'une étuve[1]. L'évaporation se fait également par l'un ou l'autre de ces procédés, à divers degrés de chaleur; quelquefois on porte la chaleur jusqu'à parfaite ébullition du liquide, et souvent on se contente d'une chaleur beaucoup moindre; dans les deux manières, il faut toujours se servir de vases qui présentent beaucoup de surface, afin que l'évaporation soit plus rapide. Dans la préparation des extraits secs, comme celui de quinquina, on expose le liquide sur des assiettes de faïence, et on a soin de n'en mettre qu'une couche très mince. Il y a des liquides que l'on peut sans inconvénient porter à l'ébullition dans le commencement de leur évaporation, tels que l'acétate de potasse, et qu'il ne faut pas, lorsque la liqueur commence à s'épaissir, exposer à une chaleur de plus de 40 ou 45 degrés.

Enfin, il y a des évaporations que l'on peut hâter, et même accomplir entièrement, en faisant le vuide dans l'appareil évaporatoire, par le moyen de la machine pneumatique.

TITRE SECOND.

EXTRACTION PAR ÉVAPORATION DANS DES VAISSEAUX FERMÉS.

Distillation.

La distillation est une opération dans laquelle, par l'application de la chaleur, on réduit un liquide en vapeurs,

[1] On peut chauffer l'étuve de deux manières, par le moyen d'un poêle qu'on chauffe avec du bois, et c'est ainsi qu'on chauffe presque toujours l'étuve dans les pharmacies; on peut la chauffer en y déposant un réchaud de charbon allumé, et c'est ce procédé qui est le plus usité par les confiseurs; mais en pharmacie, il y a des cas où cette manière de chauffer aurait des inconvénients, à cause de l'acide carbonique qui se dégage.

que l'on condense par un refroidissement artificiel dans un appareil convenable.

L'appareil distillatoire est formé : 1° d'un vase dans lequel on dépose le liquide à distiller; ce vase reçoit la chaleur directement par son exposition au feu; ou bien on lui communique la chaleur par un corps intermédiaire, tel que l'eau chaude, la vapeur d'eau, le sable, etc.;

2° D'un vase appelé ordinairement chapiteau, terminé par un tube qui conduit les vapeurs dans le vase où elles doivent reformer un liquide par leur refroidissement.

Il y a des vases, tels que les cornues, qui remplissent les deux indications, quoiqu'ils soient d'une seule pièce;

3° Souvent on ajoute à l'extrémité du tube qui dégage les vapeurs, un tube contourné qui plonge dans un tonneau rempli d'eau froide, afin de favoriser la condensation des vapeurs;

4° Enfin d'un récipient ou vase destiné à recevoir le produit de l'opération.

Distillation de l'eau.

L'eau naturelle n'est jamais absolument pure : les eaux terrestres contiennent toujours quelques sels, souvent des matières extractives, etc.; l'eau de pluie, qui est la plus pure des eaux naturelles, contient toujours un peu d'air atmosphérique et d'acide carbonique à l'état de dissolution.

Pour obtenir l'eau dans toute sa pureté, il faut la distiller.

On peut, lorsqu'on opère sur une petite quantité d'eau à la fois, employer un alambic, ou une cornue de verre; mais le plus souvent on se sert d'un alambic, dont la cucurbite est en cuivre étamé, le chapiteau et serpentin en étain; on remplit d'eau de rivière ou de fontaine[1] la cu-

[1] L'eau de puits peut être distillée, mais il ne faut pas qu'elle contienne de débris de matières animales; l'eau des puits, dans lesquels transsudent des filtrations de latrines, ne fournit pas une eau distillée pure.

curbite, à peu près jusqu'aux deux tiers de sa capacité; on adapte le chapiteau qu'on fait communiquer au serpentin; on lute les jointures avec des bandes de papier, enduites de colle, et on adapte un récipient à l'extrémité du serpentin; on ne lute pas le récipient avec le serpentin, afin que l'air contenu dans l'appareil puisse se dégager; alors on met du feu sous la cucurbite, on continue le feu jusqu'à ce que la distillation s'établisse, et qu'on ait retiré à peu près les deux tiers de l'eau qu'on avait mise dans la cucurbite; la chaleur réduit l'eau en vapeurs, ces vapeurs, en traversant le serpentin, communiquent leur chaleur à l'eau dans laquelle plonge le serpentin; elles se condensent, et arrivent sous forme de liquide dans le récipient; on rejette le premier huitième du produit qu'on veut obtenir, parce qu'il contient un peu d'air en dissolution, et on change de récipient, pour avoir purs les sept huitièmes que l'on obtient après.

Distillation de l'alcool.

On peut retirer de l'alcool en mettant, dans un alambic ordinaire, une liqueur ayant éprouvé la fermentation alcoolique : le vin, le cidre, la bière, etc. On dispose l'appareil comme il est dit ci-dessus, excepté qu'au lieu de mettre de l'eau dans la cucurbite, on y dépose la liqueur dont on veut retirer l'alcool; on met du feu sous la cucurbite, et on continue jusqu'à ce que le produit, d'abord clair, commence à passer louche; alors on retire le récipient, et on délute l'appareil; cette première opération ne donne pas de l'alcool absolu; aussi, pour les besoins de la pharmacie, on soumet à la distillation, au lieu de vin, des alcools plus ou moins forts, et on fractionne les produits dont les premiers sont toujours les plus purs [1].

L'alcool obtenu, quoique le même sous le rapport des

[1] M. Charles Derosne, pharmacien à Paris, a le brevet d'invention d'un appareil distillatoire, par lequel on obtient à volonté de l'alcool faible, ou de l'alcool à 35 degrés, en distillant une liqueur vineuse.

propriétés chimiques, offre des différences bien remarquables pour l'odeur et le goût, selon l'espèce de liqueur fermentée dont il est retiré; les meilleurs alcools sont ceux retirés du vin, ou de la fécule fermentée; les alcools de cidre, de grains, de betteraves, etc., ont une odeur et une saveur désagréable : pour reconnaître si de l'alcool de vin est mêlé avec ces alcools, on en prend une partie que l'on mêle avec trois parties d'eau pure; le mélange se trouble, et la partie huileuse, dans laquelle réside éminemment l'odeur de l'alcool, se trouvant isolée par l'eau, manifeste son odeur, que masquait la force de l'alcool.

Distillation des huiles volatiles.

Lorsque l'on veut obtenir l'huile volatile d'un végétal, on place la plante dont on veut obtenir l'huile dans la cucurbite d'un alambic; on verse de l'eau dessus jusqu'à ce qu'elle surnage un peu la plante; on dispose en dessus de la plante un grillage, une claie, ou simplement quelques morceaux de bois croisés pour empêcher la plante de s'élever dans l'alambic par l'application de la chaleur. On chauffe comme dans la distillation de l'eau pure, mais on reçoit le produit dans un vase appelé récipient de Florence. Ce récipient a dans sa capacité inférieure un tube en S, qui laisse écouler l'eau tandis que l'huile essentielle reste dans la partie supérieure du récipient. On retire ensuite l'huile essentielle par le moyen d'une pipette en verre, que l'on a soin de ne pas enfoncer plus bas que l'huile, afin de ne pas aspirer l'eau qui est dessous.

Quelques huiles volatiles, telles que celles de sassafras, de gérofle, de canelle, sont plus pesantes que l'eau; on n'a pas besoin du récipient de Florence pour les recueillir: on décante d'abord l'eau qui les recouvre, et on les verse dans un entonnoir que l'on tient bouché en appliquant son doigt à l'ouverture du tube, on attend que l'huile soit bien rassemblée; et alors, en retirant le doigt, on laisse passer toute l'huile, et on bouche de nouveau l'entonnoir lorsque l'eau est près de passer.

Quand on fait plusieurs distillations de suite, on peut se servir de l'eau aromatique de la substance qu'on distille, au lieu d'eau simple; par ce moyen, on obtient plus d'huile volatile.

Lorsqu'on veut distiller une huile volatile, soit pour la séparer de corps étrangers, soit que par la vétusté elle ait perdu de sa limpidité, on l'introduit dans une cornue de verre à laquelle on adapte un récipient, et on procède à la distillation par le moyen du bain de sable. On peut encore faire cette distillation en exposant la cornue à l'action de la flamme d'une lampe à courant d'air (vulgairement d'un quinquet).

Distillation du vinaigre.

Le vinaigre ayant de l'action sur le cuivre et sur l'étain, surtout lorsqu'il est bouillant, doit toujours être distillé dans des vases de grès ou de verre.

On met, dans une cornue de grès ou de verre, du vinaigre; on place cette cornue sur un bain de sable, et on procède à la distillation par un feu gradué; on distille de manière à retirer à peu près les trois quarts du vinaigre soumis à l'opération; on fractionne en trois parts le produit : le premier quart contient un peu d'alcool, a une odeur agréable et est moins acide, que le second, qui sans avoir l'odeur fragrante du premier produit, n'a pas d'odeur désagréable et est plus acide. Le dernier produit a toujours une odeur un peu empyreumatique, et est plus acide que les deux premiers [1].

Sublimation.

La sublimation est une opération dans laquelle, par le moyen de la chaleur, on réduit un corps solide en vapeurs, qui en se condensant reparaissent sous la forme

[1] Les vinaigres retirés du bois, des feuilles, etc., ne peuvent être substitués au vinaigre de vin dans beaucoup d'opérations pharmaceutiques, parce qu'ils ne contiennent pas d'alcool.

solide; elle ne diffère de la distillation que par la nature du produit, qui dans un cas (stillat), est liquide et dans l'autre est solide [1].

Le degré de chaleur à employer, varie selon la nature du produit à obtenir.

La plupart des substances minérales, telles que l'arsenic et ses composés, le cinabre, le proto et deuto-chlorure de mercure, etc., ont besoin d'un degré de chaleur assez intense, et continue assez long-temps pour se sublimer; l'arsenic, surtout lorsqu'il est combiné avec d'autres métaux, a besoin d'une forte application de chaleur pour rompre les combinaisons qu'il forme avec eux. Le soufre se sublime à un degré de chaleur bien inférieur à celui qu'exigent les substances métalliques.

Les substances tirées du règne végétal ou animal se subliment à une chaleur très douce : le camphre, les acides benzoïques, succiniques, le carbonate ammoniacal, etc. On se sert, pour opérer la sublimation, de vases de fer, des creusets et cuines en grès, de vases de terre vernissée, et souvent de vases de verre, tels que fioles, matras, et même de tubes de verre fermés par une de leurs extrémités; la nature et la quantité de la substance à sublimer, détermine l'espèce de vase que l'on doit employer, quelquefois même on peut prendre un vase de terre pour mettre le sujet de l'opération, et recevoir le produit dans un chapiteau de verre. Enfin, dans la sublimation de l'acide benzoïque, on peut recueillir le produit dans un cône de fort papier lisse.

Souvent on soumet une seconde fois à la sublimation un corps qui a déjà subi cette opération, comme on

[1] Ce rapprochement, entre la sublimation et la distillation, paraît au premier coup d'œil peu naturel, parce que, pour beaucoup de sublimations, il faut une chaleur beaucoup plus intense que pour la distillation. Cependant, il y a des distillations telle que celle de l'acide sulfurique, du mercure, qui exigent plus de chaleur pour s'opérer, que certaines sublimations, comme celle des fleurs de benjoin, du carbonate d'ammoniaque, etc.

rectifie les produits de la distillation pour les obtenir plus purs.

Extraction par sublimation de sulfure de mercure.

℞ Minerai contenant du cinabre, réduit en poudre.

Introduisez-le dans un matras, que vous ne remplirez que jusqu'à la moitié de sa capacité; bouchez-en l'ouverture avec un petit cornet de papier; placez le matras sur un bain de sable, et chauffez jusqu'à ce que le sable et le matras soient presque rouges; continuez le feu pendant deux heures; le sulfure de mercure, contenu dans le minerai, se sublimera à la partie supérieure du matras, sous forme d'aiguilles, tandis que les substances terreuses occuperont la partie inférieure de l'appareil. Il faut, avant de sublimer le cinabre par ce procédé, s'assurer que le minerai ne contient pas de sulfure d'arsenic. La majeure partie du cinabre du commerce est faite de toutes pièces, en combinant directement le soufre et le mercure.

Acide benzoïque.

℞ Benjoin concassé ℥ iv.

Mettez-le dans un creuset dont il ne remplisse que le tiers de la capacité; adaptez à ce creuset un cône de papier blanc épais et bien lisse; assujettissez ce cône à la partie supérieure du creuset par le moyen d'une ficelle; chauffez le creuset au bain de sable, à une chaleur modérée; au bout d'une demi-heure, retirez le cône dans lequel vous ramasserez de belles aiguilles d'acides benzoïque bien blanc; replacez le cône et continuez le feu, il se sublimera encore de l'acide benzoïque, mais qui sera plus ou moins coloré en brun. L'acide benzoïque, retiré par cristallisation, n'est pas aussi odorant que celui qu'on obtient par sublimation. Ce dernier entraîne toujours avec lui une petite quantité de l'huile du benjoin, qui modifie son odeur.

Gazéification.

La gazéification est une opération dans laquelle, par l'application de la chaleur, on réduit en fluide élastique permanent, un corps qui était sous l'état solide ou liquide.

Extraction de gaz oxygène.

℞ Oxyde noir de manganèse ℥ viij.

Introduisez-le dans une cornue de grès ou de verre lutée, à laquelle vous adapterez un tube plongeant sous une cloche de verre renversée et remplie d'eau ou de mercure; chauffez l'appareil à feu nu jusqu'à ce qu'il ne se dégage plus aucunes bulles [1].

Lorsqu'on soumet à cette opération le carbonate de chaux, on obtient de l'acide carbonique, et en outre, l'eau de cristallisation. C'est une gazéification et une distillation dans une seule et même opération.

TITRE TROISIÈME.

Extraction par les réactifs.

Lorsque deux ou plusieurs corps sont combinés ensemble de manière à être réciproquement saturés, on est obligé, pour obtenir un des principes de cette combinaison, d'ajouter au composé un corps qui, rompant l'équilibre des attractions, réagisse sur la composition. Pour que la réaction puisse avoir lieu, il faut que l'un des deux corps soit dissous dans un liquide, ou réduit en vapeurs par le moyen de la chaleur. Le produit de l'action des réactifs peut être simple ou composé. Il est simple, lorsque l'on ajoute dans un composé de deux substances, un réactif qui, s'unissant à l'une des deux, dégage l'autre et l'isole de la combinaison, comme lorsqu'on

[1] Il faut séparer les premières parties du produit qui est mêlé avec l'air atmosphérique contenu dans l'appareil.

plonge une lame de fer dans une solution de sulfate de cuivre; le fer s'unit à l'acide sulfurique et remplace le cuivre qu'il précipite.

Le plomb, l'argent, et quelques autres substances, peuvent ainsi être séparés du composé dont ils faisaient partie à l'état de pureté; mais le plus souvent l'action des réactifs donne des produits composés; ainsi, dans beaucoup de solutions métalliques, on obtient l'oxyde et non le métal pur; dans beaucoup d'autres cas on obtient aussi des produits composés, comme lorsqu'on retire les acides nitrique, borique, etc., de leurs combinaisons.

Enfin, souvent on est obligé de favoriser l'action des réactifs par l'application de la chaleur qui, dans ce cas, sert pour ainsi dire de moyen d'expression.

Lorsque l'on opère sur un composé dissous dans l'eau, et que le produit desiré est soluble, on est obligé de faire évaporer le liquide pour obtenir le produit pur.

Soufre précipité. (Autrefois magister de soufre.)

℞ Sulfure de potasse ou de soude, s. q. v.

Faites-le dissoudre dans s. q. d'eau; filtrez; déposez cette liqueur dans une terrine ou un vase de verre, que vous placerez sous une cheminée ou dans un endroit à l'air libre, tel qu'une cour; versez dans cette liqueur de l'acide sulfurique étendu de six parties d'eau; il se manifestera une vive effervescence, due au dégagement du gaz hydrogène sulfuré, et il se déposera du soufre sous forme de poudre blanche; continuez l'addition de l'acide jusqu'à ce qu'il ne se manifeste plus de précipité et qu'il n'y ait plus d'effervescence; lavez le précipité avec beaucoup d'eau, afin de le dépouiller du sulfate qui s'est formé pendant l'opération, et faites-le sécher [1].

[1] Il faut avoir soin de ne pas s'exposer à respirer le gaz qui se dégage, parce qu'il est très délétère. Lorsque l'on veut en tirer partie, on peut le recevoir dans l'eau par le moyen de l'appareil de Woulf : il fait la base de beaucoup d'eaux minérales sulfureuses.

Extraction de mercure du sulfure de mercure rouge (mercure revivifié du Cinabre).

℞ Sulfure de mercure rouge pulvérisé, ℔ IV.
Limaille de fer, ou chaux vive ℔ ij.

Mêlez et introduisez ce mélange dans une cornue de fer ou de grès, enduite d'un lut argileux, assez grande pour n'être remplie qu'à moitié, ou, au plus, aux deux tiers; placez la cornue dans un fourneau à réverbère, que vous recouvrirez de son dôme; adaptez au col de la cornue, qui doit être un peu long, un sac de linge dont vous fixez l'ouverture au col de la cornue, en le ficelant exactement; disposez votre récipient, garni d'eau, de manière à ce que le linge et l'extrémité du col de la cornue plongent dans l'eau. Procédez à la distillation par un feu gradué, jusqu'à ce que la cornue soit rouge; laissez refroidir l'appareil, vous trouverez au fond du récipient, et après le linge, le mercure qui a été élevé en vapeurs par l'action du feu, et que l'eau a condensé; exprimez le linge, afin d'avoir tout le mercure qu'il peut contenir; séparez l'eau qui le recouvre, en inclinant le vase et le décantant; versez le produit dans un entonnoir de verre, dont vous boucherez l'extrémité, afin que l'eau qui reste puisse se rassembler à la surface; enlevez l'eau et achevez la dessiccation du mercure, en appuyant à plusieurs reprises à sa surface du papier gris non collé. Il reste dans la cornue un sulfure de fer ou de chaux, selon que l'on a employé l'un de ces corps.

Extraction d'acide citrique.

℞ Citrate de chaux ℔ iij.
Acide sulfurique concentré ℔ ij.
Eau pure ℔ vj.

Mettez le citrate de chaux dans une bassine d'argent, et versez dessus l'acide sulfurique, que vous aurez auparavant mêlé avec les six livres d'eau ; chauffez le mélange jusqu'à ébullition, en ayant soin de le remuer avec une spatule d'argent ou de verre ; retirez du feu, pour laisser déposer le sulfate de chaux produit pendant l'opération. Filtrez la liqueur, lavez le résidu jusqu'à ce que l'eau des lavages ne soit presque plus acide; réunissez toutes les liqueurs, et faites évaporer jusqu'à pellicule; alors versez dans une terrine, que vous mettez dans un lieu frais, pour obtenir l'acide cristallisé. On purifie ces cristaux par une ou deux solutions et cristallisations; alors on les fait sécher et on les conserve dans un flacon de verre.

Extraction d'ammoniaque.

L'ammoniaque est une substance gazeuse. Comme il ne serait pas commode de la conserver sous cet état, on la reçoit ordinairement dans l'eau, qui s'en sature, et fait qu'on peut la conserver et transporter plus facilement, pour s'en servir au besoin.

Eau saturée d'ammoniaque, ou ammoniaque liquide.

℞ Carbonate ammoniacal dissous dans de l'eau, q. v.

Déposez-le dans une cruche de grès; adaptez à ce vaisseau un tube communiquant avec l'appareil de Woulf, d'une part, et de l'autre un entonnoir de verre, fermé par le moyen d'une baguette de verre garnie de filasse à l'une de ses extrémités; versez par l'entonnoir de la chaux vive délayée dans l'eau ; on réitère les affusions de lait de chaux, jusqu'à ce qu'il ne se dégage plus de gaz, et à chaque affusion, on a soin de boucher le tube de l'entonnoir avec son obturateur. La chaux s'empare de l'acide du carbonate et se précipite, tandis que l'ammoniaque se dégage sous forme de gaz. Le liquide qui reste dans la cruche se trouve saturé de gaz, mais il n'est pas aussi pur que celui des flacons, et il contient souvent un peu de carbonate de chaux. Cependant il peut s'employer dans les liniments et dans tous les médicaments destinés à l'usage extérieur [1].

[1] Pour cette préparation, on peut se servir du carbonate d'ammoniaque, que l'on retire des os, en confectionnant le charbon animal. On le purifie, en agitant sa solution avec du charbon animal, qui la débarrasse de l'huile empyreumatique, dont il était imprégné et on filtre. Cette opération est tellement facile, que chaque pharmacien peut la faire chez lui, en préparant lui-même du charbon animal, dont il trouvera l'emploi dans sa pharmacie.

CHAPITRE VII.

FORMATION ET EXTRACTION DE PRODUITS QUI N'EXISTAIENT PAS DANS LES CORPS SOUMIS A L'OPÉRATION, MAIS DONT CES CORPS CONTENAIENT LES PRINCIPES PROCHAINS.

Tous les corps organisés, et beaucoup des produits qu'on en retire naturellement, tels que le sucre, la gomme, les résines, l'alcool, etc., sont susceptibles, lorsqu'on les soumet à l'action du feu, de certains réactifs, ou de l'un et l'autre ensemble, de donner des produits qui n'existaient pas dans ces corps; mais dont la formation est due au dégagement ou à l'isolement d'un ou de plusieurs principes du corps soumis à l'opération, tandis que plusieurs autres principes du même corps se combinent dans des proportions respectives, différentes de la première combinaison. Ainsi un morceau de bois, qui est, en dernière analyse, composé de carbone, d'hydrogène, d'oxygène, et de quelques sels minéraux, tels que sulfate, acétate et carbonate de potasse, d'alumine et de fer, donnera pour produit de l'action du feu qu'on lui appliquera dans des vaisseaux clos :

1° Par l'action d'un feu très doux, l'eau de végétation qu'il pouvait contenir, mais qui n'y était pas apparente;

2° Par l'application d'une chaleur plus forte, l'oxygène, l'hydrogène, et une partie du carbone qu'il contient, s'uniront en différentes proportions pour former de l'eau, de l'acide carbonique et acétique, et enfin de l'huile;

3° Il restera dans la cornue un charbon, qui retiendra le carbonate, sulfate et muriate de potasse, d'alumine et de fer, qui entraient dans la composition du bois.

Les réactifs agissent également sur ces corps, et, quoique d'une manière différente, ils produisent des substances nouvelles, en favorisant les combinaisons des divers principes de ce composé en des proportions différentes. Quelquefois le réactif se décompose, ainsi que le corps soumis à l'opération, comme cela arrive dans la préparation de l'acide oxalique par l'acide nitrique; quelquefois aussi, il peut favoriser la formation des nouveaux produits, sans se décomposer lui-même, à raison de l'affinité qu'il a avec un des produits futurs, et c'est ce qui arrive dans la fabrication de l'éther sulfurique.

TITRE PREMIER.

FORMATION DES PRODUITS PYROGÉNIQUES.

Produits de la distillation à feu nu du Succin.

On introduit dans une cornue de verre, enduite d'un lut argileux, une quantité de succin concassé, qui remplisse à peu près la moitié, ou au plus les deux tiers de la cornue. On place la cornue dans le laboratoire d'un fourneau; on adapte au col de la cornue une allonge, un ballon tubulé et un tube de sûreté; après avoir exactement luté, on chauffe graduellement l'appareil, et on continue le feu, jusqu'à ce qu'il ne passe plus aucun produit.

On obtient d'abord un peu d'eau limpide, qui ne tarde pas à se colorer en rouge; cette liqueur est acide, et a une forte odeur de succin; on ne tarde pas à apercevoir de petits cristaux d'acide succinique, qui tapissent le col de la cornue sous forme d'aiguilles blanches ou jaunâtres; bientôt après on remarque des gouttes d'une huile blanche, légère, d'une odeur pénétrante. On continue le feu en augmentant son intensité, et il passe bientôt une huile jaune qui se colore de plus en plus, et qui, sur la fin de l'opération, est d'un brun noirâtre. Le sel volatil continue à se sublimer; mais sa coloration augmente en raison de la coloration plus ou moins prononcée de l'huile. Lorsque tous les produits volatils sont retirés, il reste dans la cornue une masse noire charbonneuse. Lorsqu'on opère sur une masse un peu considérable de succin, on change plusieurs fois de récipient pendant l'opération, afin d'isoler les produits différents qui en sont le résultat.

Tous ces produits excepté l'acide succinique, sont formés par l'action du feu, et n'existaient pas dans le succin avant l'opération.

TITRE SECOND.

FORMATION, PAR L'ACTION DES RÉACTIFS, DE PRODUITS QUI N'EXISTAIENT PAS DANS LES CORPS SOUMIS A L'OPERATION.

Acide oxalique. (CHAPTAL, *Chimie des arts.*)

℞ Sucre blanc ℥ ij.
Acide nitrique ℔ j ℥ ij.

Mettez le sucre dans une cornue de verre capable de contenir à peu près seize livres d'eau; placez-la sur un bain de sable; versez l'acide sur le sucre; adaptez à la cornue un ballon tubulé, muni d'un tube plongeant, dans un flacon rempli d'eau, jusqu'aux deux tiers de sa capacité; chauffez légèrement l'appareil jusqu'à ce que le mélange entre en effervescence; lorsqu'elle sera passée, augmentez le feu de manière à produire l'ébullition du liquide; continuez le feu jusqu'à ce qu'il ne se manifeste plus de vapeur nitreuse; alors cessez le feu; versez le liquide contenu dans la cornue, dans une capsule de porcelaine, et laissez refroidir pour obtenir les cristaux; lorsqu'ils seront formés, décantez le liquide qui les surnage; mettez-le de nouveau dans la cornue, et versez dessus huit onces d'acide nitrique, procédez comme ci-dessus, et vous obtiendrez une nouvelle cristallisation. Prenez les cristaux des deux opérations; faites-en la solution dans de l'eau distillée; faites évaporer et cristalliser de nouveau. On réitère les solutions et cristallisations jusqu'à ce que les cristaux soient parfaitement purs.

Les farines de froment, de seigle, etc., les gommes, la chair des animaux, traités de cette manière, donnent également de l'acide oxalique.

Dans ces opérations, l'acide nitrique est décomposé; son oxigène se porte sur le carbone de la substance soumise à son action, et forme de l'acide carbonique qui se dégage avec le gaz nitreux; d'un autre côté, l'acide oxalique se forme d'une partie du carbone et de tout l'hydrogène et l'oxigène que contenait la substance soumise à l'opération.

Ether sulfurique.

℞ Alcool rectifié,
Acide sulfurique concentré, } an : ℔ v.

Versez peu à peu l'alcool sur l'acide, et agitez chaque fois, pour favosiser la pénétration des deux liqueurs, qui est accompagnée d'un dégagement considérable de chaleur; ce mélange peut se faire dans un vase de verre, et alors il est prudent de placer ce vase sur une couronne de paille, au milieu d'une bassine de cuivre, afin que s'il arrive un accident, on soit à l'abri des suites que pourrait occasioner la rupture du vaisseau; le mélange fait, on l'introduit dans une cornue de verre tubulée, que l'on place sur un bain de sable, on adapte au col de la cornue une allonge que l'on fait communiquer avec un serpentin, à l'extrémité duquel on adapte un ballon tubulé, communiquant par l'appareil de Woulf avec des flacons de verre également tubulés, et terminés par un tube de sûreté; ces flacons contiennent de l'alcool jusqu'à moitié de leur capacité; on lute exactement toutes les jointures avec le lut à la chaux et au blanc d'œuf; on procède à la distillation en plaçant sous le bain de sable quelques charbons allumés; on augmente graduellement le feu jusqu'à ce que le mélange entre en ébullition; on aperçoit d'abord le long des parois du col de la cornue, des gouttes d'une liqueur incolore, auxquelles succèdent des stries qui coulent le long du verre et ont une apparence huileuse;

on continue le feu jusqu'à ce que l'on ait retiré à peu près un cinquième du volume de l'alcool employé; alors on interrompt l'opération pour verser dans la cornue une livre de nouvel alcool; on procède de nouveau à la distillation, et on peut réitérer quatre à cinq fois les affusions de nouvel alcool, en interrompant chaque fois la distillation; après la dernière affusion, on continue la distillation jusqu'à ce qu'on commence à apercevoir dans la cornue, quelques vapeurs blanches; alors on arrête l'opération si l'on se propose de n'obtenir que l'éther.

Si l'on veut obtenir d'autres produits que l'éther, on change de récipient, et, en continuant l'action du feu, que l'on augmente sur la fin de l'opération, on obtient beaucoup d'acide sulfureux volatil, dont la présence s'annonce par l'apparition de vapeurs blanches; de l'eau, de l'acide acétique, une liqueur éthérée de couleur ambrée (connue jadis sous le nom d'huile douce de vin), de l'acide carbonique; enfin il reste dans la cornue une matière noire, épaisse comme du bitume, qui, si on continue l'action du feu, donne pour dernier produit du charbon, du soufre, et du gaz hydrogène sulfuré.

On rectifie l'éther que l'on a obtenu au bain-marie, après avoir préalablement saturé l'acide sulfureux qui pouvait l'accompagner, par le moyen de la potasse, ou de la magnésie caustique; l'huile éthérée doit également, avant sa rectification, être débarrassée de l'acide sulfureux par les mêmes moyens.

Lorsqu'on opère en grand pour faire de l'éther, on se sert de cucurbites de plomb, et même de cuivre: dans cette opération, l'acide sulfurique n'est pas décomposé, lorsqu'il ne se forme que de l'éther; mais, par la grande attraction qu'il a pour l'eau, il favorise la conversion d'une partie de l'alcool en eau, par des changements de proportions relatives dans ce liquide; l'alcool est composé de carbone, d'hydrogène et d'oxygène; une partie de l'hydrogène et d'oxigène forme de l'eau; une partie du carbone est mise à nu, et enfin l'excédant de ces principes sert à constituer l'éther que l'on obtient. Ainsi la formation de l'éther est due à la réaction que l'acide sulfurique détermine dans les principes de l'alcool, les uns sur les autres [1].

[1] Autrefois on distillait de suite le mélange de parties égales d'alcool et d'acide, jusqu'à ce qu'on aperçût les vapeurs blanches d'acide sulfureux; mais en 1774, Claude-Louis Cadet, membre de l'Académie des Sciences, entreprit un travail sur l'éther; le but de ce travail était de pouvoir diminuer le prix élevé de ce produit, pour qu'on pût l'appliquer à la fabrication des instruments élastiques, dont le caout-chouc soluble dans l'éther, devrait être la base. Il imagina de faire plusieurs affusions successives d'alcool sur le même acide, et il prouva que l'on pouvait les réitérer jusqu'à dix fois, et obtenir chaque fois de l'éther. Ce travail est consigné dans les mémoires de l'Académie des Sciences de 1774, cité par Macquer, dans son Dictionnaire de chimie, édition de 1778; par Fourcroy, dans son système des connaissances chimiques, et enfin cité par M. Boullay lui-même, dans la Notice historique sur Cadet, qu'il lut à la société de pharmacie, le 28 brumaire an 14. Je ne sais par quelle fatalité, MM. Thénard, Orfila et Caventou, attribuent cette découverte à M. Boullay qui l'a proclamée être le fruit des travaux de Cadet; la reconnaissance pour celui qui guida mes premiers pas dans la carrière de la pharmacie, autant que la parenté, m'imposent le devoir de faire cette réclamation; l'antériorité de cette découverte importante est incontestablement assurée à Cadet, et je ne conçois pas ce qui a pu induire à une pareille erreur des hommes aussi savants qu'estimables.

CHAPITRE VIII.

MÉDICAMENTS COMPOSÉS CHIMIQUES.

On donne le nom de composés chimiques aux médicaments formés de corps qui, s'unissant et se combinant, ensemble, d'après les lois des affinités, se saturent réciproquement; il y a des corps qui sont susceptibles de s'unir entre eux dans des proportions différentes, bien qu'ils aient un point moyen de saturation; un composé formé des deux mêmes substances peut être très différent de lui-même, selon les proportions dans lesquelles, elles se trouvent unies, la manière dont la combinaison s'est faite, et selon l'état d'aggrégation du composé. Le mercure et le soufre mêlés et triturés ensemble, donnent une poudre noire, connue autrefois sous le nom d'œthiops minéral; si on soumet à l'action d'un feu violent, du mercure et du soufre, on obtient, par sublimation, une masse aiguillée d'une couleur violette, qui, réduite en poudre, donne une poudre rouge nommée de vermillon. Les diverses proportions respectives des corps, changent très souvent aussi les propriétés physiques et chimiques du composé; ainsi l'oxygène combiné avec le fer, le plomb, l'antimoine, donnent des oxydes noirs, gris, blanc, jaunes, bruns, ou rouges, selon la quantité d'oxygène unie à l'un de ces métaux, et l'on peut faire successivement passer un de ces métaux par tous ces divers degrés d'oxydation.

Les propriétés chimiques et thérapeutiques du composé varient également selon les proportions relatives de ses composants. Le chlore et le mercure, combinés à l'état de proto-chlorure, donnent un sel insoluble, presque insipide, nommé autrefois mercure doux, par opposition au deuto-chlorure de mercure, nommé sublimé corrosif; ce dernier sel, bien que composé des deux mêmes substances que le précédent, est soluble dans l'eau et l'alcool, a une saveur âcre, mordicante, et est un des médicaments les plus énergiques, ou un poison des plus violents, selon la dose à laquelle on l'administre.

Beaucoup de sels peuvent exister sous trois états : à l'état de sels saturés, les deux substances se saturant réciproquement la plupart des sels de sels avec excès de base : le borate de soude, les sous-carbonates de potasse de sels avec excès d'acide, sulfate acide de potasse, d'alumine, etc.

Les corps simples sont susceptibles de s'unir plusieurs ensemble et de former des composés ternaires, quaternaires, etc.; la plupart des sels sont des composés quaternaires, quinaires, etc.

Pour que la combinaison des corps puisse avoir lieu, il faut qu'ils soient divisés, et le plus souvent dissous. (*Corpora non agunt nisi sint soluta.*)

Quelques corps, comme le soufre et le mercure, peuvent se combiner en favorisant par la trituration le contact de leurs molécules; d'autres ont besoin d'être dissous dans un liquide pour que leurs molécules puissent attaquer un autre corps;

Quelques autres, outre la division procurée par l'interposition d'un liquide entre leurs molécules, ont encore besoin du concours de la chaleur;

Enfin il est des corps, comme le soufre et l'alcool, qui ne peuvent s'unir que lorsqu'ils sont réduits tous les deux en vapeurs, par l'action du calorique.

La combinaison des corps entre eux donne lieu à divers phénomènes qui varient selon la nature des corps, et leur état, au moment de la combinaison; les changements les plus sensibles sont ceux qui ont lieu dans la température et la densité du mélange. Il y a dans beaucoup de combinaisons, dégagement de chaleur, et souvent même de lumière; quelques métaux, le soufre, le phosphore, l'hydrogène, etc., dégagent de la lumière et de la chaleur, lorqu'on les combine avec l'oxygène; dans d'autres cas, il y a chaleur sans lumière, comme lorsque l'on dissout des gaz dans l'eau; enfin, souvent il y a refroidissement lors de certaines combinaisons; la solution de beaucoup de sels et même de la glace dans l'eau, fait baisser la température du mélange, de plusieurs degrés, lorsque ces sels sont cristallisés, tandis que, lorsqu'ils sont bien desséchés, la température s'élève lorsqu'on les combine avec l'eau; la densité de la combinaison est également souvent différente de celle que le calcul de la densité des deux corps combinés indiquerait; ainsi une très petite proportion d'arsenic combinée avec des métaux très ductiles, comme le cuivre, l'argent, etc., donne un alliage cassant, etc.

TITRE PREMIER.

Combinaison de deux corps simples.

La combinaison de deux corps simples peut se faire en mettant en contact deux corps simples isolés, qui ont de l'attraction l'un pour l'autre; c'est ce qu'on peut nommer combinaison directe: elle peut s'opérer avec ou sans le concours de la chaleur.

On peut également, dans certains cas, mettre un corps simple en contact avec un corps composé, et si ce corps a plus d'attraction pour l'un des principes de ce composé, que n'en à l'autre substance qui forme le composé, le corps ajouté s'empare du principe vers lequel il est attiré, s'unit à lui et isole le corps qui formait avec lui la première composition.

Combinaison directe de deux corps simples à la température habituelle de l'atmosphère.

Sulfure de mercure noir.

℞ Soufre sublimé ℥iv.
Mercure pur ℥ij.

Mettez le tout ensemble dans un mortier de marbre, et triturez jusqu'à ce que la combinaison soit parfaite, ce dont on s'assure en examinant à la loupe la poudre noire, qui est le résultat de l'opération; lorsque la combinaison est parfaite, on ne doit plus y apercevoir de globules mercuriels.

Combinaison directe de deux corps simples par le moyen de la fusion.

Sulfure de fer.

℞ Limaille de fer } an : p. ég.
Soufre pur }

Mettez ces deux substances dans un creuset en grès, que vous garnirez de son couvercle; procédez à la fusion en plaçant le creuset au milieu de charbons ardents; remuez le mélange avec une baguette de fer, et lorsqu'il sera parfaitement homogène, retirez le creuset du feu; laissez-le refroidir un peu sans le découvrir, et serrez le produit encore chaud, dans un flacon bouché hermétiquement, afin qu'il ne se décompose pas par l'action de l'air.

Combinaison d'un corps simple avec l'un des principes d'un corps composé, qui se décompose pendant l'opération.

Ce mode de combinaison à toujours lieu lors de l'extraction par les réactifs; car si l'on obtient un corps composé d'une part, de l'autre on a toujours un des principes du premier composé qui est mis en liberté; ainsi, dans la préparation du magister de soufre, on obtient du soufre isolé du premier composé; mais l'acide qu'on a ajouté pour le séparer de ce composé, s'est uni à la base salifiable, avec laquelle il était uni, et a formé un nouveau composé salin.

Dans l'extraction du mercure revivifié du cinabre, le fer ou la chaux ont formé un sulfure nouveau, qui a permis au mercure de se dégager de sa combinaison avec le soufre.

Deutochlorure d'antimoine (beurre d'antimoine).

℞ Deutochlorure de mercure ℥xvj.
Antimoine pur pulvérisé ℥vj.

Mêlez exactement et introduisez le mélange dans une cornue de verre lutée, dont le col soit large d'ouverture; placez cette cornue dans le laboratoire d'un fourneau à réverbère, et adaptez-y une allonge communiquant à un ballon tubulé; lutez les jointures et mettez sous la cornue quelques charbons allumés; augmentez le feu jusqu'à ce que vous aperceviez couler un liquide ayant la consistance de l'huile; ce liquide se congelle dans les récipients; continuez le feu sans augmenter son intensité, jusqu'à ce que la distillation s'interrompe. Il faut veiller à ce que le produit ne se cristallise pas dans le col de l'allonge ou de la cornue, ce qui pourrait les obstruer et causer la rupture de l'appareil; lorsque l'on s'aperçoit de cette cristallisation, on approche de l'endroit où elle se forme, une cuiller en fer garnie de charbons ardents; la chaleur rendant de la fluidité aux cristaux, les réduit en liqueur qui se rend dans le récipient. Lorsque l'opération est terminée, on peut, en changeant de récipient et augmentant le feu obtenir le mercure par distillation.

Dans cette opération, on se propose de combiner l'antimoine avec le chlore, qui était combiné avec le mercure; il y a donc dans cette opération décomposition du deutochlorure de mercure, combinaison de l'antimoine avec le chlore, et isolément du mercure.

TITRE SECOND.

Combinaison des corps composés entre eux.

Les corps déjà composés ont souvent la propriété de pouvoir encore s'unir à d'autres corps, de manière à former des corps plus compliqués; c'est ainsi qu'un métal combiné avec l'oxygène, s'unit avec un acide formé souvent lui-même d'un corps combustible uni à l'oxygène ou l'hydrogène pour former des sels; quelquefois un sel peut être composé de plusieurs bases unies à un seul acide, comme cela arrive dans l'alun, dont une variété est formée de potasse, d'alumine et d'ammoniaque unis à l'acide sulfurique.

Il y a des substances qui peuvent alternativement faire les fonctions de bases salifiables et d'acides; ainsi l'arsenic, qui forme des sels avec les acides, fait les fonctions d'acide, lorsqu'on le combine avec la potasse.

L'ammoniaque, qui précipite l'oxyde de cuivre, de nikel de leurs dissolutions, et qui se substitue à ces bases salifiables pour former un sel avec l'acide, qui était combiné avec ces métaux, peut aussi dissoudre ces métaux et former avec eux des ammoniures, que l'on peut obtenir cristallisés.

Ces combinaisons compliquées se font souvent directement, en mêlant ensemble les corps composés qui doivent s'unir, comme lorsqu'on mêle du deutoxyde de potassium (potasse) avec de l'acide nitrique, pour former du nitrate de potasse.

Mais il arrive souvent que l'on met en contact avec un corps composé un corps simple, qui d'abord est obligé de devenir lui-même composé binaire, avant de pouvoir s'unir au composé avec lequel il doit former une combinaison quaternaire. Par exemple, l'acide nitrique peut s'unir à l'oxyde de fer, et donner pour résultat du nitrate de fer; mais il ne peut se combiner avec le fer pur. Si l'on met dans de l'acide nitrique de la limaille de fer pur, la tendance qu'a l'acide à s'unir à l'oxyde de fer fera qu'une partie de l'acide se décomposera, pour réduire la limaille à l'état d'oxyde, tandis qu'une autre partie de l'acide s'unira avec l'oxyde au fur et à mesure qu'il se formera.

Souvent l'acide lui-même ne se décompose pas; mais l'eau avec laquelle il est délayé se décompose pour oxyder le métal, et favoriser sa combinaison avec l'acide. L'acide sulfurique, hydrochlorique, etc.,[1] plusieurs acides végétaux et animaux déterminent ainsi la décomposition de l'eau pour s'unir au fer, au zinc, etc. Dans beaucoup de cas, cette décomposition, qui n'aurait pas lieu à froid, peut s'opérer en employant le secours de la chaleur.

PREMIÈRE SÉRIE.

Sels saturés.

Autrefois, on donnait à ces sels le nom de sels secondaires, sels moyens ou sels neutres, parce que ces sels ne sont ni acides, ni alcalins.

Plusieurs de ces sels ne se préparent pas dans les pharmacies, parce que le commerce les fournit à très bon marché; plusieurs, tels que les sulfates de soude, de magnésie, le muriate de soude, sont retirés, par des exploitations considérables, sur les lieux où la nature les fournit abondamment. Le pharmacien doit s'assurer de leur pureté; et, si cela est nécessaire, les purifier par la solution et la cristallisation.

Il est beaucoup de sels que le pharmacien doit préparer lui-même.

Alors, on fait dissoudre la base salifiable, si elle est soluble, dans l'eau froide ou bouillante, et on y verse peu à peu l'acide jusqu'à ce qu'elle soit entièrement saturée. On s'assure du point de saturation, en mêlant un peu de la liqueur avec une teinture de mauve ou de violettes. Si la liqueur probatoire devient verte, l'alcali

[1] L'eau peut exister dans ces composés sous deux états; quelquefois elle n'y est qu'interposée à l'état pour ainsi dire d'imbibition, mais souvent elle fait partie de la composition. Ainsi dans les sels, l'eau de cristallisation fait partie du composé.

étant prédominant, il faut ajouter un peu d'acide; si, au contraire, elle rougit, c'est un indice qu'il y a trop d'acide, et il faut ajouter de la base salifiable. Lorsque l'on emploie des carbonates ou sous-carbonates, il ne faut essayer la liqueur qu'après l'avoir fait bouillir quelque temps, afin de laisser dégager tout l'acide carbonique qu'expulse le nouvel acide ajouté; sans cette précaution, l'acide carbonique, restant en dissolution dans la liqueur, pourrait réagir sur la liqueur probatoire, et induire en erreur sur le point de saturation du produit. Lorsque les bases sont insolubles, on verse dans l'acide la base délayée avec un peu d'eau. C'est ainsi qu'on prépare les sels calcaires, magnésiens et autres. Lorsque l'on est assuré du point de saturation, si le sel est cristallisable, on évapore jusqu'à ce qu'on aperçoive, à la surface de la liqueur, des rudiments de cristaux (vulgairement appelés pieds de mouche), et alors on verse la liqueur dans une terrine: que l'on dépose dans un endroit frais pour le laisser cristalliser. Si le sel est incristallisable, on évapore jusqu'à siccité, en ayant soin de ménager le feu sur la fin de l'évaporation.

Sels neutres.

Les sels minéraux peuvent se conserver sans altération, quoique dissous dans l'eau; mais les solutions de beaucoup de sels, formés avec les acides végétaux, se décomposent assez facilement avec le temps : la solution des tartrates, etc. Cependant, plusieurs de ces sels peuvent se conserver liquides, tels que l'acétate d'ammoniaque.

Sels préparés directement.

Muriate (Hydrochlorate) de Baryte. (Hydrochlorate de deutoxyde de Barium.)

℞. Carbonate de baryte, q. v.

Versez dessus de l'acide hydrochlorique muriatique liquide, jusqu'à ce qu'il ne produise plus d'effervescence; faites bouillir la solution obtenue, et mettez-en un peu avec la teinture bleue végétale pour vous assurer du point de saturation[1]. Si la liqueur est acide, ajoutez de nouveau du carbonate, jusqu'à ce qu'il n'y ait plus d'effervescence; filtrez le produit, faites évaporer jusqu'à pellicule, et mettez à cristalliser dans un lieu frais; lorsque la liqueur est refroidie, et que les cristaux sont bien formés, décantez l'eau mère, faites-là évaporer pour retirer de nouveaux cristaux, comme la première fois; laissez bien égoutter ces cristaux, et faites-les dissoudre dans s. q. d'eau distillée; faites évaporer et cristalliser de nouveau; égouttez les cristaux, et lorsqu'ils sont bien secs, serrez-les dans un vase de verre[2].

Sel desséché déliquescent.

Acétate de Potasse.

℞. Carbonate de potasse purifié, q. v.

Versez dessus du vinaigre distillé (acide acétique) jusqu'à ce qu'il n'y ait plus d'effervescence; filtrez alors la liqueur, et mettez-la à évaporer, dans des vaisseaux d'argent ou de porcelaine, sur un feu de charbon, couvert d'un peu de cendres, ou mieux encore au bain-marie. Lorsque la liqueur commence à se concentrer, on aperçoit à la surface des points cristallisés; on a soin de les rejeter, au fur et à mesure qu'ils se forment, sur les bords du vase évaporatoire, avec une spatule d'argent. On continue à remuer la liqueur dans le centre, elle devient épaisse; quand elle a la consistance du miel, on y mêle

[1] Dans les pharmacies, on se sert ordinairement de sirop de violettes étendu d'un peu d'eau.

[2] Lorsqu'on n'a pas à sa disposition de carbonate de baryte, on peut le remplacer par le sulfure de baryte, obtenu en faisant calciner dans un creuset du sulfate de baryte, mêlé avec un cinquième de charbon. Il faut alors faire la saturation en plein air, et s'abstenir de respirer le gaz sulfuré, qui se dégage abondamment. Le procédé pour le reste est le même; seulement on obtient dans cette opération du magister de soufre qui se précipite.

les cristaux déposés sur les bords du vase, et on a soin de remuer vivement et de renouveler les surfaces; lorsque la dessication avance, la masse se réduit en une espèce de poudre nacrée, qui occupe beaucoup plus d'espace que la liqueur épaisse; on continue à remuer le produit jusqu'à ce qu'il soit bien léger, et qu'on n'y aperçoive plus de grumeaux. Alors, on introduit cette poudre dans un flacon bien sec, que l'on chauffe avant d'y introduire la poudre, pour que la chaleur du sel ne le brise pas; on ferme le flacon hermétiquement, afin que le sel n'attire pas l'humidité de l'air, ce qui le ferait tomber en déliquescence [1].

Sel efflorescent avec excès de base.

Sous-phosphate de soude [2].

♃. Acide phosphorique liquide, q. v.

Carbonate de soude s. q., pour saturer, filtrez; faites évaporer jusqu'à pellicule, et mettez dans des vaisseaux convenables pour faire cristalliser dans un endroit frais. Décantez l'eau mère, lavez les cristaux avec un peu d'eau fraîche; laissez-les égoutter en inclinant la terrine; lorsqu'il ne coule plus de liqueur, détachez les cristaux de la terrine [3], et déposez-les sur un tamis, où vous les lais-

[1] On n'essaie pas ce sel avec la liqueur probatoire, parce qu'on le prépare avec un léger excès d'acide : cependant le produit est presque toujours alcalin, parce que la chaleur de l'évaporation volatilise un peu d'acide acétique. Une addition d'acide acétique, sur la fin de l'évaporation, n'empêche souvent pas que le produit ne verdisse un peu la teinture de violettes.

[2] On prend ordinairement le phosphate acide de chaux, retiré des os calcinés par le moyen de l'acide sulfurique; la soude, en saturant l'acide phosphorique, fait précipiter le phosphate de chaux.

[3] Pour détacher une masse cristallisée de la terrine où se sont formés les cristaux, le meilleur procédé est de chauffer légèrement la terrine, par le moyen du bain-marie, du bain de vapeurs, ou en la présentant à un feu doux; on enlève par ce moyen les cristaux en un seul pain, et on évite la rupture des terrines, qui arrive souvent lorsqu'on veut détacher les cristaux avec des spatules.

serez sécher jusqu'à ce qu'il commence à se manifester à leur surface quelques efflorescences; serrez-les alors dans des vases de verre ou de faïence bien bouchés.

Si l'on veut obtenir d'autres cristallisations des eaux mères, il faut à chaque fois y ajouter un peu de carbonate de soude; car il arrive souvent que, bien que la liqueur où se sont formés les cristaux fût alcaline avant leur formation, l'eau mère est légèrement acide. Le sel est toujours avec un léger excès de soude, ce que la dégustation et la teinture de violettes démontrent évidemment.

Sel préparé par la substitution d'un acide à un autre.

Mercure doux précipité. (Protochlorure de Mercure.)

℞. Protonitrate de mercure liquide, q. v [1].

Versez dessus acide muriatique (hydrochlorique) jusqu'à ce qu'il ne se fasse plus de précipité; étendez le mélange avec le double de son poids d'eau distillée; laissez reposer, décantez le liquide, et faites égoutter le précipité; versez de nouvelle eau distillée, et chauffez jusqu'à ébullition; elle est accompagnée d'un abondant dégagement de bulles, d'une odeur piquante d'acide muriatique; continuez l'ébullition jusqu'à cessation d'effervescence. Le précipité, qui, par la moindre agitation, se mêlait à la liqueur, et y restait quelque temps suspendu, s'en sépare au moindre repos; la liqueur qui surnage est parfaitement claire; la couleur du précipité, qui était d'un beau blanc de lait, prend une légère teinte jaunâtre. Après l'ébullition, on décante l'eau, on lave le précipité par de nouvelles affusions d'eau distillée, on le jette sur un filtre, et on le fait sécher. Ce précipité est aussi fin que le protochlorure de mercure sublimé reçu dans l'eau, et peut être employé aux mêmes usages.

[1] On peut se procurer également ce sel, en triturant, dans un mortier de verre, du protonitrate de mercure cristallisé, avec de l'acide

Sel préparé par double décomposition.

Tartrate de mercure.

℞. Protonitrate de mercure liquide, q. v.

Versez dedans du tartrate de potasse saturé, dissous dans s. q. d'eau, jusqu'à ce qu'il ne s'y forme plus de précipité; décantez la liqueur qui surnage le précipité, et lavez-le plusieurs fois avec l'eau distillée; séchez-le, et le conservez dans un vase de verre. Dans cette opération, il se forme du nitrate de potasse et du tartrate de mercure.

Beaucoup de sels mercuriels se préparent par ce procédé, en mêlant avec le protonitrate de mercure le sel dont on veut unir l'acide au mercure : le phosphate, l'oxalate de mercure, etc.

Sel préparé par double décomposition et sublimation.

Muriate de mercure corrosif. (Deutochlorure de mercure.)

℞.	
Sulfate acide de mercure, Muriate de soude décrépité, Oxyde noir de manganèse,	an : p. ég.

Mêlez exactement, et mettez dans un matras, dont vous ne remplirez que la moitié; placez sur un bain de sable, et chauffez jusqu'à ce que la sublimation du sel soit achevée; l'acide sulfurique se porte sur la soude, avec laquelle il forme du sulfate de soude, tandis que le chlore ou acide muriatique se combine avec le mercure, et forme le deutochlorure qui se sublime.

hydrochlorique, ou un sel muriatique quelconque. La combinaison s'opère aussi bien en ayant soin de triturer long-temps. De quelque manière que l'on opère, il faut toujours faire bouillir dans l'eau le précipité obtenu. Les lavages à l'eau froide, quelque réitérés qu'ils soient, ne peuvent pas suppléer à l'ébullition qui modifie le précipité.

Sels trisulés, ou à doubles bases.

Tartrate de potasse et de soude.

℞. Tartrate acidule de potasse, q. v.

Faites dissoudre dans s. q. d'eau bouillante; ajoutez du carbonate de soude jusqu'à cessation d'effervescence; faites bouillir, puis assurez-vous de la saturation du sel, par la teinture ou le sirop de violettes; faites évaporer jusqu'à pellicule, et mettez à cristalliser. Dans cette opération, la soude sature l'acide qui, par sa présence, constituait le tartrate acidule de potasse, et en forme un tartrate de soude, qui reste combiné avec le tartrate de potasse saturé, et ne forme avec lui qu'un seul sel à double base.

Tartrate de potasse antimonié.

℞. Oxyde d'antimoine sulfuré vitreux porphyrisé ℔j.
Tartrate acidule de potasse pulvérisé ℔jss.

Mêlez les deux poudres; faites bouillir dans un vase d'argent ou de faïence, avec environ dix livres d'eau de rivière, et lorsqu'elle sera en ébullition, jetez-y environ six onces à la fois de la poudre ci-dessus, et continuez ainsi jusqu'à ce que toute la poudre soit employée; à chaque projection, il se produit une effervescence, due à un dégagement de gaz sulfuré dont il faut s'abriter; on laisse bouillir, et on n'ajoute de nouvelle poudre que lorsque l'effervescence a cessé; après la dernière addition de poudre, on laisse bouillir la liqueur pendant un petit quart-d'heure, et après on filtre; on fait évaporer la liqueur filtrée jusqu'à pellicule, et alors on la verse dans des terrines, qu'on met dans dans un endroit frais pour favoriser la cristallisation; on décante l'eau mère, que l'on fait évaporer pour obtenir de nouvelles cristallisations; on fait égoutter les cristaux, et, pour les obtenir bien purs, on les dissout dans l'eau distillée; on fait évaporer et cristalliser de nouveau. Le dégagement du gaz hydrogène sulfuré, dans cette opération, est dû à ce que, dans le verre d'antimoine, l'antimoine n'est pas assez oxydé pour s'unir à l'acide tartarique; alors, une partie de l'eau se décompose, son oxygène se porte sur l'oxyde d'antimoine, et son hydrogène se dégage, après s'être combiné avec un peu de soufre. Le résidu est composé d'oxyde d'antimoine sulfuré, et de silice et d'argile, que le verre d'antimoine avait enlevé aux creusets pendant sa fusion, et qui étaient combinées avec lui[1].

SECONDE SÉRIE.

Savons.

On ne donnait autrefois le nom de savon qu'à la combinaison d'un alcali avec un corps gras liquide ou concret; maintenant on donne ce nom à toutes les combinaisons des corps gras ou résineux avec les alcalis, ou les oxydes métalliques.

Les savons alcalins sont tous solubles dans l'eau et l'alcool; leur solution dans l'eau a une teinte opaline; leur solution alcoolique est parfaitement transparente; ils ont une saveur âcre, désagréable, particulière. Les savons solubles sont décomposés par les acides qui s'emparent de leurs bases pour former des sels. L'action des alcalis sur l'huile convertit en acides oléique et margarique les principes de l'huile, et forme des sels avec ces acides. Les savons ont la propriété de délayer et dissoudre les corps gras, et c'est en raison de cette propriété, qu'on les emploie dans le dégraissage.

Les savons solubles contiennent souvent de l'eau à l'état de combinaison, à peu près comme celle qui est dans les sels à l'état d'eau de cristallisation; mais ce

[1] On peut, au lieu de verre d'antimoine, se servir, pour cette préparation, de quelques autres oxydes d'antimoine, et même du sous-sulfate d'antimoine. Quelques praticiens se servent d'une chaudière en fonte de fer; mais ce vase a l'inconvénient de former un peu de tartrate de fer, qui, à la vérité, reste dans les eaux mères, parce qu'il est déliquescent.

pendant la privation de cette eau ne réduit pas les savons en poudre, comme cela arrive aux sels efflorescents. Les savons, bien que desséchés, conservent leur forme.

Les savons alcalins sont mous ou solides; l'ammoniaque et la potasse forment toujours des savons mous avec tous les corps gras; la soude, avec les graisses d'animaux et l'huile d'olive, donne des savons solides, et, au contraire, avec les huiles dites siccatives, telles que celles de lin, de colza, de pavots, elle ne forme que des savons mous, ou du moins peu solides.

Savon ammoniacal.

Le savon ammoniacal se fait presque toujours extemporanément; l'opération consiste à mêler ensemble la dose d'huile et d'ammoniaque, déterminée par le médecin, dans une bouteille, et en agitant ensemble ces deux corps, la combinaison s'opère. Il faut avoir soin de boucher exactement la bouteille, afin que l'ammoniaque ne se volatilise pas en partie, ce qui changerait les proportions du savon.

Il y a plusieurs préparations qui contiennent du savon ammoniacal : l'esprit de corne de cerf, l'esprit volatil aromatique huileux de Sylvius; aussi ces préparations exigent qu'on les conserve dans des vases bouchés à l'émeril.

Savon avec la potasse.

La potasse forme toujours des savons mous, non-seulement avec les huiles, mais encore avec la plupart des matières animales, surtout lorsqu'on emploie l'ébullition. C'est ainsi que, dans plusieurs fabriques, on prépare du savon avec la laine qui a été tondue sur les draps. L'eschare du cautère fait par la potasse caustique est une espèce de savon à base de potasse. Les savons avec la potasse se préparent ordinairement avec les huiles siccatives, et sont connus dans le commerce sous les noms de savon noir et savon verd. Ces savons ne sont pas employés ordinairement dans la pharmacie. Cependant, dans la médecine populaire, on s'en sert en les mêlant avec des préparations alcooliques, pour faire des topiques ou des liniments.

On saponifie aussi quelquefois les corps gras par la potasse, et on ajoute ensuite du muriate de soude, qui, se décomposant, donne du muriate de potasse qui reste dans la liqueur, et du savon à base de soude qui surnage. Ce procédé est recommandé dans le formulaire de Cadet, pour préparer le savon destiné à faire le baume oppodeldoch anglais.

Pour que l'huile se saponifie bien, il faut que la solution alcaline soit à l'état caustique. La liqueur peut être plus ou moins concentrée; mais, en général, il vaut mieux commencer la saponification par les lessives faibles, réservant les lessives concentrées pour la fin de l'ébullition.

Le seul savon à base de potasse qui se prépare en pharmacie est le savon de Starkey, que l'on prépare en triturant ensemble parties égales de térébenthine, d'huile volatile de térébenthine, et de sous-carbonate de potasse desséchée par la calcination.

Savons à base de soude.

Les savons à base de soude employés dans la pharmacie sont en partie fournis par le commerce, les autres sont préparés par les pharmaciens. Ceux que le commerce fournit sont le savon blanc et bleu de Marseille; on peut les employer pour toutes les préparations destinées à l'usage extérieur, comme l'emplâtre de savon, la teinture dite essence de savon, les liniments, etc. Autrefois, on prescrivait souvent l'emploi du savon d'Alicante et de Venise dans des préparations destinées à l'usage intérieur; mais depuis long-temps, et avec raison, on leur substitue le savon médicinal.

On prépare, en pharmacie, deux espèces de savons à base de soude, l'un avec les huiles d'olives ou d'amandes douces, l'autre avec la moelle de bœuf. Le premier se fait directement avec la soude. Dans la préparation du second, on saponifie d'abord la moelle par la liqueur de potasse caustique, et, par l'addition du sel marin; on décompose la première combinaison pour obtenir un savon de soude.

Savon de moelle de Bœuf. (*Codex.*)

℞ Moelle de bœuf épurée 500.
Solution de potasse caustique de 36 degrés 250.

Mettez dans un vase de faïence ou de porcelaine; chauffez pour liquéfier la moelle; remuez constamment avec une spatule de bois, et continuez le feu jusqu'à ce que vous ayez obtenu une masse totalement soluble dans l'eau. Délayez alors ce savon dans 2,000 parties d'eau bouillante, et ajoutez :

Muriate de soude 180,
Dissous dans eau distillée 1,000.

Mêlez intimement, et vous aurez une masse qui se séparera de la liqueur en se précipitant; décantez l'eau; mettez le savon à égoutter, coulez-le dans des formes de faïence, et laissez sécher. Ce savon est prescrit pour la préparation du baume oppodeldoch.

Savons insolubles.

Les savons insolubles sont composés d'oxydes métalliques, et surtout d'oxydes de plomb unis à des corps gras; ils sont insolubles dans l'eau. Il y en a de deux sortes, selon la manière dont on les a préparés. Les premiers sont blancs; on les prépare en ajoutant avec les substances qui doivent les former une certaine quantité d'eau, qui sert pour ainsi dire de bain-marie pendant tout le temps qu'ils sont sur le feu. Si, pendant la cuisson, l'eau s'évapore, il faut la remplacer; mais il faut avoir soin de la chauffer auparavant, car l'addition de l'eau froide occasioneroit l'explosion du mélange hors de la bassine.

La seconde espèce de savons insolubles est d'un brun foncé. On les prépare sans le secours de l'eau, et autrefois on les désignait sous le nom d'emplâtres brûlés.

On peut obtenir des composés intermédiaires, en ménageant l'action directe du feu, et obtenir des savons de différentes nuances.

Savon métallique blanc.

℞ Oxide de plomb demi-vitreux porphyrisé,	
Huile d'olives,	au : ℔ij.
Axonge de porc.	

Mettez l'oxyde de plomb dans une bassine de cuivre, de la contenance d'environ douze litres; versez peu à peu l'huile d'olives, en remuant avec une spatule de bois jusqu'à ce que le mélange soit bien homogène, et qu'on n'y aperçoive plus de grumeaux; ajoutez alors l'axonge et un litre d'eau de rivière; placez la bassine sur un fourneau garni de charbons allumés, et agitez continuellement avec la spatule; lorsque l'eau commence à entrer en ébullition, le mélange se tuméfie considérablement, et on est obligé de retirer la bassine de dessus le feu; on modère la vivacité du feu, en répandant un peu de cendres sur sa surface; on replace la bassine sur le fourneau. Du moment où le mélange se tuméfie, sa couleur commence à s'altérer: la couleur rouge passe à la couleur de chair, qui diminue progressivement d'intensité, jusqu'à ce que la combinaison soit parfaite, et que la masse soit devenue blanche. On continue l'ébullition jusqu'à ce que le savon soit cuit, ce que l'on connoît, lorsqu'en l'agitant vivement, il s'en dégage des bulles qui quittent la masse, et s'élèvent au-dessus de la bassine, et lorsqu'en mettant un peu de la masse dans de l'eau froide, on peut, lorsqu'elle est refroidie, l'y malaxer sans qu'elle s'attache aux doigts; alors, on retire la bassine de dessus le fourneau, on enlève la masse, on la dépose sur un marbre, et on la malaxe dans tous les sens, pour la lier et exprimer l'eau qu'elle retient; on la roule en magdaléons, qu'on serre dans un endroit sec.

Savons métalliques bruns ou brûlés.

Il y a deux manières de préparer ces savons. Dans le premier procédé, on mêle ensemble le corps gras avec l'oxyde, avant de les exposer à la chaleur, et on les chauffe graduellement jusqu'à ce que la combinaison soit faite, et qu'elle ait une couleur brune foncée, tirant sur le noir.

Dans le second procédé, au contraire, on chauffe fortement les corps gras, et lorsqu'ils sont bouillants, on y ajoute peu à peu l'oxyde, qui se combine presqu'instantanément. A chaque projection d'oxyde, il se fait une vive effervescence, et il se dégage une vapeur irritante; cette vapeur s'enflamme facilement, et il faut se donner de garde d'en approcher un corps en ignition [1].

[1] Les huiles siccatives, bien qu'elles se combinent aussi aux oxydes métalliques, ne peuvent être employées à la fabrication des emplâtres; elles donnent, comme avec les alcalis, des savons mous, qui ont en outre l'inconvénient de se dessécher à leur surface et de s'écailler.

CHAPITRE IX.

MÉDICAMENTS COMPOSÉS, GALÉNIQUES, LIQUIDES, DESTINÉS À ÊTRE INGÉRÉS DANS LES ORGANES DE LA DIGESTION.

Le nombre des médicaments liquides composés est très considérable, et varie tous les jours, surtout pour les préparations qui ne sont pas officinales : non-seulement chaque médecin modifie, dans chacune de ses ordonnances, la composition de ces médicaments, selon l'exigence des cas, mais encore souvent les malades emploient des remèdes populaires, ou modifient de leur chef l'ordonnance du médecin, et à son insu.

Les véhicules employés pour extraire ou dissoudre les parties médicamenteuses des mixtes qu'on soumet à leur action, peuvent être, comme l'eau, un simple véhicule délayant, qui ne modifie pas l'effet des corps soumis à son action, ou, comme le vin, l'alcool, l'éther, etc., augmenter et modifier les vertus médicamenteuses des principes extraits. C'est ainsi que, dans l'éther digitalé (teinture de digitale éthérée), l'éther sert à modifier l'effet nauséeux de la digitale. On préfère, dans certains cas, tel véhicule à tel autre, non-seulement à cause de sa plus grande action dissolvante sur les principes que l'on veut obtenir, mais encore à cause de l'action médicamenteuse qu'il exerce par lui-même.

La division de ce chapitre est nécessairement basée d'après la nature des véhicules, et chacun d'eux sera le sujet d'un titre particulier.

TITRE PREMIER.

Médicaments composés par solution et extraction, le véhicule restant avec les principes dissous, l'eau servant de véhicule.

Tout le monde connoît la propriété dont jouit l'eau, de dissoudre un grand nombre de corps; et c'est avec raison que les philosophes l'ont surnommée *le grand dissolvant de la nature*. Cette propriété peut encore être augmentée par la pression, par le froid, par l'application d'une chaleur plus ou moins forte. Lorsque l'on a employé des moyens artificiels pour faire dissoudre à l'eau plus de substances qu'elle n'en peut retenir, elle laisse dégager ou précipiter ces substances, lorsque la cause de la dissolution surabondante vient à cesser; c'est ainsi qu'une eau sursaturée de gaz par la compression, laisse dégager ce gaz aussitôt que la force qui le tenait dissous dans l'eau vient à diminuer; qu'une eau sursaturée de sel par l'action de la chaleur, laisse déposer des cristaux par le refroidissement; qu'une eau chargée de principes résineux par l'effet de la décoction, donne un bouillon clair et limpide tant qu'il conserve sa chaleur, et qui se trouble et dépose de la résine aussitôt qu'il se refroidit; les bouillons de quinquina, de gayac, etc.

Lorsque la solubilité des principes dissous dans l'eau n'est pas égale, en diminuant le volume du liquide par l'évaporation, les corps les moins solubles se séparent les premiers, et l'on emploie souvent ces moyens pour séparer d'une dissolution saline différents produits, en mettant la liqueur à cristalliser à divers degrés de concentration. On doit donc, pour la conservation égale du produit des opérations, avoir égard à toutes les circonstances qui peuvent y concourir.

PREMIÈRE SECTION.

Solutions salines dans l'eau.

Eau calcaire, dite eau de chaux seconde.

℞ Chaux vive ℔j.
Eau de rivière ℔x.

Mettez la chaux dans une terrine de grès, et versez dessus peu à peu de l'eau; l'eau s'absorbe promptement, et occasione de la chaleur, qui se manifeste par le développement d'une vapeur chaude assez abondante, la chaux se brise et se réduit en poudre; lorsqu'elle est en cet état, on ajoute par fractions le reste de l'eau, on laisse reposer le mélange, et on décante l'eau, que l'on rejette. On verse sur le résidu de nouvelle eau, on mêle bien, et on introduit le tout dans un flacon, pour s'en servir au besoin [1].

Liqueur de Vanswiéten.

℞ Muriate de mercure corrosif (deutochlorure de mercure) gr. xvj.
Eau distillée ℔ij.

Déposez le sel mercuriel dans un mortier de verre, triturez avec le pilon de verre jusqu'à ce qu'il soit réduit en poudre impalpable; ajoutez alors environ un gros de l'eau distillée; triturez de nouveau jusqu'à ce que la poudre soit exactement mêlée avec l'eau; ajoutez le reste de l'eau peu à peu, en triturant toujours jusqu'à parfaite solution; versez le produit dans un vase de verre.

[1] Il est essentiel de ne pas employer l'eau de la première affusion, parce que souvent la chaux contient un peu de potasse, due aux cendres du bois avec lequel on la calcine. Il est aussi très-essentiel de laisser l'eau de chaux sur son marc; elle attire promptement l'acide carbonique de l'air, et elle peut se saturer de nouveau de la chaux qui reste dans le flacon, en ayant soin d'agiter le mélange; au lieu que lorsqu'elle est filtrée à l'avance, elle ne peut réparer la déperdition qu'elle éprouve par la formation du carbonate de chaux.

Eau fondante de Trèves.

℞ Sulfate de magnésie ℥j.
Tartrate de potasse antimonié grß.
Eau de rivière ℔ij.

Mettez les sels dans un flacon de verre, versez l'eau dessus, et faites dissoudre à froid, en agitant le vase; filtrez, et mettez dans une bouteille de verre.

Ce remède est employé comme désopilatif et purgatif; dans le premier cas, on en prend un verre ou deux tous les matins. Quand on veut se purger, on prend toute la dose en plusieurs verres, à demi-heure de distance les uns des autres. Quelquefois, mais rarement, ce purgatif provoque le vomissement.

Eaux minérales artificielles.

Les eaux minérales naturelles sont de deux espèces: les unes ne sont que des solutions salines, d'autres sont des solutions salines et gazeuses.

Les eaux minérales artificielles offrent trois espèces: les eaux salines, les eaux gazeuses, et les eaux salino-gazeuses. Ces eaux artificielles sont destinées à remplacer les eaux naturelles, dont le transport est quelquefois difficile, ou que le transport et le temps peuvent altérer. On a non-seulement imité la nature dans la composition de ces eaux, mais même on l'a surpassée; car on fait des eaux artificielles beaucoup plus chargées de gaz que celles que l'on trouve naturellement.

On compose les eaux minérales en suivant les formules qui résultent des analyses consignées dans les ouvrages de chimie; on peut en faire également d'après des formules données à plaisir par le médecin.

Telles sont la plupart des eaux gazeuses, qui contiennent beaucoup plus de gaz que n'en contiennent les naturelles. On peut, dans la même eau, réunir plusieurs gaz, comme on y réunit plusieurs sels; seulement il faut avoir soin que ces gaz ne soient pas dans le cas de réagir les uns sur les autres.

EAUX GAZEUSES.

Eau acidulée simple.

℞ Eau distillée, ℔x.
Gaz acide carbonique, 25 litres.

Mettez l'eau dans un fort baril de bois blanc, cerclé en fer, de manière à ce qu'il soit presque plein; introduisez-y le gaz par le moyen d'une pompe foulante, et laissez le tout pendant vingt-quatre heures exposé à l'effet de la pression; alors, par le moyen d'un robinet adapté au tonneau, mettez cette eau dans de fortes bouteilles de verre, que vous boucherez de suite avec un bouchon de liége, que vous assujettirez par le moyen d'une ficelle; trempez le col de la bouteille et le bouchon dans un mastic chaud qui, en se refroidissant, interdit tout dégagement du gaz.

Il faut avoir soin de ne pas remplir les bouteilles jusqu'au bouchon, mais de laisser environ un pouce et demi à deux pouces de vide dans les bouteilles. Il faut, pour conserver cette eau, ainsi que toutes celles où l'on a comprimé des gaz, la tenir dans un lieu frais, et coucher les bouteilles.

Eaux Salines.

Les eaux salines sont des solutions d'un ou plusieurs sels dans l'eau.

Eau de Sedlitz.

℞ Sulfate de magnésie ℥j.
Muriate de magnésie ʒß.
Eau ℔xxss.

Faites dissoudre, et filtrez souvent. On diminue les doses de moitié ou des trois quarts.

L'eau de Sedlitz naturelle ne contient pas, ou contient très peu d'acide carbonique. Cette eau artificielle peut la remplacer; mais on est dans l'usage, depuis quelque temps, d'employer pour la solution l'eau acidule ci-dessus décrite, en place d'eau simple. On a adopté l'emploi de l'eau acidule également pour la préparation de beaucoup d'eaux minérales, qui ne sont que salines à la source, dont on imite l'eau.

Eaux salino-gazeuses.

Les eaux salino-gazeuses se préparent en mettant d'abord dans le tonneau ou la bouteille les sels qui doivent entrer dans leur composition, et ajoutant ensuite l'eau saturée de gaz, soit acide carbonique, soit hydrogène sulfuré, ou de tous les deux.

Eau de Naples (Triayre et Jurine.)

℞. Carbonate de soude gr. viij.
Carbonate de magnésie gr. x.
Eau acidule ℥xv, ʒiij.
Eau hydro-sulfurée ℥v, ʒj.

Mêlez dans une bouteille, bouchez, et conservez avec les précautions ci-dessus décrites.

DEUXIÈME SECTION.

Boissons préparées par solution ou extractions de substances végétales dans l'eau froide.

Ce genre de préparations n'exige pas beaucoup d'appareil, quelquefois même ce n'est qu'une liqueur qu'on mêle dans de l'eau pour la rendre médicamenteuse; c'est ainsi que l'eau dite tisane vineuse, se prépare en mêlant du vin et de l'eau; que l'on prépare des boissons avec le vinaigre, avec les sucs de groseilles, de cerises, de limons, d'oranges, etc., dont on mêle une proportion plus ou moins grande dans de l'eau; les préparations faites avec le limon et l'orange portent le nom des fruits qui entrent dans leur composition, et s'appellent limonade, orangeade.

Quelquefois c'est un corps solide, tel que la gomme, le sucre, que l'on dissout dans l'eau.

Enfin, souvent on soumet à l'action de l'eau froide, des substances concassées, ou en poudre, des pulpes pour obtenir leurs principes solubles; la plupart de ces boissons sont édulcorées par l'addition du sucre.

Eau acidulée de tamarins.

℞ Tamarins noirs ℥ij.
Eau de rivière ℔ij.

Malaxez les tamarins dans ℥iv d'eau froide, de manière à délayer leur pulpe; ajoutez ensuite le reste de l'eau, laissez macérer pendant une heure, pressez alors à travers un linge ou un blanchet, et versez dans une bouteille.

Eau gommée.

℞ Gomme arabique en poudre ℥j.
Eau de rivière ℔ij.

Mettez la gomme dans un mortier de marbre, versez dessus à peu près deux onces d'eau, et triturez de suite avec un bistortier; lorsque la gomme est bien délayée, ajoutez peu à peu le reste de l'eau. On édulcore ordinairement cette boisson en y ajoutant deux onces de sirop de guimauve ou de capillaire.

Eau malvacée.

℞ Fleurs de mauve ℥j.
Eau froide ℔ij.

Mettez les fleurs de mauve dans un vase de faïence, et versez dessus environ deux onces d'eau; malaxez ces fleurs dans l'eau, ou comprimez-les avec une spatule d'argent jusqu'à ce qu'elle soient bien imbibées; ajoutez alors le reste de l'eau, laissez macérer pendant une heure, passez à travers un tissu de laine, et vous aurez une teinture d'un beau violet qui contiendra la partie colorante et mucilagineuse du sujet de l'opération; on peut préparer de cette manière les boissons faites avec toutes les fleurs d'un tissu délicat, telles que celles du coquelicot, de la violette, du tussilage, etc.

Eau amygdaline. (Emulsion lait d'amandes.)

♃ Amandes douces mondées à froid ℥j.
Eau de rivière ℔j.

Pilez les amandes dans un mortier de marbre, jusqu'à ce qu'elles soient réduites en pulpe; ayez soin d'y ajouter un peu d'eau pour faciliter leur division et empêcher l'huile de se séparer; on reconnaît qu'elles sont parfaitement divisées lorsqu'en prenant entre les doigts un peu de la masse, on ne sent plus d'aspérité; quand la division est parfaite, on ajoute peu à peu le reste de l'eau en triturant; on laisse le tout en contact pendant quelques minutes, et l'on passe à travers un tissu de fil ou de laine; la liqueur qu'on obtient ressemble à du lait; elle contient une partie de l'huile des amandes suspendue dans l'eau par le moyen de leur mucilage; souvent on édulcore cette boisson avec du sucre, et alors on le met en même-temps que les amandes pour les piler ensemble, ou avec des sirops, et on aromatise avec les eaux de roses, de fleurs d'oranger ou de canelle[1].

TROISIÈME SECTION.

Teintures et tisanes par infusion.

La tisane est le liquide qui résulte de l'action de l'eau versée bouillante sur une substance végétale ou animale, et laissée en contact avec elle pendant quelque temps et quelquefois jusqu'à parfait refroidissement; le temps de l'infusion varie selon la densité des corps sur lesquels on opère; lorsqu'on soumet à l'infusion des plantes d'un tissu délicat, telles que les fleurs de violettes, de mauves, de co-

[1] Quelquefois on fait des émulsions composées avec plusieurs semences : ainsi on ajoutera des amandes amères, des semences de pavots, de jusquiame, de chanvre, etc., aux amandes qui font la base de l'émulsion.

quelicot, une infusion de quelques minutes peut suffire; lorsque les substances soumises à son action sont compactes, on doit prolonger l'infusion, jusqu'à ce que l'eau soit entièrement refroidie; il est nécessaire même, souvent, de déchirer ou concasser les substances sur lesquelles on doit opérer : les racines de réglisse, de guimauve, etc.; les écrevisses, les cloportes doivent être concassés avant de verser l'eau bouillante dessus, afin qu'elle puisse dissoudre plus facilement leurs principes solubles.

L'infusion doit se faire dans des vases de grès, de faïence, d'étain ou d'argent; les vases de cuivre ne doivent jamais être employés à cet usage; il faut couvrir les vases, afin de s'opposer à l'évaporation et à la déperdition des principes volatils. Lorsque la quantité d'eau employée est versée sur une grande quantité de substances, la tisane se trouve très chargée de principes, et alors elle prend le nom de teinture aqueuse; le produit de l'infusion des violettes, des coquelicots, etc., préparé pour les sirops de ces fleurs, est très concentré, et il est essentiel de les distinguer des tisanes.

Teinture pour le sirop violat.

℞ Violettes mondées ℔j.
Eau bouillante ℔ij.

Laissez infuser pendant douze heures et passez avec forte expression.

Tisane de fleurs de Molène.

℞ Fleurs de molène ℥ß.
Eau bouillante ℔ij.

Laissez infuser pendant un quart d'heure et coulez à travers un blanchet [1].

[1] Il est essentiel de passer cette tisane ; sans cette précaution, elle pourrait contenir un peu du duvet qui accompagne les fleurs, et ce duvet, en s'attachant aux parois du gosier, occasione un picotement qui fait beaucoup tousser.

Tisane de serpentaire de Virginie.

℞ Racine de serpentaire de Virginie ℥j.

Concassez cette racine et mettez-la dans un vase de faïence; versez dessus eau bouillante ℔ij; bouchez exactement le vase et laissez en infusion jusqu'à parfait refroidissement; passez.

QUATRIÈME SECTION.

Bouillons.

Le bouillon est le médicament qui est le produit de la décoction d'une substance végétale ou animale dans l'eau.

La durée de la décoction, le degré de chaleur à employer, la quantité d'eau relative, varient selon la nature du corps sur lequel on opère et la solubilité des principes que l'on veut extraire; la décoction se fait dans des vases ouverts ou couverts.

La décoction légère se fait dans un vase ouvert; on dépose le corps sur lequel on doit opérer dans un vase de fer ou de cuivre étamé, de faïence ou d'argent; on verse dessus la quantité d'eau froide nécessaire; on met le vase sur un feu doux, jusqu'à ce qu'il se manifeste une légère ébullition; on laisse bouillir pendant cinq à dix minutes; on retire du feu et on passe le bouillon à travers un blanchet; ce mode de décoction suffit pour la plupart des feuilles et pour beaucoup de racines, comme celles de guimauve, de bardane, d'asperges, etc.

La décoction forte se fait également dans un vase découvert; on continue l'ébullition pendant une demi-heure, ayant soin que le bouillonement de la liqueur soit bien prononcé et soutenu d'une manière égale; on applique ce procédé lorsqu'on opère sur des substances compactes : les racines de tormentille, de bistorte; les écorces de grenade, la noix de galles, enfin toutes les substances dont le tissu est serré, doivent être traitées de cette manière.

Décoction à vases couverts.

La décoction à vases couverts peut se faire à des degrés de chaleur différents, selon que le couvercle laisse plus ou moins facilement dégager les vapeurs; le plus souvent on ne fait que poser le couvercle sur le vase dans lequel se fait la décoction, mais quelquefois on assujettit le couvercle, de manière à ce que les vapeurs ne puissent pas sortir, et que la masse du liquide reçoive toute la chaleur que les vapeurs peuvent lui communiquer; c'est ce qui arrive dans le digesteur de Papin, dans l'autoclave, et le sécuriclave; mais on ne se sert que rarement de ces appareils, qui offrent des inconvénients lorsque la dilatation est trop forte.

Le but de ces opérations est d'augmenter, par la chaleur accumulée dans le liquide, sa propriété dissolvante; on continue cette décoction souvent pendant une heure; on se sert de ce moyen pour agir sur les corps d'un tissu très serré, ou qui contiennent des principes résineux: le gayac, la corne de cerf, l'ivoire, les os, se traitent de cette manière [1].

[1] On peut soumettre un corps à la décoction en le mettant avec l'eau froide, ou en le plongeant dans l'eau déjà en ébullition; dans beaucoup de cas, cela est à peu près indifférent; mais, dans quelques-uns, l'immersion dans l'eau bouillante ne donnerait pas un produit pareil à l'opération dans laquelle on aurait mis d'abord le sujet dans l'eau froide. La différence est surtout sensible lorsqu'on opère sur les substances musculaires des animaux. Si l'on plonge de la viande dans l'eau bouillante, le bouillon sera moins bon que si on la met avec l'eau froide, et que la chaleur ne la pénètre que peu.

La chaleur de la décoction change quelquefois aussi la nature des corps soumis à son action; elle développe, dans certains fruits, le principe sucré, et, sous ce rapport, elle produit en peu de temps un effet analogue à celui de la maturation; on peut se convaincre de cet effet en préparant avec la même quantité d'un fruit, tel que le coing, une livre de boisson faite à froid, et une livre par la décoction; cette dernière sera beaucoup moins âpre, et aura une saveur sucrée: la limonade cuite, etc., en sont également la preuve.

Bouillon par décoction légère de guimauve.

℞ Racine de guimauve effilée ℥ij.
Eau de rivière ℔ijss.

Mettez le tout dans un poêlon de cuivre étamé, faites bouillir légèrement pendant un demi-quart d'heure, coulez.

Bouillon par décoction forte de racine d'Ipécacuanha.

℞ Ipécacuanha concassé ʒj.
Eau de fontaine ℔jß.

Versez l'eau froide sur la racine concassée, mettez le poêlon sur le feu, et chauffez de manière à procurer une forte ébullition : lorsque la liqueur sera réduite de moitié; coulez la liqueur bouillante à travers un blanchet; ce bouillon se trouble en se refroidissant, mais on verse dans la bouteille la liqueur et le dépôt qui peut s'être formé, et on a soin d'agiter la bouteille au moment d'administrer le médicament; on prescrit souvent ce bouillon d'ipécacuanha dans la dyssenterie muqueuse.

Bouillon de gayac par décoction à vases couverts.

℞ Bois de gayac râpé ℥ij.
Eau de rivière ℔ijss.

Faites macérer pendant une heure, procédez à l'ébullition dans un vase couvert, faites réduire à ℔ij, coulez aussitôt que vous retirez du feu; ce bouillon se trouble par le refroidissement et laisse déposer de la résine.

CINQUIÈME SECTION.

Apozème.

L'apozème est le médicament qui résulte de l'action de l'eau bouillante sur plusieurs substances; souvent, pour préparer un apozème, on emploie successivement la macération, la digestion, la décoction et l'infusion, cela dépend des substances qui entrent dans sa composition; cependant le plus souvent on les prépare par décoction et infusion; on ajoute quelquefois aux apozèmes des sels que l'on y fait dissoudre.

Apozème apéritif.

♃ Racines sèches de grande chélidoine ℥i.
Petite centaurée, } an: ℥iv.
Chardon bénit, }
Eau ℔iij.

Mettez les plantes dans l'eau, et faites bouillir pour obtenir colature ℔ij.

Cet apozème se donne avec succès dans les obstructions du foie, de la rate; dans l'hydropisie: la dose est d'une livre par jour en trois fois, le matin à demi-heure d'intervalle[1].

Apozème pectoral.

♃ Orge perlé ℥i.
Eau de rivière ℔ijß.

Faites bouillir jusqu'à ce que l'orge soit parfaitement gonflé; ajoutez alors les cuisses de six grenouilles; ralentissez l'ébullition et continuez à faire bouillir doucement jusqu'à ce que la chair des grenouilles se sépare facilement des os; alors versez le liquide bouillant dans un vase de faïence, dans lequel vous aurez mis:

Capillaire du Canada, }
Feuilles de bourrache sèches, } an: ʒi.
Scolopendre, }

Laissez infuser jusqu'à ce que le tout soit refroidi; coulez à travers un blanchet.

[1] Quoique les auteurs modernes de matière médicale, proscrivent l'usage intérieur de la chélidoine, cette plante est employée très souvent, et avec beaucoup de succès, dans les cas que je viens d'indiquer. Le suc de chélidoine récente serait d'un usage dangereux; mais le bouillon de

SIXIÈME SECTION.

Eaux distillées, l'eau servant de véhicule par distillation.

L'eau distillée est, comme nous l'avons vû précédemment, de l'eau dans sa plus grande pureté; mais en pharmacie on appelle eaux distillées simples, celles qui sont le produit de la distillation de l'eau avec une seule substance, et eaux distilléés composées, celles dans la préparation desquelles on fait entrer plusieurs substances; on doit pour la préparation des eaux distillées observer les règles qui suivent.

1° Il faut mettre dans la cucurbite avec les plantes, une quantité d'eau proportionnée à la quantité de liquide que l'on veut obtenir; cette quantité doit être au moins du quart en sus du produit, afin qu'il reste dans la cucurbite, sur la fin de l'opération, assez d'eau pour que les plantes ne s'attachent pas à son fond, ce qui les brûlerait et donnerait une odeur d'empyreume au produit; il faut aussi ne pas remplir la cucurbite entièrement, et laisser quelques pouces de sa capacité vuides, afin que dans l'ébullition, il ne jaillisse pas du bouillon, qui se mélant avec l'eau distillée la colorerait, et l'exposerait à s'altérer promptement.

La quantité d'eau relative à celle des plantes, doit également varier: les plantes mucilageuses, abondantes en sucs visqueux, comme la bourrache, la laitue, exigent proportionnellement plus d'eau que les plantes d'une texture sèche, telles que la sauge, la menthe, etc.

Enfin, lorsqu'on distille une grande quantité de plantes à la fois, il faut les assujettir dans la cucurbite, en plaçant en travers quelques morceaux de bois engagés sous le renflement de la cucurbite; on remplit également

cette plante perd, par la décoction, son principe âcre, et s'administre sans inconvénient. Les praticiens du département de la Loire Inférieure emploient fréquemment cet apozème, dont j'ai vu l'emploi toujours suivi de succès.

cette indication par une claie d'osier à claire voie; il y a même des plantes, telles que les roses, pour la distillation desquelles il est avantageux de garnir le fond de la cucurbite d'une claie, ou au moins d'y établir une légère couche de paille, ou de copeaux d'un bois inodore, pour empêcher la plante de brûler.

2° Il faut luter exactement l'appareil avec du papier enduit de colle. Le récipient ne doit pas être luté, afin de laisser une issue à l'air contenu dans l'appareil.

3° Il faut conduire le feu vivement, afin d'obtenir promptement la quantité de produit désirée, et que la plante reste le moins long-temps possible exposée à l'action de la chaleur.

4° Les plantes dont l'odeur est délicate et facile à altérer, comme la fleur d'oranger, ne s'introduisent dans la cucurbite que lorsqu'on a mis déjà l'eau en ébullition. On lute promptement avec des bandes de papier, qu'on a eu soin d'enduire de colle avant de mettre les fleurs, et la distillation s'établit presque de suite.

5° Enfin, il y a des eaux distillées, comme celles de laitue, que l'on cohobe plusieurs fois sur une nouvelle quantité de la plante, pour les obtenir plus chargées de principes.

La cohobation ne s'emploie que pour les plantes dites inodores; les plantes qui contiennent des huiles essentielles fournissent, en une seule distillation, des eaux saturées.

Eau distillée de laitue.

♃ Feuilles récentes de laitue, ℔v.
Eau de rivière, ℔xv.

Distillez pour obtenir dix livres de produit; versez ce produit sur une pareille quantité de laitue, et ajoutez cinq livres d'eau de rivière; distillez pour obtenir encore dix livres d'eau distillée, que vous cohoberez une troisième fois de la même manière.

Eau distillée de fleur d'oranger.

℞ Fleurs d'oranger récentes, ℔v.
Eau ℔xx.

Mettez l'eau dans la cucurbite d'un alambic; chauffez jusqu'à ce qu'elle soit en ébullition; alors, ajoutez la fleur d'oranger; lutez, et distillez pour retirer dix livres de produit.

On fractionne le produit par moitié. Les cinq premières livres du produit sont l'eau de fleur d'oranger double.

Eau distillée de fenouil.

℞ Semence de fenouil, ℔ij.
Eau de rivière, ℔xv.

Mettez le tout ensemble dans une cucurbite; ajustez le chapiteau et le serpentin; lutez, et distillez pour obtenir quatre livres d'eau distillée.

Les eaux distillées composées se préparent de la même manière que les eaux simples; seulement, au lieu d'une seule plante, il y en a plusieurs qui sont soumises ensemble à l'action de l'eau.

TITRE SECOND.

Médicaments composés par solution et extraction, avec une substance vineuse, le véhicule restant avec le principe dissous.

PREMIÈRE SECTION.

Vins.

Tous les vins de bonne qualité, et susceptibles de conservation, peuvent être employés dans la préparation de ces médicaments. En France, les vins de Bourgogne, de Bordeaux et de Lunel, sont le plus en usage. On se sert aussi souvent de quelques vins d'Espagne, tels que ceux de Malaga, de Madère, etc. Les vins préparés avec le suc de raisin ne sont pas les seuls que l'on puisse employer : le vin de miel (hydromel vineux), la bière forte, les vins de datte, de canne à sucre, de suc d'érable, de bouleau, bien préparés, pourraient, à défaut de vins de raisin, les remplacer.

On se sert de vins rouges et blancs. Quelquefois le choix de ces vins est à peu près indifférent; cependant il y a des préparations dans lesquelles il faut préférer l'un ou l'autre. Ainsi, pour la préparation du vin chalibé, le vin rouge ne conviendrait pas : sa partie colorante et le tannin qu'il peut contenir réagiraient sur le fer, et en feraient une espèce d'encre.

Les vins doivent se préparer par macération ; l'insolation, la digestion dissiperaient une partie de leur alcool, et les disposeraient à s'altérer plus promptement. On peut, dans la préparation des vins médicinaux, surtout ceux préparés avec les vins de France, ajouter un peu d'alcool, ainsi que le prescrit le Codex dans la préparation du vin cinchoné.

Lorsque le sujet sur lequel le vin doit réagir est d'un tissu compact et serré, on doit mettre le sujet en poudre, ou au moins le concasser.

Il y a des vins simples, c'est-à-dire faits avec une seule substance macérée dans du vin, et des vins composés, pour la préparation desquels on soumet plusieurs substances à l'action d'un seul vin.

On prépare les vins médicinaux avec des substances minérales ou végétales.

Jusqu'à présent, on n'a pas cherché à soumettre à son action les substances animales. Plusieurs produits animaux pourraient cependant donner aux vins des propriétés médicamenteuses, le castoréum, le musc [1].

[1] Dans quelques provinces, on se sert des excréments de plusieurs animaux infusés dans du vin blanc la fiente de poule, de pigeon, etc.; mais ces remèdes populaires sont rejetés depuis long-temps par les praticiens.

Vin chalibé.

℞ Limaille de fer préparée ℥j.
Vin blanc généreux ℔ij.

Mettez dans un matras, dont vous bouchez le col avec un morceau de vessie ou de parchemin mouillé [1]; laissez macérer pendant six jours, ayant soin d'agiter le matras plusieurs fois par jour. Filtrez, et mettez dans des bouteilles de verre, que vous déposerez dans une cave, ayant soin de les mettre sur le côté.

Vin d'absinthe.

℞ Sommités et feuilles de grande absinthe, } an. ℥vj.
de petite absinthe, }
Vin blanc généreux, ℔iv.

Faites macérer dans un matras bouché pendant vingt-quatre heures; filtrez, et conservez pour le besoin.

Le vin inulé se prépare de la même manière.

Vin scillé ou scillitique.

℞ Squammes de scille ℥j.
Vin de Malaga ℔j.

On prend des squammes de scille sèches; on les contuse dans un mortier de marbre avec un pilon de bois dur; on les introduit dans un matras, et on verse dessus le vin de Malaga. On laisse pendant douze jours en macération, ayant soin d'agiter le matras de temps en temps; après ce temps, on filtre, et on le conserve dans des bouteilles de verre bien bouchées. Ce vin peut se conserver sans être mis à la cave.

[1] On peut encore boucher le matras avec un bouchon de liége, et entourer l'extrémité du col du matras et du bouchon, avec un papier enduit de colle, ou enfin boucher le matras en introduisant, dans son col, une fiole renversée qu'on lutte par le moyen de papier enduit de colle.

Vin Cinchoné (de kina, du *Codex*).

℞ Kina gris pulvérisé, ℔ß.
Alcoolule, ℔j.
Vin de Bourgogne généreux, ℔vj.

Introduisez le quinquina dans un matras, et versez dessus l'alcoolule; bouchez le matras, et laissez macérer pendant vingt-quatre heures; ajoutez alors le vin, et laissez macérer pendant quatre jours, pendant lesquels vous remuerez le mélange de temps à autre : filtrez. L'alcoolule, ajoutée à cette préparation, sert non-seulement à la conservation du vin, mais encore elle facilite la solution de la kinine, principe éminemment actif du quinquina.

Vins composés.

Les vins composés se préparent par macération, comme les vins simples. On a soin de pulvériser les substances dures qui entrent dans leur composition. On les prépare, comme les vins simples, avec des vins de diverses natures. Souvent, on fait durer la macération pendant un mois. Les vins composés ne diffèrent des élixirs que par le véhicule, et on devrait leur donner le nom d'élixirs vineux.

Vin antihydropique.

℞ Racine de bryone pulvérisée, ℥ß.
d'iris de Florence, *id.*, ʒij.
Vin blanc de Bourgogne, ℔j.

Faites macérer pendant trois jours, et filtrez. La dose est de quatre onces tous les matins, à jeun.

Vin amer fébrifuge de S.

℞ Kina jaune royal, } an : ℥j.
Angustura, }
Petite centaurée, ʒj.
Quassia amer, } an : ʒj.
Écorce de grenades, }
Vin de Malaga, ℔j.

Concassez les substances exactement, et faites-les macérer pendant un mois : filtrez[1].

DEUXIÈME SECTION.

Bières.

La bière est le produit de la fermentation de l'orge, que l'on a fait germer. On ajoute du houblon pour lui donner un goût amer; ainsi, cette liqueur est déjà composée. Non-seulement la bière varie selon les différents pays, mais encore chaque brasseur a sa formule et ses procédés particuliers; cependant on ne reconnaît que deux espèces de bière, la bière forte, ou bière double, et la petite bière. Dans chacune de ces deux espèces, il y a ensuite les variétés qui dépendent des proportions et du procédé que le brasseur emploie.

La bière est une liqueur vineuse qui ne se conserve pas long-temps dans le même état; sa disposition à la fermentation fait qu'on ne peut préparer des médicaments officinaux et permanents avec cette liqueur, parce qu'en très peu de temps ces médicaments seraient altérés. On pourrait bien, à la vérité, prévenir cette altération, en ajoutant de l'alcool à ces préparations; mais cette addition changerait leur nature, et on ne peut se la permettre. Comme ce genre de préparation n'est pas du nombre de celles dont le besoin peut être très urgent, et qu'il ne faut que 24 à 48 heures pour les obtenir, il est plus prudent de les préparer extemporanément; on pourrait même abréger le temps de leur confection, en humectant les poudres qui entrent dans leur composition par le moyen d'un peu d'eau en vapeurs, avant de les plonger dans la bière. Ce procédé les disposant à se laisser pénétrer plus facilement, on pourrait se contenter d'une macération de six heures.

[1] On peut remplacer le vin de Malaga par du vin de Grenache; ce vin se conserve aussi bien, est aussi stomachique, et est un produit du territoire français.

Bière cinchonnée.

℞ Kina gris en poudre, ℥i.
Bière forte, ℔ij.

Laissez macérer pendant deux jours, ayant soin d'agiter plusieurs fois par jour le mélange; filtrez, et déposez dans des bouteilles de verre, bouchées hermétiquement.

Bières composées.

Biere antiscorbutique, dite sapinette.

℞ Racine récente de raifort sauvage, ℥ij.
Feuilles de cochléaria, ℥jß.
Bourgeons de sapin, ℥i.
Bière forte, ℔iv.

On concasse les bourgeons de sapin; on pile le raifort et le cochléaria, et on mêle le tout avec la bière, dans un matras exactement fermé; on laisse macérer pendant vingt-quatre heures; on filtre, et on conserve dans des bouteilles de verre bien bouchées.

TITRE TROISIÈME.

Hydromel vineux.

L'hydromel vineux est le résultat de la fermentation du miel étendu d'eau. Lorsque cette préparation est faite avec soin, le produit a quelque analogie avec les vins cuits, comme les vins d'Espagne, et peut se conserver très long-temps.

Cette préparation se fait en grand en Flandre, en Hollande, et dans les pays qui sont privés de la vigne. En pharmacie, on ne prépare plus l'hydromel vineux simple; mais on prépare l'hydromel composé avec l'opium, etc.

Hydromel opiacé de Rousseau.

Cette préparation, quoique fermentée, ne contient pas le principe alcoolique fourni par le miel; on fait bien fermenter le miel avec l'opium, pour que la fermentation pénètre l'opium et que le liquide réagisse sur lui avec plus d'efficacité, mais on fait évaporer la liqueur fermentée pour la réduire à un poids déterminé; alors, la partie alcoolique, développée pendant la fermentation, se dissipe, et la liqueur ne contient plus que l'extrait d'opium et le miel qui n'a pas été réduit en alcool. On supplée à la déperdition de l'alcool du miel, en ajoutant une dose déterminée d'alcool de vin, qui puisse conserver le résultat de l'opération. Ce médicament est la meilleure préparation liquide d'opium, en ce qu'elle est permanente, et ne précipite pas, comme le fait en très peu de temps, le laudanum liquide de Sydenham.

Hydromel opiacé de Rousseau.

℞ Miel blanc ℥xij.
Eau chaude ℔iij.

Faites fondre dans un matras, et déposez le tout dans un lieu où la température soit au moins à vingt-cinq degrés: lorsque la fermentation commencera à s'établir, ajoutez:

Opium choisi ℥IV.
Faites le dissoudre dans eau ℥xij.

Mêlez, et laissez pendant un mois fermenter à la même température; alors filtrez la liqueur à travers le papier, et mettez-la à évaporer jusqu'à ce qu'elle soit réduite à dix onces; laissez refroidir et ajoutez.

Alcool de vin ℥IVß.
Mêlez et filtrez.

TITRE QUATRIÈME.

Médicaments composés par macération, solution, extraction ou distillation avec l'alcool pur, ou l'alcool étendu, auquel je donne le nom d'alcoolule, le véhicule restant avec les principes dissous.

L'alcool pur, ou l'alcool étendu d'eau, que je nomme alcoolule, a la propriété de dissoudre beaucoup de corps; quelques-uns des corps avec lesquels on le mêle, réagissent sur lui : les acides et les alcalis; mais le plus souvent il n'est que mêlé avec les principes qu'il a extraits, comme cela arrive lorsqu'il dissout des sels, et les principes extractifs des végétaux et des animaux.

On emploie l'alcool à divers degrés, selon la nature des corps qu'on soumet à son action; le succin exige de l'alcool à trente-six degrés; on l'emploie à trente-deux degrés pour le traitement des résines, et enfin on le réduit à vingt ou vingt-deux degrés pour former l'alcoolule que l'on applique au traitement des gommes résines, et des matières extracto-résineuses; quelquefois on ajoute de l'alcool à un médicament pour le conserver; c'est ainsi qu'on ajoute au tartrate de potasse et de fer saturé un peu d'alcool pour s'opposer à son altération; mais ce médicament ne peut pas plus figurer parmi les alcools, que la liqueur de Vanswiéten, qu'on prépare quelquefois avec l'alcoolule.

Il y a des alcools et alcoolules simples et composés; ces derniers se nomment élixirs : que leur véhicule soit l'alcool ou l'alcoolule, le mode de préparation des uns et des autres est le même.

Les alcools par solution se préparent en faisant dissoudre le corps médicamenteux dans l'alcool : l'alcool camphré sulfurique, etc.

Les alcools par extraction se préparent en faisant macérer un corps pulvérisé, ou au moins concassé dans l'alcool, pendant un espace de temps proportionné à la solubilité des principes de ce corps.

Les élixirs se confectionnent également par macération; mais quelquefois on ne présente que successivement à l'action de l'alcool, les corps qui entrent dans leur composition, commençant par ceux qui fournissent le moins de principes solubles; quelquefois on ajoute des acides ou des sels aux élixirs; ces additions se font ordinairement à l'alcool avant la macération, afin de rendre l'action de l'alcool plus active sur le corps soumis à son action [1].

PREMIÈRE SÉRIE.

Alcools par macération.

Alcool succiné. (Teinture de succin.)

℞ Succin (ambre jaune) pulvérisé ℥i.
Alcool à trente-six degrés ℔i.

Mettez dans un matras le succin, et versez dessus l'alcool; bouchez hermétiquement; laissez macérer pendant huit jours, ayant soin d'agiter le matras de temps en temps; filtrez, et conservez dans un flacon bien bouché; le succin est presque le seul corps qu'on soumette à l'action de l'alcool à trente-six degrés.

[1] Dans la préparation des alcools, des alcoolules et des élixirs ne contenant pas d'acide, on peut, au lieu de la macération, employer la digestion, pour abréger l'opération; alors on dépose dans un bain-marie le ou les sujets de l'opération; on verse dessus l'alcool; on couvre le bain-marie de son chapiteau, on lute et on ajuste un récipient pour recueillir l'alcool qui se volatilisera. On chauffe le bain-marie de manière à obtenir environ quarante degrés de chaleur, et on continue ce degré de chaleur pendant environ douze heures; on laisse alors refroidir; on décante l'alcool chargé de principes, et on verse sur le marc de l'opération l'alcool qui a passé dans le récipient; on le laisse macérer pendant vingt-quatre heures; on coule, et on le réunit au premier produit. Ce procédé ne doit pas être appliqué à l'élixir vitriolique de Mynsicht, à cause de l'acide sulfurique qui, par la chaleur, formerait de l'éther, ni à l'élixir de Peyrilhe, à cause du carbonate d'ammoniaque, qui se dissiperait. Beaucoup de pharmaciens laissent l'alcool sur le marc de la teinture, et ne filtrent, ou ne retirent par décantation que ce dont ils ont besoin pour le moment. Je crois que cette pratique est avantageuse, surtout pour l'alcool safrané, castoré, musqué, etc.

Alcool castoré.

♃ Castoréum en poudre ℥ij.
Alcool à trente-deux degrés ℥viij.

Faites macérer pendant huit jours; filtrez et conservez dans un flacon de verre hermétiquement bouché.

Les alcools benzoiné, fœtidé, aloétique, myrrhé, safrané, etc., se préparent de la même manière avec de l'alcool à trente-deux degrés.

DEUXIÈME SÉRIE.

Alcoolules par solution.

L'alcoolule (eau-de-vie) du commerce, n'a souvent que dix-neuf degrés, et doit en avoir vingt, mais on peut le porter à vingt-deux degrés, soit en ajoutant un peu d'alcool à l'alcoolule, soit en réduisant de l'alcool à ce degré en y ajoutant de l'eau.

Alcoolule camphré.

♃ Alcoolule à vingt-deux degrés ℔iij.
Camphre ℥j.

Mettez le camphre dans un mortier de marbre; versez dessus quelques gouttes d'alcoolule; triturez pour le réduire en poudre; mêlez alors cette poudre dans le reste de l'alcoolule, et agitez fortement pour favoriser la solution; filtrez, et conservez dans un vase hermétiquement bouché.

TROISIÈME SÉRIE.

Alcoolule par macération.

Alcoolule gayacé. (Eau-de-vie de gayac,)

℞ Résine de gayac pulvérisée ℥j [1].
Gayac râpé ℥ij.

Mêlez exactement, et introduisez dans un matras, versez dessus

Alcoolule à vingt-deux degrés ℔iv.

Laissez macérer pendant huit jours, et filtrez.

Il est essentiel de mêler exactement le gayac et la résine afin que la résine présente plus de surface à l'action de l'alcoolule.

Les alcoolules de kina, d'ipécacuanha, de valériane, de jalap, de scille, etc., se préparent également en faisant macérer ces substances dans l'alcoolule à vingt-deux degrés.

QUATRIÈME SÉRIE.

Alcools ou alcoolules exerçant leur action sur plusieurs substances à la fois, pour former un seul composé liquide.

Elixirs.

L'élixir est le liquide provenant de l'action de l'alcool pur ou de l'alcoolule, sur plusieurs substances, en employant la macération. La macération peut se faire de plusieurs manières; le plus souvent on verse tout l'alcool sur toutes les substances à la fois; dans d'autres cas on ne verse d'abord sur les substances que la moitié de l'alcool, et on retire la première teinture; on verse ensuite

[1] On peut préparer l'acoolulé gayacé, en n'employant que le bois de gayac, dont on est obligé alors d'augmenter beaucoup la dose, ce qui occasione une perte assez considérable d'alcoolule, qui reste dans le marc; en mettant de la résine et diminuant la proportion du gayac, l'alcoolule est plus chargé, et il n'y a pas autant de perte.

sur le résidu, le reste de l'alcool, et après une seconde macération, on retire la seconde teinture, que l'on mêle à la première; enfin, quelquefois on ne présente à l'alcool que successivement les substances sur lesquelles il doit agir, en commençant par celles qui doivent fournir le moins de principes solubles au composé[1].

Elixir antiscrophuleux.

℞ Fleurs de digitale sèches,
d'arnica montana, } an : ℥j.
Racine de gentiane,
Racine de patience ℥iij.
Feuilles sèches de Ményanthe,
de saponaire, } an : ℥i.
de fumeterre,
Extrait des trois noix ℥ß.
Carbonate de potasse ℥iij.
Alcoolule ℔iij.

Faites macérer pendant trois jours, et filtrez. Cet élixir se donne dans les maladies scrophuleuses, à la dose de trois cuillerées par jour aux adultes, et à la dose de trois cuillerées à café aux enfants.

Élixir (baume) du Commandeur de Perme[2].

℞ Racine sèche d'angélique de Bohême ℥ß.
Sommités sèches d'hypéricum ℥j.
Alcool à trente-six degrés ℔ij ℥iv.

[1] On compose aussi quelquefois des élixirs en mêlant ensemble plusieurs alcools, ou alcoolules médicamenteux : c'est ainsi que l'on prépare l'élixir de propriété.

[2] Cette préparation, quoique souvent appliquée à l'extérieur, s'administre aussi intérieurement, comme tonique, vulnéraire et emménagogue. L'eau vulnéraire rouge est également un véritable élixir tonique et vermifuge; beaucoup de ces médicaments servent aux deux usages. C'est ainsi qu'on emploie souvent sur les plaies et dans les digestifs, l'élixir de propriété, de longue vie, etc.

Faites macérer pendant six jours; passez avec expression, et ajoutez à la colature :

Myrrhe en larme,
Aloës succotrin,
Oliban, } pulv. an : ℥ß.

Faites macérer pendant six jours, après lesquels vous ajouterez :

Storax calamith ℥iij.
Benjoin amygdalin ℥iij.
Baume du Pérou ℥i.

Laissez macérer pendant huit jours; les macérations doivent être favorisées par de fréquentes agitations du mélange; filtrez et conservez dans un flacon bouché avec du liége[1].

CINQUIÈME SÉRIE.

Alcool avec un corps dissous qui réagit sur son dissolvant.

Alcool sulfurique. (Eau de Rabel.)

℞ Alcool ℥xv.
Acide sulfurique concentré ℥v.

On verse peu à peu l'alcool sur l'acide, et à chaque affusion on remue le mélange, qui s'échauffe beaucoup; lorsque tout l'alcool est mêlé, on laisse refroidir, et on verse le mélange dans un flacon bouché à l'émeril. L'acide, avec le temps, réagit sur l'alcool, et lui donne une odeur légèrement éthérée[2].

L'alcool muriatique (hydrochlorique) se prépare d'après les mêmes proportions, mais ne se colore pas.

[1] Tous les alcools chargés de résines ne doivent pas être mis dans des vases bouchés en cristal, parce que le peu de teinture qui resterait entre le bouchon et le col du flacon, agglutinerait tellement l'un à l'autre, qu'il serait presque impossible de les décoller.

[2] On est dans l'usage de colorer cette composition, en la filtrant sur quelques pétales de fleurs de coquelicot.

Alcool nitrique.

Il y a deux espèces d'alcool nitrique. Le premier se prépare en mêlant ensemble un quart d'acide nitrique concentré avec trois parties d'alcool; l'acide réagit promptement sur l'alcool; il se forme un peu d'acide oxalique, qui cependant ne cristallise pas, et le mélange dégage une odeur d'éther nitreux; ce mélange est toujours fortement acide.

La seconde espèce se fait en soumettant à la distillation le mélange ci-dessus, et portait autrefois le nom de liqueur anodine minérale nitreuse.

Lorsqu'on soumet ce mélange à la distillation, on le met dans une cornue de verre, placée sur un bain de sable; on adapte à la cornue une allonge et un récipient; on chauffe doucement, et aussitôt qu'on aperçoit le dégagement du gaz nitreux, on retire le feu; lorsque l'effervescence est passée, on remet du feu sous la cornue, et on continue la distillation pour obtenir à peu près tout l'alcool employé; on sature le produit avec la magnésie calcinée, et on rectifie. Cet alcool est un produit éthérifié, et ne doit pas être classé parmi les alcools; on pourrait le classer parmi les alcoolats, sous le nom *d'alcoolat nitrique éthéré.* La liqueur qui reste dans la cornue lors de la première distillation, contient un peu d'acide oxalique, formé par la réaction de l'acide et de l'alcool.

DEUXIÈME SECTION.

Alcoolats.

L'alcoolat est un médicament composé d'alcool chargé, par la distillation, des principes volatils d'un ou de plusieurs corps. On imite certains alcoolats, en dissolvant dans l'alcool des huiles essentielles; mais ces solutions d'essence, ne sont pas de véritables alcoolats, la combinaison est moins intime, et même plusieurs de ces solutions se colorent par leur exposition à la lumière, ce qui n'arrive pas aux alcoolats distillés.

Toutes les substances odorantes sont susceptibles de concourir à la formation des alcoolats : les racines, les feuilles, les tiges, les fleurs, les écorces, les bois, les fruits, quelques substances animales, les résines et les baumes, entrent dans leur préparation.

Il faut avoir soin de concasser, et même de pulvériser les substances sèches et d'une texture compacte, comme la cannelle, l'écorce de Winter, etc., de les faire macérer pendant quelque temps, afin que l'alcool puisse mieux les pénétrer. Les substances molles, ou d'un tissu délicat, et riches en principes volatils, peuvent se passer de macération; ainsi on peut se dispenser de la macération pour préparer les alcoolats de framboise, d'écorce de citrons, de fleur d'oranger, etc.

Les quantités respectives d'alcool et du corps soumis à son action, varient en raison de la richesse du sujet en principes volatils.

En général les doses sont indiquées par les formulaires; lorsqu'elles ne le sont pas, c'est au pharmacien à calculer ces doses, d'après la connaissance qu'il a de la nature du sujet de l'opération, de manière à ce que l'alcoolat soit saturé de principes volatils.

Pour avoir les alcoolats dans leur plus grand degré de perfection, non-seulement il faut les distiller au bain-marie, mais encore il est bon de les rectifier en y ajoutant un peu d'eau lors de leur rectification; il faut séparer les cinq premiers sixièmes du produit; les dernières parties du produit sont toujours de qualité inférieure, elles ont une odeur moins agréable, et un goût plus âcre.

Alcoolat de Framboises.

♃ Framboises mûres ℔xviij.
Alcool rectifié ℔vj.

Écrasez les framboises en les pressant entre les doigts, et mettez dans un bain-marie d'étain; adaptez le chapiteau et lutez; laissez macérer quelques heures; distillez pour retirer ℔vj de liqueur, que vous rectifierez en y ajoutant huit onces d'eau, pour ne retirer que ℔vß.

Alcoolat de citrons.

℞ Écorces récentes de citrons ℔i.
Alcool ℔iv.
Eau ℔ij.

Laissez macérer pendant un jour; distillez pour obtenir ℔iv que vous rectifierez.

Alcoolat de cannelle.

℞ Cannelle de Ceylan ℔j.
Alcool rectifié ℔x.

Pulvérisez grossièrement la cannelle, et faites macérer pendant trois jours; distillez au bain-marie pour obtenir ℔ix.

Alcoolats composés.

On pourrait préparer des alcoolats composés en mêlant ensemble des alcoolats simples, dans des proportions données; mais on les prépare ordinairement en distillant l'alcool sur toutes les substances qui entrent dans la composition de l'alcoolat. On fait durer la macération préparatoire plus ou moins long-temps, selon la nature des corps soumis à l'action de l'alcool.

Alcoolat de Fioraventi.

℞ Térébenthine de Venise ℔j.
Baies de laurier récentes ℥iv.
Résine élémi, } an : ℥j.
Tacamahaca, }
Styrax liquide ℥ij.
Galbanum, }
Encens mâle, } an : ℥iij.
Résine de lierre, }
Bois d'aloës, }

Galanga minor,
Gérofles,
Cannelle,
Muscade,
Zédoaire, } an : ℥j.
Gingembre,
Dictame de Crète,
Aloës succotrin,
Succin préparé,
Alcool rectifié ℔vj.

Concassez toutes les substances sèches, et faites macérer pendant huit à dix jours avec l'alcool; alors ajoutez les résines et le styrax; distillez pour obtenir ℔vß de produit.

TITRE CINQUIÈME.

Médicaments composés par solution et extraction, le véhicule restant avec les principes dissous, l'éther servant de véhicule.

L'éther est un dissolvant facilement vaporisable, et on est obligé d'employer des vases bouchés à l'émeril pour faire les macérations avec ce véhicule; il dissout le phosphore, les huiles volatiles, et les principes balsamiques et résineux; on décante l'éther saturé de dessus le sujet de l'opération, et on ne filtre pas ces préparations, parce qu'il y aurait une trop grande déperdition du véhicule, ce qui pourrait changer les proportions relatives du médicament.

Ether phosphoré.

℞ Éther sulfurique ℔j.
Phospore ʒijß.

Divisez le phosphore sous l'eau, en parcelles très menues. On peut, après avoir coupé avec des ciseaux, en très petits morceaux, ajouter du sable, ou du verre concassé, et le triturer sous l'eau avec ces matières qui faciliteront sa division; égouttez bien l'eau et lavez la masse pulvérulente avec de l'éther; décantez cet éther, et mettez cette masse dans un flacon bouché à l'éméril, que vous aurez eu soin de recouvrir entièrement de papier noir pour intercepter l'action de la lumière; versez l'éther dans le flacon, qui doit être presque plein; bouchez le flacon et laissez macérer pendant un mois, ayant soin de remuer le flacon plusieurs fois par jour; l'éther contiendra à peu près trois grains de phosphore par once; décantez promptement la liqueur, en la distribuant dans des petits flacons recouverts de papier noir, que vous remplissez exactement, et que vous déposez dans un lieu frais. Cet éther s'acidifie très promptement, et il ne faut ouvrir les flacons que dans le moment du besoin, afin d'éviter autant que possible le contact de l'air.

Ether digitalé.

℞ Éther sulfurique ℥ij.
Digitale pourprée pulvérisée ℥ß.

Mêlez; faites macérer pendant deux jours; décantez et conservez dans un flacon bouché hermétiquement.

Les éthers musqué, castoré, cicuté, etc., se préparent de la même manière, et dans les mêmes proportions.

TITRE SIXIÈME.

Médicaments composés par solution et extraction, par macération ou distillation avec le vinaigre, le véhicule restant avec les principes dissous ou extraits.

Le vinaigre est le produit de la seconde fermentation des vins ou des liqueurs vineuses; ainsi il y a des vinaigres de vin, de bière, d'hydromel, etc.; on doit préférer pour l'usage médical, celui qui a été obtenu d'un vin généreux. Outre l'acide acétique qui est son principe constituant, le vinaigre contient un peu d'alcool, un principe muqueux extractif, plus ou moins de matière colorante, et plusieurs sels. Il y a du vinaigre rouge et du blanc, selon le vin qui a servi à sa préparation; presque tous les vinaigres rouges sont altérés avec le suc du fruit du sureau, ou le fruit de la ronce sauvage; cette addition, qui fonce la couleur, n'est pas dangereuse, mais lorsque le choix du vinaigre dépend du pharmacien, il doit préférer le blanc, comme plus pur. On soumet à l'action du vinaigre des racines, comme celles de scille, de colchique; des feuilles, celles de sauge, d'estragon, de lavande; les fleurs de rose, de sureau; les fruits, comme la framboise, etc.; quoique ces vinaigres se préparent en général par macération, on peut cependant les traiter par la digestion, en ayant soin que la chaleur ne dépasse pas cinquante degrés [1]. On prépare aussi des vinaigres composés, comme le vinaigre antiseptique, dit des quatre voleurs.

Vinaigre camphré.

♃ Camphre purifié ℥i.
Vinaigre de vin généreux ℔j.

Mettez le camphre dans un mortier de marbre, réduisez-le en poudre et dissolvez-le par le moyen d'un peu d'alcool; versez cette solution dans le vinaigre, agitez le tout ensemble, laissez le mélange vingt-quatre heures avant de le filtrer; déposez dans des bouteilles bien bouchées.

Vinaigre scillitique.

♃ Squammes de scille sèches contusées ℥iv.
Vinaigre rouge très fort ℔iij.

Faites macérer pendant quinze jours, et filtrez. Il ne faut préparer que peu de ce vinaigre à la fois, parce qu'il se décompose, ce dont on s'aperçoit facilement par le dépôt qui se fait dans les bouteilles; le Codex prescrit d'y ajouter de l'alcool, et cette addition fait qu'il se conserve mieux; dans la préparation de l'oxymel scillitique, la chaleur dissipe l'alcool.

[1] Dans l'économie domestique, on se sert du vinaigre pour conserver plusieurs fruits et légumes. Le concombre, avant sa maturité, le piment, le maïs, etc.

Vinaigre framboisé.

℞ Framboises mondées de leurs calices ℔vj.
Vinaigre rouge ℔iv.

Faites macérer pendant quatre jours, exprimez et filtrez.

TITRE SEPTIÈME.

Médicaments liquides, composés de sucs, de teintures aqueuses, bouillons, apozèmes, vins, alcoolules, alcools, vinaigres, éther, combinés avec le miel ou le sucre.

Mellites, sirops, ratafiats et liqueurs de table.

Le sirop est un médicament liquide, consistant, clair, composé de sucre ou de miel unis à un véhicule aqueux et assez épais pour donner à l'aréomètre de trente-deux à trente-cinq degrés [1]. Les sirops faits avec le miel portent le nom de mellites, et celui d'oxymel lorsque c'est le vinaigre qui est uni au miel comme véhicule. On donne le nom de sirops à tous les composés de ce genre dont le sucre forme la base, bien que quelques-uns contiennent du sucre et du miel. Deux sirops seulement sont opaques: ce sont ceux que l'on fait avec les amandes et les pistaches; ces sirops sont le passage des sirops aux conserves; outre les principes solubles des amandes, ils contiennent toujours une petite quantité de parenchyme interposé. Le but qu'on se propose dans la fabrication des sirops est:

1° De pouvoir conserver, sans altération, par le moyen du sucre ou du miel, des solutions médicamenteuses;

2° De modifier l'action de certains médicaments, en les

[1] Les préparations décrites dans le formulaire de Cadet, sous les noms de sirops de Désessart, de Gardanne, contre la toux; de Willis, Chalibé, ne sont pas des sirops. Les proportions du sucre n'y sont pas assez considérables; aussi ces prétendus sirops ne peuvent se conserver, à moins qu'on n'augmente la proportion du sucre, ou qu'on ne fasse réduire les liquides, en les évaporant, ce qui change les proportions relatives de ces préparations anomales.

enveloppant, pour ainsi dire, dans un corps muqueux sucré.

Les sirops sont souvent employés à édulcorer les boissons; quelquefois on les administre purs à la dose de plusieurs onces par jours; il font souvent la base des juleps, loochs, potions, etc., dont il sera question plus loin.

On prépare en outre, avec le sucre et l'eau simple, un sirop qui sert à préparer extemporanément des sirops médicamenteux, par l'addition qu'on y fait de solutions actives, telles que celles de sulfate de kinine, des solutions mercurielles, etc.

PREMIÈRE SECTION.

Mellites et oxymels.

Le miel, quoiqu'il soit toujours le produit du travail des mêmes insectes (*apis mellifera*), présente beaucoup de variétés; il y a des miels très blancs, il y en a d'un blanc citrin, de jaunâtres, de bruns, de rougeâtres, etc. Les uns sont solides, grenus, comme cristallisés; d'autres sont mous et mêmes liquides; quelques-uns ont une odeur aromatique plus ou moins prononcée; d'autres n'ont que l'odeur de la cire; les uns se fondent sans laisser aucun résidu; d'autres contiennent une grande quantité de substances étrangères, de la propolis, de la cire, des débris d'insectes, etc. La cupidité souvent introduit dans les miels des matières qui y sont étrangères, telles que de la fécule, etc.; la différence que l'on remarque entre les miels non sophistiqués, provient en partie des variations de l'atmosphère, pendant le temps du travail des abeilles, des soins que l'on a donnés à la récolte du miel, et surtout des végétaux qui servent à la nourriture des abeilles.

Pour l'usage de la pharmacie, on doit toujours s'assurer de la pureté du miel que l'on veut employer, ce qui est facile, en en faisant fondre un peu à froid dans de l'eau; la fécule, s'il y en a, ou les autres corps étrangers se précipitent, et le miel seul se dissout.

Miel dépuré (mellite simple ou sirop de miel).

℞ Miel blanc ℔xij.
Eau ℔iij.

Délayez à froid le miel, dans l'eau, en le remuant avec une spatule, laissez déposer, décantez et passez à travers un tamis de crin; mettez sur le feu dans une bassine de cuivre étamé, faites bouillir; il se formera une écume abondante que vous enlèverez à mesure avec l'écumoire; arrêtez le bouillonnement, en jettant un peu d'eau froide dans le liquide, et réitérez les projections d'eau froide à chaque bouillon, jusqu'à ce que le sirop soit bien clair; alors faites cuire jusqu'à ce que le sirop bouillant donne trente degrés à l'aréomètre; passez à travers un blanchet, laissez refroidir, et conservez dans des bouteilles bien sèches, bouchées avec du liége, et que vous mettrez à la cave. Lorsqu'on opère sur des miels impurs, on peut ajouter du carbonate de chaux, et du charbon animal; après leur emploi, on ajoute du blanc d'œuf, et on clarifie par la coction.

Mellites.

On donne le nom de mellites à des composés sirupeux, formés de miel et d'un liquide médicamenteux; lorsque le vinaigre fait partie de la composition, on l'appelle oxymel au lieu de mellite; il y a des mellites simples, c'est-à-dire composés de miel et du suc ou de la teinture d'une seule substance, et des mellites composés de miel et de teintures de plusieurs substances; la plupart des mellites se clarifient par la seule ébullition, et sans addition de blancs d'œufs; on se contente d'arrêter deux ou trois fois l'ébullition par l'addition d'un peu d'eau froide; on enlève chaque fois l'écume qui se forme, et on passe à travers un blanchet; on met de nouveau sur le feu, et on fait cuire jusqu'à la consistance de trente degrés à l'aréomètre [1].

[1] Quoique l'aréomètre soit le seul moyen exact de connaître le degré de

Mellite avec le suc d'une plante.

Mellite mercurialé.

℞ Suc de mercuriale dépuré, } an : ℔iv.
Miel, }

Mettez le tout dans une bassine de cuivre étamé, chauffez de manière à faire bouillir et écumer, enlevez l'écume lorsqu'elle est bien formée, et laissez bouillir jusqu'à ce que le liquide soit bien clair; alors passez à travers un tissu de laine, tendu au-dessus d'une terrine; nettoyez la bassine et remettez le mellite sur le feu, où vous le laisserez évaporer jusqu'à consistance requise; laissez refroidir, introduisez-le dans des bouteilles bien sèches, que vous boucherez avec du liége et que vous déposerez dans un endroit frais.

Le miel mercurial est le plus souvent administré dans les clystères laxatifs, dans lesquels on en met de une à quatre onces.

concentration des mellites et des sirops, il y a d'autres moyens pratiques de parvenir à ce but; ces moyens, sans être aussi exacts, ne sont cependant pas à négliger pour les cas où on n'aurait pas d'aréomètres à sa disposition. Le plus employé de ces moyens est de suspendre perpendiculairement un écumoir dont on a trempé l'extrémité dans le mellite ou sirop dont on veut connaître la cuite, et d'examiner le volume des gouttes qui en découlent; plus le sirop est concentré, plus les gouttes sont grosses; lorsqu'il passe la consistance requise des sirops, au lieu de tomber par goutte, il forme ce qu'on appelle la nappe. On connaît aussi la cuite des sirops et mellites en en mettant un peu à refroidir sur une assiette; on en prend alors avec une cuiller et on laisse tomber du haut sur l'assiette des gouttes de liqueur: si le sirop n'est pas assez cuit, la goutte en tombant laisse rejaillir de petites gouttes à l'entour d'elle; lorsqu'au contraire le sirop est en consistance, la goutte est seule. Enfin, lorsqu'on a beaucoup d'habitude pratique, on reconnaît très bien la cuite en prenant un peu de sirop bouillant au bout du doigt index, le rapprochant du pouce jusqu'à ce que le sirop touche les deux doigts, et ensuite, en écartant ces deux doigts, on connaît, par l'étendue que l'on peut donner sans rompre la goutte, le degré de consistance qu'a acquis le liquide.

Mellite rosat[1].

℞ Roses de Provins ℔j.
Calices de roses ℥viij.
Eau bouillante ℔iv.
Miel blanc ℔vj.

On dépose dans une cucurbite d'étain les roses et les calices de roses, et on verse dessus de l'eau bouillante; on recouvre la curcubite, et on laisse infuser pendant douze heures, au bout desquelles on passe la teinture en exprimant légèrement; on la laisse déposer pendant une heure; on décante la liqueur claire, on la mêle avec le miel; on fait bouillir, on écume, et aussitôt que le mellite est clair, on passe à travers un blanchet, alors on le fait cuire en consistance[2].

Le mellite rosat s'emploie comme détersif dans les maladies des gencives, on le fait entrer dans quelques collyres; rarement on l'administre à l'intérieur.

Mellite acéteux (Oxymel simple.)

℞ Miel blanc ℔iv.
Vinaigre de vin blanc ℔ij.

Mêlez le miel et le vinaigre dans un vase d'argent ou de faïence; faites bouillir, enlevez l'écume qui se forme, et passez à travers un tissu de laine; mettez de nouveau sur le feu, et faites cuire en consistance[3].

[1] Dans un ouvrage récent, on engage à supprimer les calices de roses de cette composition. Cette suppression donnerait un médicament tout autre que celui prescrit par le Codex. Il s'en faut beaucoup que les calices de roses soient sans vertu, et on doit être d'autant plus scrupuleux sur la préparation du Miel rosat, qu'il sert d'excipient au diascordium, médicament interne très important.

[2] Le résidu de cette infusion donne encore, par la distillation, une eau très odorante, et dans le cas où l'on manquerait de cette eau distillée avant la saison des roses, on peut tirer parti de ce résidu pour s'en procurer.

[3] Quelques auteurs ont proposé de préparer ce mellite, en faisant

Mellites composés.

Mellite gentiané composé, ou sirop de longue-vie, de Calabre, de mercuriale, de gentiane.

℞ Sucs dépurés de mercuriale ℔ij.
de bourrache, de buglosse, } an : ℥viij.
Racine de glaïeul ℥ij.
de gentiane ℥i.
Vin blanc ℥xij.
Miel blanc ℔iij.

On coupe les racines par rouelles bien minces, et on les fait macérer pendant un jour dans le vin blanc; on coule la teinture en exprimant légèrement le marc, on le mêle avec les sucs dépurés et le miel dans une bassine d'argent ou dans un vase de faïence; on porte le mélange à l'ébullition, que l'on continue jusqu'à parfaite despumation; alors on passe à travers un blanchet; on met de nouveau sur le feu et on fait évaporer en consistance.

On ajoute quelquefois à cette composition la teinture d'une once et demie de séné, faite par le moyen de l'eau bouillante; ce mellite doit donner bouillant vingt-neuf degrés, et trente-trois lorsqu'il se refroidit; on l'administre à la dose de ℥ß à ℥jß dans l'asthme et les maladies asthéniques des organes de la digestion.

Mellite balsamique incisifs (sirop antiasthmatique de ***.)

℞ Miel vert de l'île de Bourbon ℔ij.

Faites fondre avec trois onces d'eau à une douce cha-

dissoudre le miel à froid, dans la moitié du vinaigre prescrit; mais cet oxymel serait beaucoup moins acide que celui du Codex, et ne remplirait pas, par conséquent, l'indication thérapeutique; il faudrait, pour faire à froid ce composé, réduire le vinaigre de moitié, en l'exposant à l'évaporation spontanée, ou à l'action d'une douce chaleur; et alors, en faisant la solution à froid avec ce vinaigre concentré, on aurait un oxymel qui serait dans les proportions requises.

leur; portez à l'ébullition pour écumer, et passez aussitôt la despumation; laissez refroidir et ajoutez :

Acide benzoïque ℥. xxxij.
Dissous dans alcool benzoïné ℥j.

Mêlez exactement et conservez à la cave dans des bouteilles de verre bouchées hermétiquement.

Ce mellite se donne comme incisif dans l'hydropisie de poitrine, dans l'asthme humide, à la dose de ℥ß répétée à quatre ou cinq heures d'intervalle[1].

Mellite acéteux scillitique (oxymel scillitique).

℞ Vinaigre scillitique ℔ij.
Miel blanc ℔iv.

Mêlez dans une bassine d'argent, ou dans un vase de faïence, faites bouillir, écumez et passez; mettez de nouveau sur le feu et réduisez à la consistance requise par une légère ébullition.

Ce mellite est très acide, parce que, bien qu'il s'évapore un peu d'acide acétique pendant l'ébullition, celui qui reste uni au miel est plus concentré que celui qui s'est évaporé; on pourrait également préparer cet oxymel à froid, en réduisant le vinaigre scillitique de moitié par une évaporation ménagée. Ce remède est un incisif très actif; il se donne à la dose d'un gros à une once, le plus souvent délayé dans un julep ou une boisson; il excite quelquefois le vomissement.

DEUXIÈME SECTION.

Sirops préparés avec le sucre.

Les sirops préparés avec le sucre sont simples ou composés. Le but que l'on se propose dans la fabrication des

[1] Le miel vert étant assez rare, on peut le remplacer par du miel de Narbonne.

sirops est : 1° de pouvoir conserver, sans altération, des sucs, teintures, ou bouillons simples ou composés; aussi autrefois les nommait-on des conserves liquides; mais il y a des cas où l'on prépare des sirops seulement pour modifier l'action thérapeutique, ou rendre plus supportable la saveur de certains médicaments, en les associant avec le sucre.

Les sirops sont simples et composés.

Les sirops simples sont ceux qui se préparent avec le suc, l'eau distillée, ou la teinture d'une seule substance, comme le sirop borraginé, limoné, cinnamomé, cinchoné, etc.

Les sirops composés sont ceux pour la préparation desquels on emploie des sucs ou des teintures retirées de plusieurs substances : les sirops antiscobutique, de Cuisinier, de Stæchas composé, en offrent des exemples.

Les sirops simples ou composés se préparent de trois manières :

1° Par solution, en faisant fondre une quantité donnée de sucre, dans la quantité de véhicule nécessaire pour la réduire à l'état sirupeux; c'est de cette manière que l'on fait les sirops avec la plupart des sucs, tels que ceux de groseilles, de limon, etc. [1], avec les eaux distillées simples ou composées, avec les teintures d'une odeur fugace qu'on ne doit pas soumettre à la chaleur de l'ébullition, les teintures de violettes, d'œillets, etc.

2° Par coction.

Les sirops par coction se préparent ordinairement en

[1]. On prépare encore des sirops par solution, en mettant dans un vase de faïence, une couche de sucre que l'on recouvre d'une couche de rouelles de fruits succulents, tels qu'oranges, citrons, groseilles, cerises, etc. On recouvre ces fruits d'une couche de sucre en poudre, et ainsi alternativement, de manière que la première et la dernière couche soient de sucre. Le sucre se dissout dans le suc du fruit : au bout de deux jours, on retire le sirop qui s'est formé, et on le passe à froid. Ces sirops, très agréables au goût, ne se conservent pas long-temps en bon état, mais peuvent se préparer dans certains cas.

mêlant avec du sucre moitié plus, de suc d'une plante qu'il n'en faudrait pour le convertir en sirop, et faire évaporer le superflu de l'humidité, pour l'amener à la consistance; le but qu'on se propose dans cette opération, est de rendre le sirop plus actif, en concentrant la vertu du suc; les sirops de fumeterre, de menyanthe, de noirprun se préparent ainsi [1].

Deux espèces de sirops par coction se font en soumettant les fruits eux-mêmes à l'ébullition. Ce sont les sirops de mûres et de framboises; l'odeur de ces fruits résidant surtout dans leur pellicule, on mêle ensemble le fruit avec du sucre en poudre, dans une bassine d'argent, et on soumet le tout à l'action du feu, jusqu'à ce que le mélange entre en ébullition; on laisse bouillir pendant quelques minutes, ou jusqu'à ce que le sirop marque bouillant trente-deux degrés, ce qui donne trente-cinq lorsqu'il est froid; ces sirops se clarifient d'eux-mêmes, et sont très mucilagineux; on les passe à travers un tamis de crin, leur viscosité ne permettant pas de les passer à travers le blanchet.

3° Par clarification et coction.

Lorsque les teintures ou sucs avec lesquels on doit préparer les sirops, n'ont pas été clarifiés et ne contiennent pas de substances propres à clarifier, on procède à la clarification, en ajoutant au mélange du sucre et du véhicule, un ou plusieurs blancs d'œufs, que l'on y mêle avant d'exposer le mélange à l'action du feu; alors on met la bassine sur le feu et on procède à l'ébullition; la chaleur coagule l'albumine du blanc d'œuf, et cette albumine, en se coagulant, se charge de principes qui troublaient la transparence du sirops; elle fait l'effet d'un réseau qui partirait du fond du vase pour ramener à la

[1] On pourrait, en faisant réduire ces sucs de moitié par l'évaporation au bain-marie, préparer ces sirops par solution, en faisant fondre le sucre dans le suc ainsi concentré, cela aurait l'avantage d'éviter l'intensité de chaleur qui a lieu dans un liquide épais comme le sirop, lorsqu'il approche de sa cuite.

surface du liquide toutes les impuretés[1]; on ne doit pas remuer le mélange pendant cette opération; lorsque le sirop commence à entrer en ébullition, l'écume qui s'est formée à sa surface, s'ouvre ordinairement dans son milieu, pour donner passage aux bouillonnements qui rejettent l'écume sur les bords de la bassine; on l'enlève avec un écumoir, et on laisse évaporer ensuite jusqu'à ce que le sirop ait acquis la consistance nécessaire; alors on le coule bouillant à travers un tissu de laine, dans une terrine, et on le laisse refroidir. Quand la clarification n'a pas bien réussi, on peut battre un blanc d'œuf dans un peu d'eau et le jeter dans le sirop bouillant, mais il faut qu'il y ait assez d'eau pour arrêter l'ébullition et empêcher que l'albumine soit trop vite coagulée, ce qui rendrait son effet nul. Quelques praticiens ajoutent à la liqueur à clarifier, un peu d'alun, de tartrate acidule de potasse, lorsque cette liqueur est très chargée de principes visqueux : quoique ces additions se fassent en général en petites proportions de huit à douze ℥ par livre de sucre, et qu'elles facilitent la clarification, on ne doit pas se les permettre, surtout pour la clarification des sirops auxquels on est dans le cas d'ajouter des sels mercuriels, du sulfure de potasse, etc.

Les sirops et mellites, quel qu'ait été le procédé de leur préparation, doivent être conservés dans des bouteilles bien sèches; on doit avoir soin de les remplir presque jusqu'au bouchon, de les boucher hermétiquement, et les déposer dans une cave, ou un endroit frais.

[1] Le Codex recommande de n'ajouter les blancs d'œufs, que lorsque le sirop est en ébullition. Aussi prescrit-il en général beaucoup plus de blancs d'œufs qu'il n'est nécessaire d'en employer en les mêlant à froid. Lorsque l'on suit le procédé du Codex, une partie de l'albumine est coagulée avant d'avoir pu produire son effet : six à huit blancs d'œufs suffisent pour clarifier un quintal de sucre, et d'après les proportions et le procédé donné par le Codex, il en faudrait, pour cette quantité de sucre, vingt-cinq à trente. Cela à l'inconvénient d'introduire, dans le sirop, les sels à base de soudes, etc., ce qui se trouvent dans le blanc d'œuf.

Sirops simples par solution.

Sirop cydonié.

℞ Suc de coings dépuré et filtré ℔ij ℥ij.
Sucre blanc ℔iv.

Mettez le tout dans un vase d'argent ou de faïence, et faites fondre au bain-marie, ou sur un feu doux, de manière à ce qu'il n'y ait pas d'ébullition; laissez refroidir et passez à travers le blanchet.

Ce sirop s'emploie comme rafraîchissant et astringent dans les diarrhées, le plus souvent mêlé avec de l'eau gommée ou toute autre boisson.

Sirop tartareux.

℞ Acide tartareux ʒviß pulvérisés.
Eau ℔j ℥j.
Sucre ℔ij.

Faites fondre d'abord l'acide dans l'eau, à une douce chaleur, puis ajoutez le sucre en poudre et remuez jusqu'à ce que le tout soit dissous; ce sirop peut se préparer sans le concours de la chaleur [1].

Sirop violaté.

℞ Violettes mondées de leurs calices ℔j.
Eau bouillante ℔ij.

Versez l'eau bouillante sur les violettes déposées dans un vase d'étain, et laissez infuser pendant douze heures, passez avec expression, laissez reposer; décantez, et faites fondre au bain-marie du sucre à raison de deux livres pour dix-sept onces de teinture; laissez refroidir, et ne passez le sirop que lorsqu'il est tout-à-fait froid.

[1] Le Codex, sans prescrire d'aromatiser ce sirop avec l'huile de citron sucrée, permet de le faire, sans indiquer la dose qu'il en faut mettre. Ainsi, c'est au médecin qui en ordonne l'emploi, à préciser s'il le veut aromatisé ou non, et on doit en avoir des deux manières.

Sirop cinnamomé.

℞ Eau distillée de cannelle ℔j ℥i.
Sucre ℔ij.

Versez l'eau de cannelle sur le sucre en poudre; et favorisez la solution par l'agitation; lorsqu'environ les deux tiers du sucre seront fondus, exposez le matras à une douce chaleur pour achever la solution; laissez refroidir et passez.

Sirop pistaché [1].

℞ Pistaches ℔j.
Eau ℔ij.

Concassez les pistaches dans un mortier de marbre; déposez-les ensuite sur la pierre à chocolat, mais sans la chauffer ajoutez à peu près ℥iij de l'eau prescrite; broyez avec le rouleau jusqu'à ce qu'elles soient réduites en pulpe parfaitement homogène; délayez alors cette pulpe dans le reste de l'eau, laissez macérer pendant une demi-heure, passez, en exprimant fortement, à travers une toile de lin serrée; prenez alors :

Émulsion ci-dessus, une pinte.
Sucre en poudre ℔ijß.

Faites fondre à une douce chaleur; passez le sirop chaud à travers un tissu de laine, et agitez le sirop avec une spatule d'argent jusqu'à ce qu'il soit entièrement refroidi.

[1] Ce sirop, ainsi que celui fait avec les amandes, est opaque; on peut l'aromatiser avec l'alcoolat de citrons, ou de fleurs d'oranger. Lorsqu'il a été bien préparé, et que les semences ont été parfaitement broyées, une partie du parenchyme des amandes se trouve interposé dans le sirop, et on peut regarder ce sirop comme l'intermédiaire entre les sirops et les conserves. Ces sirops, au bout d'un certain temps, sont sujets à éprouver une séparation; mais en les agitant fortement, on parvient à rétablir le sirop dans son état primitif. Quelques praticiens ajoutent un peu de gomme arabique pour retarder cet effet; mais il vaut mieux

Sirops simples par coction.

Sirop rosat.

℞ Suc dépuré de pétales de roses pâles ℔vj.
Sucre blanc concassé ℔vj.

Mettez le tout dans une bassine d'argent ou un vase de faïence, et faites évaporer jusqu'à consistance; ce sirop est un purgatif doux; on l'administre à la dose d'une à trois onces, en une ou deux doses le même jour [1].

Sirops par clarification et coction.

Sirop adianthé.

℞ Capillaires du Canada ℥iv.
Eau bouillante ℔ijß.

Versez l'eau bouillante sur le capillaire, couvrez le vase et laissez infuser pendant deux heures; passez avec expression; battez un blanc d'œuf dans la colature, et ajoutez,

Sucre blanc ℔iv.

Mettez la bassine sur le feu, procédez à l'ébullition, écumez et faites cuire en consistance; mettez sur le blanchet que doit traverser le sirop,

Capillaire de Canada ℥ij.

Versez dessus le sirop bouillant; lorsque ce sirop est refroidi, on l'aromatise avec l'eau de fleurs d'oranger double, dont on met deux onces pour la quantité prescrite ci-dessus [2].

renouveler souvent ces sirops, et ne pas y ajouter de substances étrangéres.

[1] On peut, si l'on veut, distiller le marc des roses, qui, quoique privées de leur suc, donnent une eau très aromatique.

[2] Ce sirop pourrait se préparer en versant du sirop de sucre bouillant sur la totalité du capillaire déposé dans un bain-marie d'étain, et les laissant refroidir ensemble, on passerait le sirop froid. Par ce procédé,

Sirop smilacé.

℞ Salsepareille fendue et coupée ℔ijj.

Faites infuser pendant vingt-quatre heures, dans trente ℔ d'eau bouillante; faites bouillir et coulez; versez sur le résidu trente ℔ d'eau, et procédez à l'ébullition; passez et faites évaporer les deux bouillons réunis jusqu'à réduction de ℔x; ajoutez alors:

℞ Sucre,
Miel, } de chaque trois livres.

Versez dans le mélange un ou deux blanc d'œufs mêlés avec de l'eau; portez le mélange à l'ébullition, et enlevez l'écume à mesure qu'elle prend de la consistance; lorsque le sirop est bien écumé, jetez-le sur un blanchet pour le séparer des fèces; remettez le sirop passé dans la bassine, et faites cuire en consistance[1].

Sirops composés.

Les sirops composés sont ceux dans lesquels on réunit la solution des principes médicamenteux de plusieurs substances: il y en a de plus ou moins composés; on les prépare, comme les sirops simples, par solution, par coction, par clarification et coction, et quelquefois en ajoutant à un sirop simple, ou à du sirop de sucre, une solution médicamenteuse plus ou moins compliquée; quelquefois même on prépare séparément par des procédés différents, deux espèces de sirops que l'on réunit ensemble, pour en former un seul; les sirops stœchadé

on éviterait la déperdition de l'arôme du capillaire, qui a lieu pendant la coction dans le premier procédé.

[1] Quelques médecins préfèrent, dans certains cas, ce sirop préparé avec le sucre seul, et alors on remplace le miel par du sucre. Quoique composé de deux matières sucrées différentes, ce sirop est réputé simple, parce qu'il ne contient que la solution d'une seule substance médicamenteuse.

et érysimé en offrent des exemples; on prépare d'abord un sirop par solution avec l'eau distillée des plantes qui entrent dans leur préparation; d'une autre part, on fait par clarification et coction un autre sirop avec le bouillon de ces mêmes plantes, et on mêle ces deux sirops, lorsqu'ils sont refroidis. Autrefois on appelait ces sirops, sirops par distillation; mais cette dénomination est abandonnée depuis long-temps; ce procédé pourrait également s'appliquer à la préparation de plusieurs sirops simples: les sirops menthé, valériané, absinthé, camomillé, contiendraient par ce moyen toutes les parties médicamenteuses des plantes qui sont affectées à leur préparation; souvent aussi on verse les sirops composés bouillants, sur des substances aromatiques, comme cela a lieu dans la confection des sirops rhubarbé et séné; mais il serait inutile de faire une classe à part de ces sirops, qui se préparent toujours par clarification et coction.

Sirop vermifuge purgatif.

♃ Kina gris c. c. ℥iv.
Rhubarbe choisie,
Séné mondé, } an. ℥i.
Semen-contra,
Sucre ℔ij.

Faites bouillir le quinquina et le séné dans ℔jß d'eau pendant un quart d'heure; versez le produit de la décoction bouillant sur la rhubarbe, et laissez infuser dans un vaisseau couvert; versez sur le marc de quinquina et séné ℔j d'eau, et faites bouillir de nouveau; décantez la teinture de rhubarbe et versez sur la rhubarbe qui reste dans le vase, le second bouillon; laissez infuser de nouveau; passez après demi-heure d'infusion, et réunissez les deux teintures; mêlez avec le sucre, clarifiez par le moyen d'un blanc d'œuf, et faites cuire en consistance; versez le sirop bouillant sur le semen-contra, déposé sur un tissu de laine; pliez ce tissu sur le carrelet, de manière à ce que son extrémité trempe dans le sirop; laissez une demi-heure en contact et faites égoutter; remuez bien le sirop avant de le mettre en bouteille, afin que la partie supérieure qui a été en contact avec le semen-contra, se mêle avec l'inférieure qui n'y touchait pas. Ce sirop est un excellent vermifuge tonique, on l'administre de ℥ß à ℥ij, dans les affections vermineuses.

Sirop de Chantre (d'erysimum composé).

℞ Orge mondé,
Raisins secs, } an: ℥ij.
Réglisse effilée,
Feuilles récentes de bourrache, } an : ℥iij.
de chicorée,
Eau ℔xij.

Faites bouillir jusqu'à réduction du quart, passez avec expression, et coulez bouillant sur les substances suivantes que vous aurez déposées dans un bain-marie d'étain :

Erysimum récent ℔iij.
Racine d'aulnée ℥iv.
Capillaire ℥i.
Romarin, } an. ℥jß.
Stœchas arabique,
Semences d'anis ʒij.

Laissez macérer pendant vingt-quatre heures, distillez pour obtenir

Eau aromatique ℔j.

Passez avec expression ce qui reste dans le bain-marie, et mêlez-le avec

Sucre ℔ij.
Miel blanc ℔j.

Clarifiez avec le blanc d'œuf et faites cuire jusqu'à la consistance de trente-un degrés.

D'autre part, prenez l'eau aromatique obtenue ℔j, et

sucre blanc ℔ij; faites par solution, au bain-marie, un sirop que vous mêlerez avec le premier sirop, lorsqu'il sera refroidi[1].

Sirops composés par l'addition d'une solution médicamenteuse à un sirop simple ou composé.

Les solutions médicamenteuses à ajouter à ces sirops peuvent êtres faites par le moyen de l'eau ou de l'alcool; lorsque les substances médicamenteuses sont solubles dans ces deux véhicules, on doit en général préférer l'alcool, parce qu'il est plutôt dans le cas de s'opposer à la fermentation que de la favoriser.

Les médicaments que l'on peut ajouter aux sirops, sont les préparations de kinine, de morphine, l'ammoniaque liquide, ou son carbonate, le deutochlorure et le deutonitrate de mercure, quelques sels déliquescents tels que l'acétate de potasse, etc.

Les sulfures ne doivent pas être employés dans la préparation de ces sirops, parce qu'ils se décomposent promptement; des sirops sulfurés ne sont bons que dans les hospices, où on peut ne préparer chaque jour que la quantité qu'on doit en consommer.

Sirop de sulfate de kinine.

℞ Sulfate de kinine ℥xxxij.

Faites dissoudre dans alcool s. q.; ajoutez

Sirop de sucre de canne ℔ij.

Mêlez exactement et conservez dans une bouteille parfaitement bouchée.

Ce sirop s'emploie comme tonique et fébrifuge, et s'administre aux enfants, à la dose de ʒij à ℥j.

[1] Ce sirop, mêlé à partie égale avec le sirop adianthé, imite parfaitement le sirop pectoral aromatique de G**, et peut le remplacer avec l'avantage de savoir quel médicament on emploie.

Sirop avec le deutochlorure de mercure.

℞ Deutochlorure de mercure ℥viij.
Eau distillée ℥i.

Faites dissoudre et mêlez avec ℔ij de sirop smilacé simple ou composé.

Ce sirop s'emploie très fréquemment; il faut non-seulement que le mélange soit fait exactement, mais il faut recommander aux malades qui en font usage, de secouer la bouteille avant d'en prendre, parce que le sel mercuriel se décomposant, forme un précipité, et sans cette précaution, les dernières cuillerées de sirop contiendraient beaucoup plus de sel mercuriel que les premières.

TROISIÈME SECTION.

Liqueurs alcooliques édulcorées, ratafiats, liqueurs de table.

Les produits de cette troisième section sont d'un genre mixte; ils sont tous agréables au goût. (L'élixir de longue vie du Codex, quoique contenant un peu de sucre, ne sera jamais classé parmi les ratafiats à cause de son goût amer); quoique doués de vertus toniques, en général, ils sont autant du domaine de la sensualité, que de celui de la médecine; la base de ces préparations est un mélange d'alcool, d'eau et de sucre, le plus souvent à parties égales; on peut considérer ce mélange relativement aux liqueurs, sous le même point de vue que nous avons considéré le sirop de sucre relativement aux sirops médicinaux; seulement dans ce genre de préparation, c'est l'alcool et non le sucre qui est le principe conservateur; aussi les proportions relatives des ingrédients peuvent varier sans inconvénient pour la conservation du produit; dans les sirops il y a un degré de densité déterminé indispensable pour la bonne conservation du produit; tandis que pour les liqueurs, la proportion relative du sucre peut varier d'un tiers à un sixième; la proportion relative de l'alcool varie également, il peut entrer dans la composition pour moitié, pour le tiers ou pour le quart, selon la force que l'on veut donner au produit. Pour ces préparations, il faut employer de l'alcool de vin, d'un bon goût; pour les ratafiats, on emploie souvent l'alcoolule; il y a des ratafiats et liqueurs simples et composés: simples lorsqu'une seule substance donne le goût et l'odeur à la composition; composés lorsqu'il y entre plusieurs substances aromatiques.

Ratafiats [1].

Le ratafiat est le produit de la combinaison de l'alcool ou de l'alcoolule chargé des principes aromatiques et extractifs d'un corps, avec du sucre. Les ratafiats se préparent en faisant macérer plus ou moins long-temps l'alcool sur les substances; la macération, lorsque les substances sont d'un tissu serré, peut se prolonger jusqu'à un an, comme cela a lieu pour la teinture de noyaux; lorsque l'on opère sur des substances d'un tissu délicat, comme les fleurs, les fruits, la macération dure beaucoup moins long-temps [2]; souvent même, au lieu de faire macérer les fruits, on extrait leur suc, que l'on mêle avec l'alcool [3]; on peut employer ces sucs fermentés ou non fermentés; le sucre ne s'ajoute à ces préparations, que lorsque l'on a décanté ou exprimé la teinture.

[1] Ce mot vient par altération des deux mots latins, *rata fiant;* nos aïeux discutaient leurs affaires à table, et à la fin du repas, lorsque l'on était tombé d'accord, on sanctionnait les résolutions prises, en buvant le dernier coup, et en disant : *rata fiant.*

[2] Les ratafiats préparés avec les fruits rouges, comme le cassis, la framboise, etc., éprouvent une altération dans leur couleur et leur goût, lorsque la sève, au printemps, commence à monter.

[3] Plusieurs substances, comme la framboise, la fleur d'oranger, les écorces d'oranges, de citrons; les semences carminatives, peuvent donner des ratafiats ou des liqueurs, selon le mode qu'on emploie pour la préparation de la composition.

Ratafiat de framboises.

℞ Framboises mûres ℔j.
Alcoolule à vingt degrés un litre.

Laissez macérer pendant huit jours ; exprimez et faites dissoudre sucre ℥xij ; filtrez et conservez dans des bouteilles bien bouchées.

Ratafiat de fleurs d'oranger.

℞ Pétales de fleurs d'oranger ℥iv.
Alcool rectifié ℔jß.

Faites macérer pendant quatre heures[1]; décantez et ajoutez :

Sucre blanc, } an : ℔j.
Eau pure, }

Faites dissoudre le sucre à froid , mêlez et filtrez ;

Ratafiat composé, dit scubac.

℞ Alcoolule à vingt-quatre degrés, deux litres.
Safran ℥i
Coriandre, } an. ℥ß.
Anis , }
Genièvre, } an : ʒjß.
Canelle , }
Semence d'angélique ʒiij.
Le zeste d'un citron.

Faites macérer pendant quinze jours ; ajoutez eau de fleurs d'oranger ℥iv, sirop de sucre ℔ijß ; mêlez, laissez reposer vingt-quatre heures, décantez et filtrez.

Ce ratafiat est un bon stomachique, et sert aux mêmes usages que l'élixir de Garus.

[1] Il ne faut pas prolonger cette macération plus de quatre heures, sans cela la teinture serait trop amère.

Les liqueurs dites de table se préparent, comme nous l'avons dit précédemment, avec des eaux distillées aromatiques, ou avec des alcoolats; on peut également en préparer en faisant dissoudre des huiles essentielles dans l'alcool, et ajoutant du sucre. Il y a des liqueurs simples qui n'admettent dans leur composition qu'un seul principe aromatique et des liqueurs composées, dans la préparation desquelles il entre plusieurs principes odoriférants; il y a en outre des liqueurs, comme l'élixir de Garus, que l'on prépare avec un alcoolat, et dans lesquelles on fait entrer un sirop chargé de principes extractifs; ces compositions sont intermédiaires entre les liqueurs et les ratafiats.

Liqueurs préparées avec l'alcoolat.

Liqueur d'absynthe.

℞ Alcoolat d'absynthe ℔ij.
Eau pure ℔jß.
Sucre blanc ℔ijß.

Faites dissoudre à froid et filtrez; si l'alcoolat d'absynthe est trop chargé d'huile essentielle d'absynthe, on diminue sa quantité et on remplace ce qu'on en soustrait par de l'alcool pur.

Liqueurs préparées avec une huile essentielle.

Liqueur de menthe.

℞ Huile essentielle de menthe ℈vj.
Alcool rectifié ℔j.
Eau pure ℔j ℥iv.
Sucre pur ℥x.

Versez l'huile essentielle dans l'alcool; mêlez avec le sucre en poudre, ajoutez l'eau et filtrez.

Liqueur dite élixir de Garus.

℞ Myrrhe, } an : ʒjß.
Aloës, }
Gérofles, } an : ʒj.
Muscades, }
Safran ℥j.
Cannelle ʒvj.
Alcool rectifié ℔x.

On verse l'alcool sur toutes ces substances concassées, on laisse macérer pendant vingt-quatre heures, on distille au bain-marie jusqu'à siccité; on rectifie ensuite le produit pour obtenir ℔ix.

D'autre part on prend

℞ Capillaire du Canada ℥iv.
Réglisse effilée ℥ß.
Figues grasses ℥iij.

On verse dessus ces substances

Eau bouillante ℔viij.

On laisse infuser pendant vingt-quatre heures, et on ajoute :

Eau de fleurs d'oranger ℥xij.
Sucre ℔xij.

On fait dissoudre le sucre à froid, et on mêle deux parties en poids de ce sirop sur une d'alcoolat; on agite bien le mélange, et on le clarifie par décantation; on peut le filtrer.

CHAPITRE X.

MÉDICAMENTS GALÉNIQUES CONSISTANTS, DESTINÉS A ÊTRE INGÉRÉS DANS LES ORGANES DE LA DIGESTION.

TITRE PREMIER.

Extraits.

On donne le nom d'extrait au résultat mou ou solide de l'évaporation d'une solution de substances végétales ou animales, de quelque manière qu'elle ait été opérée. Le but qu'on se propose dans la préparation des extraits est d'obtenir sous un petit volume, toutes les parties, ou seulement quelques parties actives d'une substance, isolées des parties inertes ou nuisibles de cette même substance. Le mode de préparation des extraits est très varié; on se sert de divers véhicules pour extraire les principes solubles, et on emploie divers degrés de chaleur pour la solution et l'évaporation, selon la nature des substances sur lesquelles on opère.

On distinguait autrefois les extraits en aqueux et alcooliques, selon que l'on avait employé pour la solution, l'eau ou l'alcool; mais on doit renoncer à cette dénomination d'alcoolique, puisque l'alcool ne reste pas dans l'extrait.

Les véhicules employés pour la préparation des extraits sont en général l'eau, l'alcool à divers degrés, le vin et quelquefois le vinaigre.

On traite les substances pour opérer la solution, par la macération, l'infusion, la digestion, la décoction; on procède à l'évaporation par la chaleur de l'ébullition, à feu nu, par la chaleur du bain-marie, de l'étuve chauffée de trente à soixante-dix degrés, selon les extraits que l'on prépare; quelques liquides, avant d'être soumis à l'évaporation, sont exposés à une légère fermentation, comme les sucs de baies du noirprun, du sureau, etc.; la solution d'opium pour l'extrait par le procédé du docteur Déyeux; la plupart se clarifient par le repos et la filtration. On recommande pour quelques autres la clarification par le blanc d'œuf; mais ce moyen est rarement nécessaire, et on doit autant que possible s'en abstenir, parce qu'il introduit dans l'extrait, des substances qui lui sont étrangères, tels que des sels à base de soude, un peu de gélatine, etc.

La différence de degrés de chaleur appliquée à la préparation des extraits, influe beaucoup sur leur nature et leurs propriétés; dans certain cas, on emploie l'eau froide pour traiter une substance, afin de ne pas dissoudre de parties résineuses, comme dans la préparation des extraits gommeux d'opium, de kina; dans quelques autres, on emploie la chaleur de l'ébullition pour obtenir une partie du principe résineux, comme dans la préparation des extraits de gayac, de kina, de jalap; pour volatiser un principe nuisible, comme dans la préparation de l'extrait de chélidoine, de bryone, de gratiole, dont les principes âcres sont volatils.

Enfin, il y des extraits à la préparation desquels il ne faut pas employer plus de trente degrés de chaleur: tel est celui de belladone, de jusquiame, dont les propriétés narcotiques sont fugaces à une chaleur supérieure à quarante degrés. Dans la préparation de tous les extraits, il faut ménager la chaleur sur la fin de l'évaporation, agiter l'extrait pour renouveler les surfaces et favoriser la dissipation du liquide; on emploie pour leur préparation des vases d'argent, de cuivre étamé, et mieux encore de porcelaine ou de faïence : la nature de l'extrait détermine le choix du vase. Dans la préparation des extraits par décoction, il faut faire plusieurs décoctions et avoir soin de ne mettre pour chaque opération, que la quantité d'eau nécessaire pour que la substance baigne un peu dans le liquide ; de cette manière on obtient des principes dont la concentration des autres principes de l'extrait favorise la solution, et qui ne pourraient se dissoudre, si l'on soumettait en une seule fois, la substance à l'action d'une grande quantité d'eau.

Il est facile de juger par ce qui précède, que l'extrait pharmaceutique n'est pas un corps simple et identique, mais que selon la nature des substances sur lesquelles on a opéré, le véhicule qu'on a employé et le degré de chaleur qu'on a appliqué, on obtient un produit très différent.

On appelle extrait simple, celui qui est fait avec une seule substance, traitée par un véhicule ne fournissant pas de ses principes à l'extrait, comme l'extrait de rhubarbe par l'eau, l'extrait de jalap par l'alcool.

On donne le nom d'extrait composé à celui qui est le produit de l'action d'un véhicule contenant des principes fixes, sur une seule substance, comme l'extrait d'opium préparé avec le vin, dont la partie colorante et les sels restent dans l'extrait.

Et à l'extrait préparé avec un véhicule entièrement vaporisable, exerçant son action sur plusieurs substances à la fois, tel est l'extrait panchymagogue.

Sous le rapport de la consistance on distingue les extraits, en extraits mous, extraits pilulaires et extraits secs.

Les extraits mous sont ordinairement en consistance de miel épais, et étant un peu hygrométriques, conservent leur souplesse ; on reconnaît qu'ils sont arrivés à cette consistance lorsqu'en en mettant un peu sur du papier gris, ils ne laissent pas transuder l'humidité à travers le papier.

Les extraits pilulaires sont un peu moins mous, et par

le temps deviennent quelquefois solides; quelques-uns même se dessèchent assez pour pouvoir être réduits en poudre.

Les extraits secs se préparent dans des assiettes exposées à la chaleur de l'étuve; on reconnaît qu'ils sont parfaitement desséchés, lorsqu'en les frappant légèrement avec la pointe d'un couteau, ils se détachent sous la forme de petites écailles ayant l'apparence vitreuse[1].

Tous ces extraits attirent plus ou moins l'humidité de l'air, et doivent être conservés dans des flacons parfaitement bouchés.

Beaucoup d'extraits peuvent se préparer indifféremment avec le suc de la plante fraîche, ou avec des teintures, des bouillons retirés de la même plante séchée, sans que cela nuise à leurs propriétés; les extraits d'absynthe, de centaurée, etc.; d'autres au contraire doivent se préparer avec le suc des plantes.

On peut classer les extraits dans l'ordre suivant:

1° Extraits acidules de suc de fruits (rob de noirprun, d'yèble.)

2° Extraits muqueux (de guy de chêne, de bryone, de fleurs d'oranger.)

3° Extraits sucrés (de chiendent, de réglisse.)

4° Extraits sous-aromatiques (de valériane, d'aulnée.)

5° Extraits sulfurés (de patience, de cresson, de fumeterre.)

6° Extraits alcaloïdés (de chélidoine, d'azarum, de kina.)

7° Extraits sous-résineux (de gayac, de jalap, par décoction dans l'eau):

8° Extraits résineux (résine de jalap, de scammonée.)

9° Extraits gommo-résineux (de ratanhia, de jalap, par l'eau et l'alcool.)

[1] La gélatine, la colle-forte, les tablettes de bouillon, sont de véritables extraits secs; mais on ne pourrait, à cause de leur ténacité, juger leur dessiccation par le moyen indiqué pour les extraits cassants.

10° Extraits tannînés (de cachou, d'écorce de chêne).
11° Extraits indéterminés (dans lesquels ne dominent aucuns principes particuliers.)
12° Extraits animalisés (de fiel de bœuf, osmazône).
13° Extraits composés (de rudius, d'opium au vin).
14° Extraits avec fécule.
15° Extraits secs.

Extraits acidules.

Extrait ou rob de noirprun.

♃ Baies de noirprun q. v.

Écrasez les baies dans une terrine de grès, ou dans un vase de bois [1], ayant soin de ne pas briser les semences; laissez fermenter pendant deux ou trois jours, passez avec forte expression, laissez reposer pendant quelques heures; décantez le suc et exposez à l'action de la chaleur, de manière à mettre le liquide en ébullition; après quelques bouillons, passez à travers un tissu de laine; alors procédez à l'évaporation par le moyen d'une chaleur douce, ayant soin d'agiter la masse avec une spatule, jusqu'à ce qu'elle ait acquis la consistance d'un miel épais.

Les robs d'yèble, de sureau, se préparent de la même manière.

2° Extraits muqueux.

Ces extraits préparés à l'eau par décoction, contiennent beaucoup de principe mucilagineux, ou de fécule dissoute, qui les rend tenaces et élastiques; il faut avoir soin de terminer leur évaporation au bain-marie.

Extrait de racine de Bryone.

♃ Racine de bryone sèche ou récente, divisée en rouelles q. v., eau s. q. Faites bouillir pendant une heure, non-seulement pour dissoudre la fécule et le principe

[1] Il ne faudrait pas employer des mortiers de marbre ou de pierre, parce que le suc les attaquerait.

muqueux, mais encore pour volatiliser son principe âcre; passez avec expression, filtrez à travers la laine, évaporez la moitié du liquide par une ébullition légèrement soutenue, puis achevez l'opération à la chaleur du bain-marie[1].

3° Extraits sucrés.

Ces extraits sont reconnaissables à leur saveur sucrée, due à un principe muqueux sucré non cristallisable; on doit les préparer en faisant macérer à froid, ou infuser dans l'eau bouillante les substances qui les fournissent; ménagez l'application de la chaleur sur la fin de leur évaporation; la décoction et une forte chaleur les rendraient âcres; il faut surtout lorsqu'il fait chaud, évaporer promptement; sans cette précaution, le liquide pourrait fermenter, ce qui changerait sa nature et ses propriétés.

Extrait de chiendent.

♃ Racine de chiendent mondée ℔xx.

Contusez, afin de la rendre plus perméable à l'action de l'eau; versez dessus s. q. d'eau bouillante, laissez en infusion pendant douze heures, décantez et faites évaporer en consistance.

Cet extrait est très commode pour préparer en tous temps extemporanément une boisson pour les malades; il est surtout recommandable pour les coffres de pharmacie de la marine et des ambulances militaires. Un à deux gros de cet extrait suffisent pour une pinte de boisson.

4° Extraits sous-aromatiques.

Ces extraits, lorsqu'ils sont bien préparés, retiennent l'odeur de la plante qui a servi à les préparer; ils doivent

[1] Si, au lieu d'opérer la décoction à vases ouverts, on veut distiller la plante, on obtient une eau distillée qui est âcre et émétique, à la dose d'une ou deux cuillerées.

être évaporés avec beaucoup de précautions, et la chaleur ne doit pas dépasser quarante degrés.

Extrait de valériane.

℞ Racine de valériane concassée ℔j.

Versez dessus s. q. d'eau bouillante pour délayer la poudre et la réduire en consistance de miel liquide; laissez infuser pendant une heure, ayant soin de tenir le vase au bain-marie, à une chaleur de trente degrés; passez à travers un linge serré en exprimant fortement, versez de nouvelle eau bouillante sur le marc, passez, et après une troisième affusion et expression, réunissez les liqueurs et filtrez; faites évaporer, en ayant soin que la chaleur ne dépasse pas quarante degrés.

Les extraits d'aulnée, de scordium et de toutes les plantes aromatiques camphrées, doivent se préparer de cette manière.

5° Extraits sulfurés.

Ces extraits ne doivent jamais être préparés dans des vases métalliques, parce que le soufre qu'ils contiennent réagirait sur ces vases; on se sert de vaisseaux de faïence ou de porcelaine; on les prépare avec des sucs, teintures ou bouillons de plantes, récentes ou sèchées.

Extrait de patience.

℞ Racine de patience sèche q. v.

Concassez la racine, et faites-la macérer dans s. q. d'eau froide, pendant vingt-quatre heures; passez avec expression, laissez déposer, et filtrez à travers un tissu de laine; évaporez les deux-tiers du liquide, en le soumettant à l'ébullition, et achevez l'inspissation du reste de la liqueur, par le moyen du bain-marie.

Les extraits de cerfeuil, de cresson, de fumeterre, se préparent avec le suc de ces plantes, mais ne doivent pas être soumis à l'ébullition; on doit les évaporer au bain-marie.

6° Extraits alcaloïdés [1].

Les extraits alcaloïdés sont ceux qui contiennent un des principes cristallisables nouvellement découverts, auxquels on donne jusqu'à présent le nom d'alcalis végétaux, tels que la kinine, la vératrine, la chélidonine, etc.; ces extraits peuvent se préparer avec le suc, ou avec le bouillon des plantes fait avec le moins d'eau possible; il faut sur la fin de l'opération n'employer que la chaleur du bain-marie, afin de ne pas latérer la substance cristallisable.

Extrait de grande chélidoine ou éclaire.

℞ Chélidoine récente ℔vj.

Contusez la plante, pour en retirer le suc; exprimez fortement, pilez le marc en y ajoutant deux livres d'eau, exprimez de nouveau, réunissez les deux liquides et passez à travers un blanchet; mettez la liqueur sur le feu, procédez à l'ébullition, que vous continuerez jusqu'à réduction du quart du liquide; l'ébullition, non-seulement fait coaguler une partie albumineuse contenue dans ce suc, mais encore dissipe un principe âcre volatil, que l'extrait ne doit pas contenir; filtrez de nouveau la liqueur; évaporez le produit de la filtration à une chaleur ménagée, et lorsque le liquide sera réduit au quart de son volume primitif, servez-vous de la chaleur du bain-marie pour achever l'extrait.

Extrait alcaloïde de kina.

℞ Kina jaune royal ℔x.

Réduisez-le en poudre grossière, humectez la poudre avec s. q. d'eau, laissez macérer pendant quatre heures; ajoutez alors assez d'eau pour surnager le quinquina d'environ quatre pouces, procédez à la décoction;

[1] Cette dénomination est due à M. Récluz.

après un quart d'heure d'ébullition, passez la liqueur bouillante avec expression; faites, avec une même quantité d'eau, une seconde, troisième et quatrième décoction, réunissez les bouillons de ces diverses opérations, chauffez jusqu'à l'ébullition et passez le liquide bouillant à travers un tissu de laine peu serré; laissez refroidir, décantez la liqueur claire, que vous mettrez à évaporer par une ébullition légère; lorsque le liquide aura diminué des trois quarts, ajoutez le dépôt qui se trouvait sous la liqueur décantée, et achevez l'inspissation de l'extrait à la chaleur du bain-marie; cet extrait contient presque toute la kinine et une partie de la résine du quinquina employé; il est grumelé.

7° Extraits sous-résineux.

Ces extraits retirés des végétaux contenant des résines, se préparent toujours par décoction; on doit faire la décoction dans des vaisseaux couverts, tels que la cucurbite d'un alambic recouverte de son chapiteau, ou l'autoclave. Comme la plupart des substances qui fournissent ces extraits sont compactes, il est bon de faire précéder la décoction, d'une digestion de quelques heures; enfin il faut, comme dans la préparation de l'extrait ci-dessus, faire plusieurs décoctions dans une petite quantité d'eau, et passer les liquides bouillants, parce que par le refroidissement ils laissent précipiter de la résine qu'ils avaient dissoute.

Extrait de gayac.

♃ Bois de gayac râpé ℔xxx.

Faites bouillir quatre fois de suite dans s. q. d'eau, réunissez les produits de chaque décoction, faites bouillir, passez la liqueur bouillante, faites évaporer par une légère ébullition, jusqu'à réduction des deux tiers; alors achevez la cuite de l'extrait au bain-marie; cet extrait a une légère odeur de vanille, il a un goût résineux un peu âcre. Trente livres de gayac ne m'ont donné que huit onces et demie d'extrait pilulaire

8° Extraits résineux.

Ces extraits sont de véritables résines, que l'on retire par le moyen de l'alcool à trente-six degrés; mais ils peuvent contenir, outre la résine, des bases alcaloïdes, tels que la kinine, la morphine, des sels, de la chlorophylle, et quelquefois des huiles solubles dans l'alcool; c'est ainsi qu'en traitant l'opium, la kine, l'ipécacuanha, etc., par l'alcool, on aurait un extrait résineux très composé. On ne fait guères usage en pharmacie que des résines de jalap et de scammonée.

On trouve dans le commerce des résines de jalap très friables, que l'on donne à très bas prix; ces résines sont mêlées avec un tiers et quelquefois plus de colophane.

Les auteurs du Codex permettent d'employer ces résines du commerce, en les purifiant; mais comment peut-on purifier un pareil médicamment si les substances qui lui sont associées, sont solubles dans l'alcool. Ce produit, quoique préparé par des moyens chimiques, est réellement un produit gélanique, puisque nous n'avons pas la possibilité de reconnaître sa pureté. Cette inadvertance des auteurs du Codex a étonné tous les médecins et pharmaciens qui connaissent l'importance de cette préparation si active; les pharmaciens délicats préparent toujous eux mêmes les résines de jalap, et on ne peut se permettre d'employer celles que fournit le commerce, parce qu'elles sont toutes plus ou moins sophistiquées.

Extrait résineux, ou résine de jalap.

♃ Jalap grossièrement pulvérisé ℔iv.
Alcool à trente-six degrés ℔xxiv.

Versez sur le jalap le quart de l'alcool, faites digérer au bain-marie, à une chaleur de cinquante degrés, pendant douze heures; passez avec expression et faites trois nouvelles et différentes digestions avec le reste de l'alcool; mêlez les quatre produits et filtrez; déposez l'alcool jalappé dans le bain-marie d'un alambic, et chauffez pour retirer dix-huit à vingt livres d'alcool, que vous mettrez en réserve pour de pareilles opérations, parce qu'il est empreint de l'odeur du jalap; retirez le bain-marie de la cucurbite, et versez sur le résidu de la distillation vingt livres d'eau froide; l'affusion de l'eau diminue la force dissolvante de l'alcool en le pénétrant, et la résine se précipite, le liquide devient d'un blanc laiteux; on laisse reposer le mélange pendant vingt-quatre heures; la résine se rassemble au fond du vase sous la forme d'une masse poisseuse, comme la térébenthine; on décante l'eau qui surnage, et on lave la masse jusqu'à ce que l'eau des affusions ne se colore plus; on prend alors la résine, on la dispose sur des assiettes de faïence, et on procède à sa dessication par la chaleur du bain-marie, de l'étuve, ou par l'exposition à l'air et au soleil.

On préfère pour cette opération le jalap piqué des vers; ces insectes ne touchant pas à la partie résineuse, ce jalap est plus avantageux, et donne souvent un huitième de son poids de résine, tandis que quelquefois on ne retire de jalap bien sain, qu'un dix ou onzième.

9° Extraits gommo-résineux.

Ces extraits se préparent par le moyen de l'eau et de l'alcool employés alternativement ou mêlés ensemble à l'état d'alcoolule; on peut traiter la substance en premier par l'alcool froid ou bouillant, par l'eau froide, ou par l'eau à divers degrés de chaleur; on doit, dans la préparation de ces extraits, se conformer strictement à la formule prescrite, parceque la manière d'opérer peut influer beaucoup sur la qualité et les propriétés du produit.

Quelquefois on réunit les divers produits aqueux et alcooliques, et on les soumet ensemble à l'évaporation; le plus souvent, et cette méthode est préférable, on épaissit d'abord l'extrait aqueux, et on n'ajoute la solution alcoolique que lorsque le premier est en consistance de miel épais.

Extrait de ratanhia.

℞ Racine de ratanhia ℔j.

Alcoolule à vingt-deux degrés s. q. Pour épuiser la racine de ses parties solubles, par le moyen de diverses affusions et digestions, réunissez tous les produits, filtrez et soumettez à la distillation pour retirer les deux tiers du liquide; achevez l'inspissation en agitant avec une spatule et chauffant au bain-marie.

Cet extrait, bien qu'on ne l'évapore qu'en consistance pilulaire, ne tarde par à se dessécher et à devenir très friable.

Extrait de Jusquiame.

℞ Feuilles de jusquiame séchées à l'ombre ℔j.
Alcool à trente-six degrés ℔ij.

Coupez menu les feuilles de jusquiame, et versez dessus une livre d'alcool; laissez macérer pendant vingt-quatre heures, ayant soin de manier plusieurs fois la plante entre les mains, pour faciliter la solution; passez avec expression, et soumettez le marc à l'action de la seconde livre d'alcool; passez après vingt-quatre heures de macération et filtrez les liqueurs.

D'une autre part, versez sur le résidu des macérations alcooliques deux livres d'eau pure, à la température de vingt-cinq degrés; froissez la plante entre les mains dans cette eau, pendant une demi-heure; laissez macérer pendant douze heures; passez avec forte expression; filtrez la liqueur à travers un tissu de laine; procédez à l'évaporation de la teinture aqueuse, en appliquant une chaleur qui ne dépasse pas de trente à trente-cinq degrés; lorsque l'extrait aura acquis la consistance requise, ajoutez la solution alcoolique; disposez alors le mélange sur des assiettes de faïence, et laissez évaporer à l'air libre, ou dans une étuve, dont la chaleur ne soit pas supérieure à trente degrés; cet extrait ainsi préparé retiendra le principe vireux volatil de la plante, la chlorophylle, ou résine verte, enfin tous les principes solubles dans l'alcool unis à ses paties solubles dans l'eau.

10° Extraits tanninés.

Les extraits tanninés ou contenant du tannin, sont reconnaissables par leur saveur austère et astringente; plusieurs de ces extraits, tels que ceux de noix de galle, d'écorce de chêne, contiennent en outre de l'acide gallique; leur solution a la propriété de précipiter la gélatine en s'unissant à elle, et on ne doit jamais les associer aux mélanges qui en contiennent; plusieurs de ces extraits se dessèchent spontanément et deviennent friables, comme l'extrait de cachou; leur préparation n'offre d'ailleurs rien de particulier; on peut pour les préparer employer la macération, l'infusion, et lorsqu'on traite des écorces ou des bois compactes, la décoction, pour obtenir les principes solubles.

Extrait de cachou.

℞ Cachou mondé et concassé ℔j.
Eau bouillante ℔iv.

Versez l'eau sur le cachou que vous aurez mis dans un vase de faïence, laissez infuser jusqu'à refroidissement parfait de la liqueur, ayant soin de remuer de temps à autre le mélange avec une spatule de bois; il ne faut pas se servir d'instruments en fer, dans la préparation de ces extraits; filtrez, évaporez par la chaleur du bain-marie jusqu'à consistance.

11° Extraits indéterminés dans lesquels ne dominent aucuns principes particuliers.

Ces extraits n'offrent rien de particulier, dans leur préparation; quelquefois ce sont des sucs de plantes épaissis, tels que les extraits de pissenlit, de saponaire, etc.; souvent c'est une teinture aqueuse, ou un bouillon de plantes qu'on réduit en consistance. Il est de ces extraits pour la préparation desquels il est indifférent de se servir du suc de la plante fraîche, ou d'une teinture tirée de la plante sèche; et il en est pour la préparation desquels on doit préférer l'emploi de la plante sèche.

La bourrache, la buglosse, lorsqu'on emploie leur suc, donnent un extrait grumelé, tandis que lorsqu'on les a fait sécher et qu'on prépare leur extrait avec une teinture retirée par infusion de la plante sèche, on obtient un produit très lisse, très homogène.

Extrait de saponaire.

♃ Saponaire récente à moitié fleurie q. v.

Contusez fortement dans un mortier de marbre, et exprimez pour obtenir le suc; laissez reposer pendant une heure; décantez, mettez sur le feu dans une bassine de cuivre étamée, procédez à l'ébullition; après un quart d'heure de légère ébullition, passez à travers un tissu de laine, remettez la liqueur sur le feu, faites évaporer en consistance de sirop clair, et alors achevez l'opération au bain-marie, ayant soin d'agiter la masse avec une spatule.

Extrait de chardon bénit.

♃ Chardon bénit sec. q. v.
Eau bouillante s. q.

Mettez la plante dans un bain-marie d'étain, et versez dessus l'eau bouillante, ayant soin de fouler la plante avec une spatule de bois, de manière à ce qu'elle n'occupe pas trop d'espace, ce qui nécessiterait une trop grande quantité d'eau et donnerait une teinture très peu chargée; laissez infuser jusqu'à parfait refroidissement; passez alors avec expression, filtrez la liqueur à travers un tissu de laine, et procédez à l'inspissation par une chaleur graduée.

12° Extraits animalisés.

Les extraits retirés des substances animales sont peu nombreux; on ne comprend pas parmi ces extraits la gélatine, quoiqu'elle soit retirée des animaux, parce qu'elle a un caractère particulier, et que de quelque animal, ou de quelque partie d'animal qu'on la retire, elle est toujours identique; le nombre des extraits animaux se réduit à trois, dont un, celui de castoréum n'est plus employé; le premier, l'extrait de fiel de bœuf, se prépare pas inspissation; le second, l'osmazône de Thénard, se retire des muscles animaux par le lavage et la malaxation dans l'eau; le troisième, celui de castoréum, se prépare avec l'alcool à trente degrés.

Extrait de fiel de bœuf.

♃ Liqueur retirée de la vésicule biliaire du bœuf q. v.

Le Codex prescrit d'ajouter partie égale d'eau à la bile; cette addition, qui n'est d'aucune utilité, a l'inconvénient d'exposer l'extrait pendant beaucoup plus long-temps à l'action de la chaleur, qui peut altérer le produit; cette considération m'a décidé à adopter l'ancien procédé.

Mettez sur le feu, dans un vase de faïence; procédez à l'ébullition qui sépare quelques flocons albumineux; après un quart d'heure de légère ébullition, passez à travers un blanchet; remettez la liqueur sur le feu, et faites réduire le liquide jusqu'à consistance de sirop clair; achevez alors l'inspissation en vous servant de la chaleur du bain-marie, et en remuant continuellement avec une spatule.

Extrait de chair musculaire[1]. (Osmazône de Thénard.)

℞ Muscles d'un animal adulte frappé de mort violente q. v. Enlevez toute la graisse qui peut y adhérer; hachez et réduisez presque en pulpe; versez dessus de l'eau froide en petite quantité et à plusieurs reprises, en malaxant chaque fois la pâte entre les mains; mêlez les produits, et passez à travers un linge; faites chauffer jusqu'à ébullition, qui séparera une écume albumineuse; filtrez, évaporez en consistance d'extrait.

Extrait de castoréum.

℞ Castoréum dépouillé des fibres et de la graisse qui l'accompagnent, en poudre grossière q. v.
Alcool à trente degrés s. q.

Versez l'alcool sur le castoréum de manière à le surnager un peu; laissez macérer pendant douze heures; réitérez les affusions d'alcool et les macérations autant qu'il sera nécessaire pour épuiser cette substance de ses principes solubles; réunissez vos divers produits et filtrez; disposez l'alcool castoré dans des assiettes peu profondes, que vous remplirez et que vous exposerez à l'action d'un courant d'air, qui, en évaporant l'alcool, réduira spontanément la liqueur en consistance d'extrait[2].

[1] Bien qu'on ait donné à ce produit un nom particulier, qui semblerait indiquer une substance identique particulière, c'est un véritable extrait, contenant des sels à base de soude, et les parties solubles qui étaient contenues dans le muscle, telles que la gélatine, un peu de sucre animal, etc. Cet extrait varie dans sa nature selon l'espèce et l'âge de l'animal dont on a traité la chair.

[2] La propriété du castoréum résidant surtout dans ses parties volatiles, on ne doit pas employer la chaleur pour préparer cet extrait.

Le Codex prescrit d'employer la macération, ou l'infusion pour préparer beaucoup d'extraits que l'on faisait autrefois par décoction: les extraits de genièvre, de patience, etc.; ce changement de procédé qui, à la vérité, donne un extrait plus lisse, plus homogène, est-il une amé-

13° Extraits composés.

Les extraits composés sont ou le résultat de l'action d'un véhicule aqueux ou alcoolisé, entièrement vaporisable, sur plusieurs substances; comme l'extrait d'élixir de propriété, l'extrait de rudius, ou le produit de l'action de véhicules composés, contenant des principes non volatils, sur une seule substance tels sont l'extrait d'opium préparé avec le vin, l'extrait d'ellébore de Bacher, etc.

Extrait de Rudius.

℞ Coloquintes mondées de leurs pepins ʒvi.
Agaric blanc,
Scammonée,
Racine d'ellébore noir,
De jalap, } an : ʒiv.
Aloès ℥j.
Cannelle,
Macis,
Gérofles, } an : ℈ij.
Alcool ℔j.

Mettez toutes ces substances, excepté l'aloès et la scammonée, dans un matras; versez dessus l'alcool, et bou-

lioration? et l'extrait, ainsi préparé, a-t-il les mêmes propriétés que celui pour lequel on emploie la décoction. L'eau bouillante, non-seulement extrait des principes que l'eau froide ne peut dissoudre, mais encore la chaleur de la décoction réagit sur plusieurs de ees principes; elle développe dans les fruits, les racines, le principe sucré, et modifie souvent les principes âcres ou austères qui s'y trouvent. L'extrait de genièvre, préparé par décoction, contient des principes résineux, et contient souvent encore un peu de matière sucrée, cristallisée en petit grains disséminés dans la masse. Je crois, malgré la déférence que l'on doit avoir pour la chose jugée, que l'extrait de genièvre de Lemery est préférable à celui du Codex. Pour décider cette question, il faudrait essayer comparativement l'effet thérapeutique d'extraits tirés de la même plante, préparés par ces deux procédés.

chez le matras avec de la vessie mouillée; faites digérer pendant cinq jours à une douce chaleur; passez avec expression; mettez alors l'aloès et la scammonée en poudre grossière dans le matras, et versez dessus le produit de la première digestion; faites digérer pendant deux jours, filtrez et évaporez en consistance d'extrait pilulaire.

La dose de cet extrait est de ℈xij à deux scrupules; c'est un purgatif très actif.

Extrait d'opium préparé avec le vin, désigné sous le nom de laudanum opiatum par le Codex[1].

℞ Opium choisi q. v.

Coupez l'opium en rouelles minces, et versez dessus du vin blanc s. q. pour surnager de plusieurs doigts; faites digérer au bain-marie, passez avec expression, laissez reposer, filtrez et évaporez en consistance d'extrait par le moyen du bain-marie.

Extrait d'ellébore noir de Bacher.

℞ Racine sèche d'ellébore noir mondé ℔ij.
Carbonate de potasse ℥viij.
Alcoolule (vingt-deux degrés) ℔viij.

Faites digérer pendant douze heures; coulez avec expression; versez sur le résidu vin blanc généreux ℔viij.

Faites digérer pendant vingt-quatre heures; coulez avec expression; laissez reposer pendant quatre heures; mêlez avec le premier produit et filtrez; faites évaporer au bain-marie en consistance de miel épais.

Dans cette préparation, non-seulement le carbonate de potasse réagit sur la racine, mais encore le tartrate acidule du vin se convertit en tartrate saturé; cet extrait attire l'humidité, en raison du sel alcalin qui y est contenu.

[1] Autrefois on donnait le nom de laudanum opiatum à un extrait d'opium fait par l'eau.

14° Extraits avec fécules.

Ces extraits contiennent un principe qui était dissous dans le suc de la plante, mais qui coagulé par la chaleur a perdu sa solubilité; ces extraits sont en général connus sous le nom d'extraits préparés à la manière de Storck.

Extrait de ciguë, de Storck, avec fécule.

℞ Ciguë récente presque en fleurs q. v.

Mondez-la de ses tiges et soumettez à la contusion pour en retirer le suc en exprimant fortement; soumettez le marc une seconde fois à la contusion, y ajoutant la moitié de son poids d'eau pure; exprimez de nouveau, mêlez les liqueurs et passez à travers un tamis; exposez ce suc à l'action de la chaleur, pour procurer une légère ébullition, et jusqu'à ce qu'il se sépare à la surface une écume albumineuse; lorsque cette écume se sera bien réunie jetez le tout sur une chausse, le suc passera clair et la partie coagulée restera sur la chausse; faites évaporer le suc à une douce chaleur, jusqu'à ce qu'il ait acquis la consistance de miel; alors ajoutez la partie coagulée, que vous mêlerez à l'extrait par une forte agitation, et achevez l'inspissation au bain-marie.

Quelques praticiens font sécher la fécule coagulée et la réduisent en poudre pour la mêler à l'extrait; ce procédé est peut-être préférable, en ce que l'extrait est moins long-temps exposé à l'action de la chaleur.

On prépare de cette manière les extraits de la plupart des plantes vireuses, tels que ceux de l'aconit napel, de la jusquiame, belladone, etc.

15° Extraits secs.

Les extraits secs, nommés autrefois sels essentiels de Lagaraye, du nom de leur auteur, sont préparés avec des sucs ou des teintures tirés à froid des substances végétales que l'on fait évaporer sur des assiettes, dans l'étuve; cependant il y a de ces extraits que l'on peut préparer avec la teinture tirée par infusion dans l'eau bouillante, ou même avec le bouillon d'une substance végétale qu'on aura laissé refroidir et qu'on aura filtré froid.

La macération ne doit pas être prolongée, surtout en été, plus de trente-six à quarante-huit heures; si on dépassait ce terme, la liqueur pourrait aigrir, ce qui changerait la nature de l'extrait.

Lorsque la dessiccation est complète, on détache l'extrait de dessus les assiettes avec la pointe d'un couteau, en frappant horizontalement. Lorsque l'atmosphère est humide, il faut faire cette opération dans l'étuve et se hâter de serrer le produit dans des flacons, hermétiquement bouchés.

La gélatine sèche, les tablettes de bouillon sont des espèces d'extraits secs.

Comme ces extraits peuvent d'ailleurs contenir beaucoup de principes divers, on peut, selon le principe qui les caractérise, les ranger dans quelques-unes des classes précédemment énoncées; ainsi on peut avoir des extraits secs sulfurés, alcaloïdés, etc.

Extraits secs de Quinquina (*Codex*).

♃ Kina pulvérisé ℔ij.
Eau froide ℔xij.

Faites macérer pendant vingt-quatre heures, remuant de temps à autre le mélange avec une spatule de bois; passez avec expression et versez sur le marc

Eau froide ℔viij.

Laissez macérer douze heures; exprimez fortement, réunissez les deux produits et filtrez; faites évaporer au bain-marie jusqu'à consistance de sirop clair; coulez alors dans des assiettes de faïence ou de porcelaine, de manière qu'il y ait tout au plus une épaisseur de deux lignes de liquide sur chaque assiette; achevez la dessiccation à l'étuve.

Procédé usité par feu Duchatelle, pharmacien à Paris, pour la préparation de l'extrait de kina.

♃ Kina en poudre ℔vj.
Eau ℔xviij.

Faites macérer pendant six heures, puis faites bouillir pendant une demi-heure, passez avec expression, faites bouillir le résidu une seconde et troisième fois dans douze livres de nouvelle eau; mêlez le produit, et faites évaporer au bain-marie jusqu'à consistance de sirop; laissez refroidir, et délayez dans deux livres d'eau froide; laissez reposer pendant deux heures; filtrez, disposez le produit de la filtration sur des assiettes, et terminez la dessiccation dans l'étuve [1].

TITRE SECOND.

Gelées.

La gelée est un médicament transparent, liquide lorsqu'il est chaud, et se prenant par le refroidissement en une masse d'une consistance élastique, assez ferme pour céder à une légère pression sans se rompre, et revenir sur elle-même lorsque la pression cesse. La gelée est un composé de gélatine végétale ou animale, à laquelle on ajoute ordinairement du sucre, pour pouvoir la con-

[1] En traitant le dépôt formé par le refroidissement dans le bouillon de quinquina, avec de l'eau contenant un seizième d'acide sulfurique ou hydrochlorique, on peut en retirer de la kinine, que l'on précipitera en traitant la liqueur par la chaux, etc.

server; quelques gelées se clarifient par la simple ébullition, quelques autres demandent à être clarifiées par le moyen de blancs d'œuf.

PREMIÈRE SÉRIE.

Gelées végétales.

Gelée de groseilles.

℞ Groseilles égrainées ℔xv.
Sucre cristallisé ℔xij.

Mettez les groseilles égrainées avec le sucre dans une bassine; remuez avec une spatule pour empêcher le sucre de s'attacher au fond de la bassine, et pour écraser les groseilles; chauffez jusqu'à ce que l'ébullition se manifeste; laissez bouillir quelques minutes, et passez à travers un tamis; remettez sur le feu ce liquide qui aura passé, et faites cuire jusqu'à ce qu'en en mettant un peu à refroidir sur une assiette, il se prenne en gelée; retirez du feu, et coulez dans des pots de faïence[1].

Gelée de coings.

℞ Coings en parfaite maturité ℔j.
Sucre ℔iv.

Enlevez les écorces et pepins des coings avec un couteau d'argent ou d'ivoire, coupez les coings par quartiers, et faites les bouillir avec une livre d'eau de rivière jusqu'à réduction de moitié; passez avec expression, et mêlez le bouillon avec le sucre; clarifiez au moyen du blanc d'œuf, et cuisez en consistance[2].

[1] On peut, au lieu de faire bouillir le fruit lui-même avec le sucre, en exprimer le suc, et alors on pèse parties égales de sucre et de suc non fermenté du fruit. On procède du reste comme il est dit ci-dessus. Les gelées de framboises, d'épine-vinette, de verjus, se préparent de la même manière.

[2] Les gelées de pommes et autres fruits analogues, se font de la même manière.

Gelée de lichen d'Islande.

℞ Lichen d'Islande ℥ij.
Sucre ℥iv.

Versez sur le lichen une livre d'eau bouillante, et laissez refroidir; rejetez cette première teinture, et faites bouillir le lichen ainsi lavé pendant une demi-heure dans suffisante quantité d'eau; passez sur un tamis, soumettez le lichen à une nouvelle décoction avec huit onces d'eau pendant un quart d'heure; passez, réunissez ce second bouillon au premier, ajoutez y le sucre et la moitié d'un blanc d'œuf; clarifiez en faisant bouillir, et lorsque la liqueur sera bien transparente, coulez à travers un blanchet; remettez sur le feu, et faites évaporer jusqu'à ce que le tout soit réduit à huit onces; coulez dans un pot de faïence, et déposez dans un endroit frais.

On peut aromatiser cette gelée en y ajoutant, au moment de la couler, quelques gouttes d'un alcoolat, ou ℥ß d'une eau aromatique [1].

On pourrait ôter entièrement au lichen son amertume, en le faisant macérer, avec une liqueur alcaline, selon la méthode de Berzélius; mais ce principe amer doit avoir des propriétés, et il vaut peut-être mieux le conserver en partie dans ce médicament.

[1] Cette gelée ne se conserve pas long-temps en bon état; elle a de la peine à durer huit jours sans un commencement d'altération. Cependant il y a des confiseurs qui tiennent cette gelée préparée d'avance; et leur gelée se conserve très bien et pendant long-temps. Cette prolongation de durée est due à ce que ces gelées sont faites en grande partie avec de la gelée de pomme, et qu'ils n'y mettent que la quantité de lichen indispensable pour qu'on y trouve un peu le goût de la plante.

DEUXIÈME SÉRIE.

Gelées animales.

Gelée de corne de cerf.

℞ Corne de cerf râpée ℥viij.
Sucre ℥iv.

Lavez la corne de cerf avec un peu d'eau chaude, pour lui enlever la poussière qu'elle pourrait contenir; faites-la bouillir dans un vase couvert, avec ℔ij d'eau pure; passez, et faites la bouillir de la même manière dans ℔ij de nouvelle eau; passez avec expression, réunissez les deux bouillons; clarifiez avec le sucre et un blanc d'œuf, passez à travers un blanchet, faites cuire en consistance, et coulez dans un pot de faïence dans lequel vous aurez mis auparavant eau de canelle ʒij.

On prépare de la même manière des gelées avec la râpure d'os, d'ivoire, etc. [1]

TROISIÈME SÉRIE.

Gelées pseudonimes.

On prépare quelquefois des gelées médicamenteuses avec des substances qui ne contiennent pas de gélatine; et alors on est obligé d'associer à ces substances, un corps qui puisse fournir de la gélatine; ou bien on ajoute à de la gélatine extraite d'un corps, le suc, la teinture ou le bouillon de la substance qui doit donner la propriété et le nom à la gelée; c'est ainsi qu'on prépare les gelées d'oranges, de citrons, de choux rouge, de quinquina, etc.

[1] Baumé recommande d'ajouter un peu de vin blanc pour la clarification de cette gelée, et cette addition facilite beaucoup cette opération. La formule du Codex l'a supprimé de cette composition, et c'est au médecin qui prescrit la gelée à indiquer s'il veut qu'on suive l'ancien procédé qui, en général, réussit mieux.

Gelée d'oranges.

♃ Suc de deux oranges.
Gelée de pommes ℔j.
Écorce récente d'orange ʒj.

Faites fondre la gelée de pommes avec le suc des oranges; ajoutez le zeste d'orange, et faites bouillir légèrement jusqu'à réduction d'une livre; enlevez le zeste et coulez.

Gelées de choux rouge.

♃ Sirop brassicé rouge ℔j.
Colle de poisson ℥j.

Faites fondre la colle de poisson dans s. q. d'eau chaude; ajoutez le sirop, clarifiez; et faites cuire en consistance[1].

TITRE TROISIÈME.

Pâtes sucrées.

Les pâtes sont des médicaments solides, conservant un peu de souplesse et d'élasticité, composés de gomme arabique ou sénégal et de sucre, fondus dans des teintures ou bouillons, et réduits en consistance par inspissation ou par évaporation.

Il y a des pâtes transparentes et des pâtes opaques: les premières se dessèchent à l'étuve dans des moules de fer-blanc, que l'on enduit d'huile d'amandes douces; les pâtes opaques s'épaississent sur le feu, et on favorise l'inspissation, en les remuant continuellement avec une spatule; souvent on ajoute à ces dernières des blancs d'œufs fouettés pour les rendre blanches.

[1] Il faut avoir soin de ne pas employer dans cette préparation de la colle de poisson blanchie à la vapeur du souffre brûlant. Cette colle contenant de l'acide sulfureux, changerait la nature de cette gelée, qui ne doit pas être acide.

On peut, pour préparer ces gelées, employer de la gélatine retirée des râpures d'os, d'ivoire, de corne de cerf, etc.; c'est au médecin qui les prescrit à indiquer la gélatine qu'il préfère pour leur préparation.

Pâte incisive.

℞ Squammes de scille séchées ℥jß.
Sucre ℔ij.
Gomme sénégal ℔iv.
Eau de roses ℔j.
Eau de rivière ℔v.

Prenez les squammes de scille concassées, mettez les dans un vase de faïence, et versez dessus cinq livres d'eau bouillante; laissez infuser jusqu'à parfait refroidissement; passez la teinture à travers un linge, et faites-y dissoudre la gomme réduite en poudre grossière; passez le produit de la solution, laissez déposer pendant trois heures, décantez, et faites évaporer sur un feu doux, en agitant avec une spatule de bois; lorsque la masse est réduite en consistance de sirop, ajoutez le sucre et l'eau de roses; faites fondre, et lorsque le sucre sera fondu, retirez la spatule; laissez le vase sur le fourneau garni de cendres chaudes; laissez refroidir sans agiter; il se formera à la surface du mélange une pellicule blanche, qui surnagera la composition; pour enlever cette pellicule, on commence par la détacher des bords du vase évaporatoire, en faisant circuler le long des parois de ce vase une lame de couteau; puis on la saisit dans son milieu, et on l'élève perpendiculairement, en laissant égoutter pendant quelques instants le liquide qu'elle contient; on rejette cette pellicule, et on coule le liquide dans des moules de fer-blanc frottés d'huile dans toute leur surface intérieure; la couche de liquide doit être à peu près de trois à quatre lignes au plus d'épaisseur; on dispose les moules dans une étuve chauffée à soixante degrés, et on les y laisse jusqu'à ce que la pâte puisse se détacher des moules; lorsqu'elle est parvenue à cette consistance, on retourne toutes les plaques de pâte; on les laisse encore une journée à l'étuve, puis on les retire; on essuie la pâte avec un linge fin pour enlever l'huile qui pourrait y adhérer; et on l'enveloppe dans des papiers pour la conserver.

Pâtes opaques.

La préparation des pâtes opaques se fait par le moyen du feu, appliqué immédiatement, ou par la chaleur du bain-marie, en agitant la pâte jusqu'à ce qu'elle soit en consistance; il y a de ces pâtes dans lesquelles on incorpore des blancs d'œufs que l'on a fait mousser; comme on ne clarifie pas la solution de la gomme, il faut avoir soin de la passer à travers un linge bien serré, et de la laisser bien déposer; on la décante avec soin avant de la mettre à évaporer.

Pâte opiacée à la violette.

℞ Extrait de réglisse ℥iv.
 d'opium ʒj.
Iris de Florence ʒiv.
Gomme arabique ℔iij.
Sucre ℔ij.

Faites fondre la gomme dans quatre livres d'eau froide; d'une autre part faites dissoudre, également à froid, les extraits dans ℔j d'eau; passez la gomme fondue à travers un linge serré; filtrez à travers le papier gris le produit de la solution des extraits; mêlez ces liquides avec le sucre; laissez déposer pendant quatre heures; décantez, et faites évaporer jusqu'à consistance; ajoutez l'iris en remuant avec une spatule, et coulez sur un marbre légèrement huilé ou saupoudré d'amidon.

Pâte de réglisse blanche.

℞ Racine de réglisse mondée ℥viij.
Gomme sénégal ℔ij.
Sucre pur ℔ij.
Blancs d'œufs n° 12.

Contusez la racine de réglisse de manière à l'effiler; versez dessus, dans un vase convenable, eau froide ℔iij; faites macérer pendant douze heures, ayant soin de remuer de temps en temps le mélange; décantez la teinture et la mêlez avec la gomme réduite en poudre grossière; remuez avec une spatule jusqu'à parfaite solution; passez à travers un linge serré; laissez reposer pendant quatre heures[1]; décantez, faites chauffer et ajoutez le sucre; faites évaporer en consistance de miel épais, en remuant la masse avec une spatule de bois; retirez la pâte de dessus le feu, et continuez à l'agiter jusqu'à ce qu'elle soit un peu refroidie; alors ajoutez par fraction les blancs d'œufs que vous aurez fait mousser en les fouettant avec un balai d'osier, dans une large terrine vernissée. A chaque addition de blancs d'œufs, agitez vivement la pâte, pour les incorporer, et ayez soin de soulever la masse pour la rendre légère; couvrez alors le feu avec un peu de cendres, surtout dans le milieu du foyer, mettez la bassine sur le fourneau, continuez à agiter la pâte jusqu'à ce qu'elle ait la consistance nécessaire, ce que l'on reconnaît, lorsqu'en laissant la spatule enduite de pâte, quelques moments à l'air, on peut toucher la pâte avec le dos de la main sans qu'elle y adhère; on coule alors la pâte sur un marbre saupoudré d'amidon, et on la laisse entièrement refroidir avant de la serrer dans une boîte.

La pâte de guimauve et la pâte de lichen opaque se préparent de la même manière; les proportions de blancs d'œufs peuvent être diminuées ou augmentées à volonté.

Les confiseurs sont dans l'usage d'exposer les blancs d'œufs à une douce chaleur; ils se servent à cet effet d'un baril défoncé par les deux bouts; ils mettent dans le baril une chaudière contenant des cendres chaudes; ou du poussier de charbon allumé, et placent dessus le vase dans lequel sont déposés les blancs d'œufs; par l'agitation,

[1] La gomme, quoique bien mondée, retient quelquefois à sa surface un peu de sable fin, dont une partie passe à travers le linge. Pendant ce temps, ce sable se précipite.

les blancs d'œufs enveloppent des bulles d'air, et la chaleur dilatant l'air comprimé par les blancs d'œufs, augmente le volume de la masse.

TITRE QUATRIÈME.

Conserves et marmelades.

La conserve est un médicament composé d'une pulpe, incorporée avec du sucre.

Dans ces préparations, on se propose de conserver par le moyen du sucre, la pulpe avec toutes les propriétés de la plante fraîche; le sucre, outre la propriété qu'il a d'édulcorer ces sortes de médicaments, remplit encore quelquefois une autre indication; il favorise la combinaison des principes aromatiques, en formant avec eux un oléo-saccharum, ainsi que cela arrive dans la préparation des conserves d'ache, d'œillets, etc.

Il y a deux espèces de conserves, les conserves molles, qui ont la consistance du miel, et les conserves sèches.

Les conserves doivent se préparer sans le secours de la chaleur de l'ébullition, et on ne doit employer que la chaleur du bain-marie. Autrefois on exposait pendant quarante jours les conserves à l'action du soleil, ayant soin de les remuer plusieurs fois par jour avec une spatule; cette chaleur douce favorisait la combinaison du sucre avec le végétal, et sa pénétration; mais on a renoncé à ce procédé à cause de sa longueur, et parce que l'on n'est pas sûr d'avoir toujours un temps favorable. Celles dans la confection desquelles on est obligé d'employer une plus forte chaleur sont des marmelades; le moyen proposé par le célèbre Baumé, de préparer les conserves avec les poudres, forme, comme il le dit lui-même, des électuaires et non des conserves.

Quand on prépare des conserves dans un temps pluvieux, avec des feuilles ou des fleurs, il est bon de les exposer quelques heures sur un tamis en couches très légères, à un courant d'air, pour leur faire perdre un peu de leur humidité surabondante.

On pile les plantes seules, ou avec le sucre; on doit toujours piler avec le sucre les plantes qui contiennent des principes aromatiques huileux.

Conserve d'angélique.

℞ Feuilles d'angélique mondée ℥ij.
Sucre ℥vj.

Contusez dans un mortier de marbre avec un bistortier de bois, jusqu'à ce que le tout présente une masse bien homogène; pulpez à travers un tamis de crin; exposez pendant deux heures à la chaleur du bain-marie à trente degrés, ayant soin d'agiter souvent, et déposez dans un vase de faïence que vous boucherez hermétiquement, et que vous déposerez dans un lieu frais; les conserves de cochléaria, etc., se préparent de cette manière.

Marmelades.

On donne le nom de marmelade (marc-mêlé) à des préparations composées du parenchyme et du suc d'une plante mêlés avec du sucre, et réduits par la chaleur en consistance de miel épais. Les marmelades, comme on le voit, ne diffèrent des conserves que parce qu'on les soumet plus ou moins à l'action du calorique; quelquefois, au lieu de faire bouillir la pulpe avec le sucre, on la délaye dans du sirop bouillant, cuit à la plume, et on laisse le mélange sur le feu pendant quelque temps, mais sans le porter à l'ébullition.

Marmelade d'abricots.

℞ Abricots mûrs ℔xij.
Sucre ℔viij.

Mondez les abricots de leurs noyaux et de leurs pellicules; mettez dans une bassine avec le sucre; chauffez jusqu'à ébullition; remuez continuellement avec une spatule pour empêcher le mélange de s'attacher au fond de la bassine; faites cuire à petit feu jusqu'à consistance. On reconnaît que la marmelade est à son point, lorsqu'en en mettant un peu à refroidir sur une assiette, et l'inclinant, il ne se sépare pas de liquide de la petite masse qu'on a déposée.

Toutes les variétés de prunes, de pêches, de pommes, etc., peuvent donner des marmelades.

Marmelade (conserve) de cynorrhodon.

℞ Cynorrhodons s. q.

Ouvrez les fruits en les fendant longitudinalement; séparez exactement les pédicules, les calices, les graines et les poils qui les accompagnent; contusez légèrement, afin de ne pas écraser la pellicule du fruit; déposez dans une terrine vernissée, et arrosez avec un peu de vin rouge; mettez à la cave pendant deux à trois jours, ou jusqu'à ce que vous aperceviez un peu de fermentation; alors pulpez la masse à travers un tamis de crin, et, pour plus d'exactitude, faites passer la pulpe à travers un second tamis; alors,

℞ Pulpe de cynorrhodon passée deux fois ℔j.
Sucre ℔iß.

Clarifiez le sucre, coulez à travers un blanchet, et faites cuire le sirop à la plume; délayez-y la pulpe par le moyen d'un bistortier, et lorsqu'elle est exactement mêlée, remettez le poêlon sur le feu; laissez chauffer quelque temps sans faire bouillir; coulez dans un pot que vous ne couvrirez que quand le produit sera entièrement refroidi[1].

[1] Dans cette préparation, la pulpe éprouve une chaleur assez forte lorsqu'on la mêle avec le sirop bouillant, et elle subit une demi coction, si l'on peut s'exprimer ainsi. Ce procédé ne serait donc pas applicable pour préparer les conserves, surtout celles des plantes aromatiques et des crucifères.

TITRE CINQUIÈME.

Médicaments mous formés avec des poudres incorporées avec du miel, des mellites ou des sirops.

Électuaires, confections et opiats.

L'électuaire est un médicament un peu plus ferme que le miel, composé d'une seule poudre délayée avec du miel, un mellite ou un sirop; il diffère de la conserve, en ce que dans la conserve, c'est le suc de la plante qui délaye le sucre, tandis que dans l'électuaire, c'est l'eau unie au sucre pour la préparation du sirop qui délaye une substance aride.

La confection est un médicament qui a le même aspect et a la même consistance que l'électuaire, mais qui est composé de plusieurs poudres auxquelles on ajoute souvent encore des extraits, des pulpes, des huiles volatiles, etc.

L'opiat est une confection dans la composition de laquelle il entre une préparation d'opium; cette distinction n'est pas nécessaire sous le rapport pharmaceutique, relatif à la préparation des médicaments, mais il est utile en ce qu'il avertit, et le médecin qui prescrit, et le pharmacien qui délivre le médicament, de l'activité d'un des principes qui entre dans sa composition, et on doit féliciter les auteurs du Codex d'avoir admis cette distinction que quelques critiques pourront traiter de surannée.

Le mode de préparation de ces trois espèces de médicaments est le même: pour les obtenir dans leur perfection, il faut que les poudres soient de la ténuité la plus absolue; lorsqu'on opère sur une petite quantité, on dépose la poudre dans un mortier de marbre, et, avec un bistortier, on l'incorpore avec le sirop, en le versant par fractions; on triture jusqu'à ce que le mélange soit exact et bien homogène.

Si l'on prépare à la fois une quantité considérable de ces compositions, on délaye d'abord avec un bistortier un peu de poudre et de sirop, dans une bassine placée sur un fourneau sans feu; on ajoute de nouvelle poudre, en la seçouant sur un tamis de crin; on l'incorpore dans la masse déjà faite; on y verse un peu de sirop, qu'on incorpore également, et on continue ainsi les additions de poudre et de sirop, alternativement, jusqu'à ce qu'on ait employé tout.

Lorsqu'il entre dans la composition de ces médicaments des extraits, des pulpes, des baumes, des résines molles ou liquides, on les délaye d'abord dans un peu de sirop avec le secours d'une chaleur douce, si cela est nécessaire; on ajoute ensuite un peu de la poudre, et on continue les additions alternatives de poudre et de sirop; si, malgré ces précautions, on apercevait quelques grumeaux dans le produit, et qu'on ne pût pas les faire disparaître par la trituration, il faudrait pulper la préparation à travers un tamis de crin.

Ces préparations se conservent dans des pots de faïence bouchés exactement; il faut les tenir à l'abri d'une trop grande humidité, qui les ferait moisir, et d'une trop grande chaleur, qui les dessècherait.

Les proportions relatives de poudres et de sirops varient selon la nature de chaque espèce de poudre.

Electuaire de kina.

℞ Kina rouge ℥j.
Sirop absynthé ℥iij.

Mettez le quinquina dans un mortier de marbre; versez dessus à peu près une once et demie de sirop; triturez jusqu'à ce que la poudre soit incorporée; ajoutez le reste du sirop, laissez dans le mortier, et remuez de temps à autres, jusqu'à ce que la poudre et le sirop soient pénétrés réciproquement; mettez alors dans un pot de faïence.

Confection désopilative du Dr B.

℞ Savon médicinal ℥i.
Séné pulvérisé,
Rhubarbe *id.*,
Tartrate de potasse, } an : ʒi.
Pulpe de tamarins ʒij [1].
Sirop apéritif s. q. pour incorporer ces substances.

Cette confection se prend à la dose de ʒij à ʒiij le matin, en une ou deux fois tous les jours, dans les affections chroniques du foie, la jaunisse, etc.

Opiat (dit confection japonaise)[2].

℞ Cachou pulvérisé ℥iij.
Tormentille,
Muscade,
Encens, } an : ℥ij.
Opium brut ℥jß.
Sirop de sucre,
Conserve de roses, } an : ℥iv.

Coupez l'opium par morceaux, et faites-le bouillir dans un peu de vin de Portugal; passez la colature, et réduisez en consistance d'extrait mou; mêlez avec la conserve de roses; ajoutez alternativement des poudres et du sirop jusqu'à ce que tout soit employé.

Cet opiat a été proposé comme succédané de la thériaque; mais c'est à l'expérience à décider s'il peut la remplacer; on le donne à peu près aux mêmes doses.

[1] Dans cette confection, l'acide de tamarins doit réagir un peu plus sur le savon; mais cela n'empêche pas la composition de produire de très bons effets thérapeutiques.

[2] Cette préparation a été nommée japonaise, à cause du cachou que l'on appelait autrefois terre du Japon.

TITRE SIXIÈME.

La masse est un médicament d'une consistance ferme, un peu ductile, destinée à être divisée en fractions d'un poids égal et déterminé; tantôt c'est une substance seule qu'on ramollit avec un liquide, comme le savon médicinal, l'assa fœtida, etc.; quelquefois c'est un extrait ou une résine desséchée en consistance, comme l'extrait d'opium, la térébenthine; enfin, souvent la masse est formée de poudres, de résines, d'extraits, de savon, de sucre, etc., incorporés avec du miel, un mellite, un sirop ou un mucilage.

La consistance des masses varie selon la ou les substances dont elles sont formées, et selon l'usage auquel elles sont destinées; on doit à cet égard consulter la plus ou moins grande solubilité des substances qui entrent dans leur composition, et surtout avoir égard à ce que l'on se propose de faire de cette masse.

Il y a des masses qui doivent se conserver dans leur état de ductilité, afin que l'on puisse les diviser au moment du besoin; les masses de pilules sont dans ce cas, et on devrait, pour les lier, préférer les mellites, parce que les masses ne se sècheraient pas aussi vîte; d'autres au contraire, telles que les masses pour la préparation des tablettes, se divisent aussitôt qu'elles sont formées, et le produit de leur division est aussitôt livré à la dessiccation. Les masses se préparent avec ou sans le secours de la chaleur.

PREMIÈRE SÉRIE A FROID.

Masses préparées en épistant une seule substance.

℞ Assa-fœtida q. v.

Mettez dans un mortier de fer, et épistez avec un pilon de même métal, jusqu'à ce qu'il soit réduit en masse ductile; si le temps est froid et sec, on chauffe le pilon et le mortier, en les plongeant pendant quelque temps dans l'eau bouillante, ou en les exposant un peu à l'action du feu.

La gomme ammoniaque, le galbanum, etc., peuvent se réduire en masses par ce procédé; lorsque ces gommes résines sont trop sèches, on ajoute quelques gouttes de sirop approprié.

Masse préparée par évaporation.

Masse pour les pilules de térébenthine.

℞ Térébenthine de Venise q. v.

Mettez sur le feu, dans un poêlon de terre vernissée avec s. q. d'eau, et faites bouillir jusqu'à ce qu'en en mettant un peu à refroidir dans de l'eau, elle soit en consistance pilulaire.

Les baumes de Canada, de la Mecque, de Saint-Thomas, etc., peuvent subir cette préparation pour se réduire en pilules.

Masse de copahu saponulée;

℞ Baume de copahu ℥v,
Lessive de savoniers ℥j.

Mêlez dans un vase de faïence, en agitant souvent avec une spatule d'argent; laissez exposé à l'air, et au bout du second ou troisième jour, vous aurez une masse pilulaire que l'on peut aromatiser avec l'essence de fenouil, ou tout autre.

Cette masse réussit très bien dans les cas ou le baume de copahu est indiqué, et est très commode à avaler.

On dessèche également les extraits pour les réduire en pilules; on les dispose sur une assiette, en couche d'environ six lignes, et on les expose à la chaleur de l'étuve ou de la vapeur d'eau bouillante, jusqu'à ce qu'ils soient assez solides.

Masses préparées avec des poudres incorporées par le moyen du miel, des mellites, des sirops, d'une conserve ou d'un mucilage, etc.

Masses pour bols.

Les masses pour bols doivent être de préférence préparées avec du miel, ou des mellites, et doivent avoir une consistance moyenne entre celles des électuaires et des pilules. Comme on divise ces masses par volumes de ℈xij à ʒß, si on leur donnait trop de consistance, elles auraient de la peine à se dissoudre dans l'estomac, et produiraient moins bien leur effet, ou ne le produiraient pas dans le temps nécessaire.

Masse pour bols de quinquina.

℞ Kina jaune pulvérisé ʒj.
Mellite dit sirop de longue vie ʒijß.
Alcool sulfurique ℈i.

Mêlez d'abord l'alcool avec le mellite, et formez avec ce mélange et le quinquina une masse bien homogène; cette préparation doit se faire dans un mortier de verre ou de porcelaine, et non dans des mortiers de marbre ou des mortiers métalliques sur lesquels l'acide pourrait avoir de l'action.

Masse pour les pilules hypnotiques.

℞ Extrait d'opium ℈xviij.
Sous-carbonate de potasse ℈vj.
Poudre de guimauve ℈xij.

Mêlez exactement en malaxant, pour diviser en trente-six pilules.

Dans cette composition, le sous-carbonate de potasse sert de correctif à l'extrait d'opium, et lui donne des propriétés analogues à celles des préparations de morphine.

Masse pour les pilules camphrées.

℞ Camphre ʒß.
Nitrate de potasse ʒi.

Conserve d'aulnée s. q. pour former une masse solide, que l'on divisera en 72 pilules.

Masse avec poudres, extraits et sirops.

Masse pour pilules antisyphilitiques.

℞ Mercure purifié ℥iij.
Protochlorure de mercure ℥ß.
Extrait de bourrache, } an : ℥iv.
Idem de buglosse, }
Jalap en poudre ℥vj.
Camphre ℥j.
Savon amygdalin ℔j.

Mettez dans un mortier le mercure et le protochlorure de mercure; ajoutez deux onces de vos extraits que vous ramollirez avec un peu d'eau pour pouvoir opérer la trituration, que vous continuerez jusqu'à ce qu'on n'aperçoive plus de globules mercuriels; ajoutez le reste des extraits et le savon râpé; réduisez le camphre en poudre en y ajoutant quelques gouttes d'alcool; et pour que sa division soit plus parfaite, mêlez-le avec le jalap; incorporez la poudre qui en résultera avec les substances précédentes, et formez-en une masse solide, en y ajoutant s. q. de sirop de Cuisinier; cette masse doit être conservée dans un vase bien bouché, pour empêcher la volatilisation du camphre[1].

Masses pour tablettes.

Plusieurs de ces masses se préparaient autrefois en délayant les poudres qui entraient dans leur composition,

[1] Cette masse se donne avec succès dans les gonorrhées devenues chroniques.

dans du sucre cuit à la plume, et on les coulait sur un marbre qu'on avait eu soin d'enduire avec de l'huile; mais on a renoncé à ce procédé, qui avait l'inconvénient d'exposer les poudres médicamenteuses à l'action d'une trop forte chaleur, ce qui les dénaturait quelquefois, et de donner des produits, qui attirant beaucoup l'humidité de l'atmosphère, étaient d'une conservation difficile, et avaient souvent un goût de rancidité, par l'altération de l'huile qui enduisait leur surface inférieure.

Actuellement, on prépare toutes les masses pour tablettes, en incorporant le sucre mêlé avec les poudres médicamenteuses dans un mucilage de gomme adragant ou arabique, préparé avec une eau aromatique. Les proportions de mucilage varient, selon la nature et la quantité respectives des poudres médicamenteuses qui sont mêlées avec le sucre. On prépare les mucilages plus ou moins épais, selon l'espèce de tablettes que l'on veut faire; les mucilages destinés pour les tablettes contenant du soufre, des sels acidules ou des acides, doivent être plus compactes que ceux qu'on prépare pour faire des masses dans lesquelles il entre des poudres mucilagineuses; en général, on met à peu près un gros de gomme adragant pour une livre de sucre; cette quantité peut s'augmenter jusqu'à deux gros; on verse sur la gomme deux onces d'eau aromatique; on laisse la gomme prendre son développement pendant un jour ou un jour et demi; on passe le mucilage à travers un linge serré.

Lorsque dans la composition de la masse il entre quelque poudre aromatique, comme celle de cannelle, on se sert d'eau simple pour la préparation du mucilage[1].

[1] Si, au lieu de poudre et de mucilage, on emploie la pulpe d'une plante, on aura une conserve sèche.

Masse pour tablettes de soufre.

℞ Soufre lavé ℥iij.
Sucre en poudre ℥viij.
Gomme adragant ʒi.
Eau de roses ℥iß.

Mettez la gomme à macérer dans l'eau de roses, jusqu'à ce qu'elle soit réduite en mucilage; d'une autre part, mêlez le sucre avec le soufre, sur un marbre poli; versez le mucilage au milieu du mélange, et en le remuant avec une spatule, incorporez-y le sucre soufré, jusqu'à ce que la masse soit un peu consistante; achevez d'incorporer le reste de la poudre en malaxant fortement, jusqu'à ce que la masse soit bien ductile; s'il n'y a pas suffisament de mucilage, ajoutez à la masse s. q. d'eau de roses.

Tablettes vermifuges.

℞ Protochlorure de mercure bien lavé ʒij.
Sucre pulvérisé ℥iv.
Gomme adragant ℈j.
Eau d'écorce de citron ʒvj.

Faites le mucilage et la masse comme ci-dessus; pour la diviser en cent quarante-quatre tablettes.

Tablettes de baume de Tolu.

℞ Alcool Toluté ʒiv.
Eau pure ℥ij.

Mêlez ensemble, la teinture deviendra laiteuse; laissez-la déposer pendant six heures, et filtrez; mettez la liqueur claire qui aura passé à macérer avec

Gomme adragant ʒjß.

D'autre part, mêlez exactement ensemble

Oxalate acidule de potasse ʒj.
Sucre en poudre ℔j.

Mêlez; incorporez cette poudre avec le mucilage que vous aurez obtenu; malaxez jusqu'à ce que la pâte soit bien ductile.

SECONDE SÉRIE.

Masses préparées avec le secours de la chaleur.

Masses pour pastilles.

La masse pour les pastilles se prépare en humectant du sucre pulvérisé, passé à travers un tamis de crin avec une eau aromatique; on ajoute quelquefois un peu d'huile essentielle pour aromatiser plus fortement la pâte.

Il faut avoir soin de ne mettre absolument que l'eau nécessaire pour humecter et lier la pâte; il ne faut pas qu'il y en ait assez pour fondre tout le sucre; on chauffe cette pâte dans un poêlon d'argent, de manière à la porter à l'ébullition; une partie du sucre se fond, tandis qu'une grande partie se trouve en suspension dans le sirop qui s'est formé; lorsque le mélange a fourni quelques bouillons, on le coule sur un marbre ou sur une plaque de fer-blanc; le retrait que son refroidissement occasionne, permet de l'enlever assez facilement, en glissant un couteau mince sur la surface du marbre.

Sucre rosat.

℞ Sucre cristallisé passé au tamis de crin ℔j.
Huile volatile de roses ℨij.
Eau de roses s. q.

Mêlez; chauffez dans un poêlon d'argent, et coulez; cette masse peut également se diviser en pastilles; souvent on la colore plus ou moins, en y ajoutant un peu de carmin.

Masse pour chocolat,

℞ Cacao torréfié et mondé ℔v.
Sucre en poudre ℔v.
Cannelle ℥x.

Remplissez un grand mortier de fer, de charbons allumés, jusqu'à la moitié de sa capacité; mettez sur ces charbons une des extrémités du pilon, et laissez chauffer le mortier jusqu'à ce qu'en appliquant la main extérieurement dans sa partie inférieure, vous sentiez la chaleur un peu vivement, sans cependant vous brûler; enlevez alors les charbons allumés, et mettez-les dans une terrine, ou chaudière de fer plate, que vous placerez sous la pierre à chocolat; enlevez les cendres qui peuvent se trouver dans le mortier, et essuyez-le bien, ainsi que le pilon; mettez le cacao dans le mortier, et pilez-le jusqu'à ce qu'il soit réduit en pâte bien liée; mettez une partie de cette pâte sur la pierre à chocolat, et mettez le reste dans une chaudière de fer, que vous placerez dans le four de la pierre, afin qu'elle conserve sa chaleur; broyez avec le cylindre de fer toute cette pâte, en la prenant par fractions, jusqu'à ce qu'elle ait atteint la plus grande finesse, et qu'en en prenant un peu entre les doigts, vous ne sentiez aucune aspérité; ajoutez-y alors le sucre mêlé avec la poudre de cannelle, et broyez de nouveau; souvent pour faciliter le mélange du sucre avec la pâte, on le pile dans le mortier chauffé, comme il a été dit ci-dessus, ce qui accélère beaucoup la pénétration réciproque du sucre et du cacao.

Le secours de la chaleur est indispensable pour former cette masse; elle liquéfie l'huile concrète que contient le cacao, et la met dans le cas de pouvoir absorber le sucre, qui sans cela ne pourrait se lier avec le cacao.

Quoique le chocolat soit déjà un aliment médicamenteux, on a cherché à le rendre encore plus médicamenteux en lui ajoutant d'autres substances; quelquefois c'est une poudre simple qu'on ajoute à la masse du chocolat, comme dans la préparation du chocolat au salep; quelquefois on y incorpore des poudres composées.

Masse pour le chocolat analeptique au salep.

℞ Cacao broyé ℥xviij.
Sucre pulvérisé ℔j.
Salep ℥ij.
Cannelle ou sucre de vanille ʒij.

Mêlez sur la pierre en broyant avec le cylindre de fer.

Masse pour le chocolat au lichen.

℞ Lichen mondé ℥iv.

Faites macérer dans l'eau froide pendant vingt-quatre heures, pour le dépouiller en partie de son principe amer; passez avec expression; faites bouillir le lichen dans s. q. d'eau pour obtenir sa gélatine; rapprochez cette gélatine et mêlez-la avec sucre en poudre ℔j; mettez ce mélange sur la pierre à chocolat légèrement chauffée, et faites sécher en remuant souvent avec une spatule d'argent; lorsqu'il sera bien sec, réduisez-le en poudre, et alors prenez :

℞ Cacao réduit en pâte ℔j.
Sucre au lichen ℔j.
Cannelle ʒj.

Broyez sur la pierre jusqu'à ce que vous ayez obtenu une masse bien homogène[1].

[1] Il y a plusieurs espèces de cacao: le meilleur est le cacao dit caraque; après le cacao caraque viennent plusieurs espèces de cacao de qualités diverses.

On fait peu de chocolat avec le cacao caraque pur ; on lui adjoint souvent un tiers ou moitié de cacao des îles. On fait même du chocolat avec le seul cacao des îles.

On répand dans le commerce des chocolats altérés avec la fécule, et pour compenser la sécheresse de la fécule, on y ajoute des graisses, des

Masse pour les pastilles de beurre de cacao.

℞ Beurre de cacao récent ℥ij.
Sucre en poudre ℥ij.

Faites fondre le beurre de cacao à une douce chaleur, et incorporez-y le sucre.

huiles ou des amandes douces ; ces chocolats à bas prix ne peuvent remplir les indications thérapeuthiques que l'on attend du chocolat.

CHAPITRE XI.

MÉDICAMENTS GALÉNIQUES DESTINÉS A L'APPLICATION EXTÉRIEURE.

TITRE PREMIER.

Médicaments composés par solution, macération, digestion et coction, le véhicule restant avec le corps dissous, l'huile servant de véhicule.

Le mode de préparation des huiles médicamenteuses varie selon la nature de l'huile employée (fixe ou volatile), et selon la nature des corps soumis à son action.

Il y a des huiles simples, et des huiles composées.

On donne le nom d'huile simple à la préparation fournie par l'action d'une seule huile sur un seul corps; et le nom d'huile composée, au médicament résultant de l'action de l'huile sur plusieurs corps.

Les huiles se préparent par solution, à froid et à chaud; par macération, insolation, digestion, infusion et décoction; si l'on opère avec des corps secs, il faut les réduire en poudre; si ce sont des corps succulents il faut les écraser et contuser fortement avant de les soumettre à l'action de l'huile.

Huile camphrée (par solution à froid).

℞ Camphre ʒij.
    🝆 d'olives pure ʒij.

Mettez le camphre dans un mortier de marbre; laissez

tomber dessus quelques gouttes d'huile; triturez avec un bistortier jusqu'à ce qu'il soit réduit en poudre; détachez et soulevez avec une spatule; versez dessus une demi-once d'huile;[1] remuez l'huile avec la spatule, pour qu'elle se mêle bien avec le camphre; triturez avec le bistortier jusqu'à ce que vous n'aperceviez plus de morceaux de camphre; ajoutez le reste de l'huile, et mêlez.

Huiles par macération et insolation.

Huile de jasmin.

♃ Fleurs de jasmin q. v.

Mettez dans une cruche de grès, sans les fouler; versez-y de l'huile d'olives, assez pour que les fleurs en soient entièrement recouvertes; bouchez exactement la cruche, et laissez macérer pendant un mois, en ayant soin de l'exposer tous les jours au soleil; exprimez légèrement l'huile, et versez-la sur une nouvelle quantité de fleurs; après un mois d'insolation et de macération, exprimez l'huile; laissez déposer pendant trois ou quatre jours, et filtrez.

L'huile de tubéreuse, de fleurs de genet d'Espagne, se préparent de la même manière[2].

Huiles par digestion.

On applique la chaleur de la digestion aux huiles, pour abréger le temps de leur préparation, pour favoriser la solution des principes qu'elles doivent dissoudre, et pour qu'elles puissent être saturées; la digestion se fait au bain-marie, au bain de sable, et quelquefois sur des cendres chaudes.

[1] Lorsque le camphre est pulvérisé, si l'on verse trop peu d'huile à la fois, il se réduit en pâte, et on a beaucoup plus de peine à le dissoudre que par le procédé indiqué.

[2] On pourrait suppléer à l'insolation, en mettant la cruche dans du fumier qui ne fût pas trop chaud.

Huile de mastic.

℞ Mastic en poudre ℥vj.
⁂ d'olives ℔ß.

Mettez le mastic dans un bain-marie d'étain, et versez dessus l'huile d'olives; remuez bien avec une spatule; chauffez le bain-marie sans porter l'eau de la cucurbite jusqu'à l'ébullition; remuez continuellement jusqu'à ce que le mastic soit dissous, ce qui demande à peu près trois heures; laissez refroidir, et coulez à travers un linge[1].

Huile sulfurée (baume de soufre).

℞ Soufre en poudre ℥j.
Huile volatile de térébenthine ℥iv.

Versez l'huile sur le soufre, dans un matras, et faites digérer au bain de sable, ayant soin d'agiter le matras de temps à autre; lorsque le soufre sera fondu, filtrez la solution encore chaude, et serrez-la dans un flacon bouché à l'émeril. On emploie pour cette préparation l'huile de térébenthine, d'anis, ou de succin : on disait baume de soufre térébenthiné, anisé, ou succiné, selon l'espèce d'huile qui avoit servi à sa préparation.

On peut également faire dissoudre le soufre dans les huiles fixes, et on préparait autrefois un baume de soufre avec l'huile de noix; ces préparations laissent presque toujours déposer des cristaux de soufre.

Huiles préparées par décoction.

Lorsque les corps qu'on doit soumettre à l'action de l'huile contiennent des principes difficilement solubles, ou qu'ils contiennent beaucoup d'humidité, on soumet le mélange de l'huile avec ces corps, à l'action directe du feu, et on les fait bouillir plus ou moins long-temps

[1] Pour favoriser la solution du mastic et l'empêcher de se prendre en masse, on le mêle souvent avec du verre en poudre grossière.

ensemble. Si l'on opère avec des plantes fraîches, on se contente de les contuser exactement; si au contraire on est obligé de se servir de plantes sèches, on les réduit en poudre grossière, et on les délaye avec un peu d'eau; on met alors l'huile dans une bassine étamée, et on y ajoute les plantes; on procède à l'ébullition, et on continue jusqu'à ce que l'eau de végétation des plantes, ou l'eau qu'on a ajoutée soit presque toute évaporée. Dans le commencement de l'opération, le bouillonnement est considérable, et les bulles volumineuses; lorsque l'opération tire à sa fin, les bulles sont plus petites; il faut avoir soin de remuer avec une spatule, et d'examiner les plantes en les sortant du liquide, de temps en temps, afin de ne pas trop prolonger la décoction; il faut cesser le feu, avant que l'humidité soit entièrement dissipée, pour ne pas altérer l'huile; passez alors avec expression; laissez déposer pendant plusieurs jours, et filtrez.

Huile hyosciamée.

♃ Feuilles de jusquiame noire, } an : ℔iv.
℈ d'olives, }

Contusez les feuilles de jusquiame, et mettez-les dans une bassine étamée [1]; chauffez jusqu'à l'ébullition, que vous continuerez jusqu'à ce que les trois quarts à peu-près de l'eau de végétation soit dissipée; passez avec expression; laissez reposer pendant huit jours, et filtrez.

[1] Il est essentiel que les bassines soient étamées pour la préparation de ces huiles. On les emploie quelquefois dans les clystères, et si elles contenaient du cuivre, elles occasioneraient des douleurs d'entrailles, au lieu de calmer. Cependant, si l'on avait une de ces huiles qui contînt un peu de cuivre, et qu'on ne pût se procurer les substances nécessaires à sa composition, on pourrait la purifier du cuivre, en ajoutant à l'huile un peu de vinaigre, agitant fortement le mélange, à plusieurs reprises, pendant au moins vingt-quatre heures; le vinaigre s'empare du cuivre, et forme de l'acétate de cuivre liquide qui se dépose au fond de l'huile, surtout si l'on favorise l'épuration par une chaleur douce.

Les huiles solanées, papavérées, cicutées, se préparent de la même manière.

Huile composée, dite baume du chevalier Laborde.

℞ Huile d'olives ℔iv ℥ij.

Mettez sur le feu dans un vase de fer ou d'argent, et ajoutez huit onces de poudre, faite avec partie égale de racines d'angélique, de scorzonère, de sommités de mille-pertuis et de baies de lierre; faites cuire légèrement pendant quatorze heures, sur un feu clair, en remuant toujours; laissez refroidir le mélange, et laissez digérer toute la nuit; le lendemain, remettez le mélange sur le feu, et lorsque l'huile sera prête à bouillir, ajoutez

Thériaque,
Safran, } an : ʒij.
Extrait de genièvre,
Aloës ʒj.

Remuez le mélange sur le feu, pendant sept à huit heures; coulez alors à travers un linge serré, et exprimez fortement; laissez déposer; décantez le liquide clair, remettez-le dans le vase qui a servi aux premières opérations, et que vous aurez nettoyé, et ajoutez

Térébenthine ℥x.

Chauffez le mélange jusqu'à ce qu'il ne se manifeste plus d'odeur de thérébenthine; alors retirez du feu et faites fondre

Oliban,
Storax, } an : ℥jß.
Benjoin,

Laissez refroidir, et coulez.

Cette préparation, dont la formule n'est pas basée sur les règles de la chimie, est employée avec beaucoup de succès pour les gerçures du sein des nourrices.

TITRE SECOND.

Cérats.

Le cérat [1] est une préparation composée d'une axonge artificielle, formée avec l'huile et la cire dans différentes proportions, et d'eau simple ou aromatique, combinée avec cette axonge par trituration; les proportions relatives de cire et d'huile, doivent varier selon le degré de chaleur de la température; en été, on augmente un peu la dose de la cire pour obtenir un cérat d'une consistance pareille à celle de celui que l'on prépare dans les temps froids.

Il faut, dans la préparation des cérats, avoir soin de faire fondre la cire avec l'huile à la chaleur du bain-marie, l'action immédiate du feu pourrait altérer ces substances, et avoir soin de n'y incorporer l'eau que par petites fractions, à d'assez longs intervalles, de manière qu'elle ait le temps de se combiner. Pour procéder à la trituration, il y a trois manières : on peut échauffer un mortier de marbre ou une terrine vernissée, en y versant de l'eau bouillante. Lorsque l'on suppose que les surfaces sont assez chaudes, on enlève l'eau, on essuie bien le mortier, et on y verse le mélange d'huile et de cire fondue que l'on triture jusqu'à ce qu'il soit refroidi, et qu'on n'y aperçoive plus aucun grumeau; dans le second procédé, on laisse congeler le mélange, et lorsqu'il est froid, on le racle légèrement avec une spatule, ayant soin de ne pas en enlever de gros morceaux, et on met à mesure dans le mortier ce qu'on enlève; lorsque tout est dans le mortier, on triture avec un bistortier; le troi-

[1] Le cérat simple du Codex n'est qu'une axonge artificielle qui, dans beaucoup de préparations, pourrait se remplacer par l'axonge de porc, dans le cérat soufré, mercuriel, etc. Dans ces préparations, l'axonge ne sert que de véhicule pour porter sur la peau, et faciliter l'absorption des substances qu'on y incorpore.

sième procédé consiste à remuer le mélange dans le vase où il a été fondu, avec une spatule, de manière à empêcher la cire de se cristalliser; lorsque le mélange est froid, on le met également dans le mortier, et on le triture; quel que soit le procédé que l'on a employé, on n'ajoute l'eau qu'après avoir trituré, et s'être assuré qu'il n'y a pas de grumeaux; il est bon de le laisser encore quelques heures dans le mortier, et de le triturer de temps en temps.

Cérat de Galien.

℞ Cire blanche ℥iv.
Huile d'olives ℔j.
Eau distillée ℥xij.

Pendant les chaleurs de l'été, on porte la dose de la cire à ℥ivß. Cette composition pourrait absorber une plus grande quantité d'eau, mais au bout de quelques jours l'excédant se séparerait; on peut substituer l'eau de rose à l'eau simple, et l'huile d'amandes douces à l'huile d'olives, et on aura le cérat amygdalin rosat.

Cérat au blanc de baleine (pommade en crême).

℞ Cire blanche, } an : ʒß.
Blanc de baleine, }
°°° d'amandes douces ℥j.
Eau de roses ʒvj.

Ce cérat se prépare comme celui ci-dessus; souvent on y ajoute une huile volatile, ou quelques gouttes de teinture de benjoin.

TITRE TROISIÈME.

Axonges médicamentées (pommades).

Autrefois on avait donné à ces axonges le nom de pommades, parce que l'on faisait entrer des pommes dans leur composition; on avait ensuite étendu cette dénomination à beaucoup de composés, dont ces pommades étaient l'excipient. On doit rejeter ces mélanges dans la classe des onguents, et conserver le nom générique de pommade ou axonge, aux seules compositions résultantes de l'action d'une seule axonge, sur une seule substance; on formera le nom spécifique en ajoutant au mot axonge ou pommade, le nom de la substance qui détermine l'espèce: ainsi l'on dira pommade ou axonge cucumérée, jasminée, résédatée, citronée, oxygénée, etc.

La plupart des pommades sont des préparations d'agrément, et sont surtout employées comme cosmétiques; cependant l'axonge oxygénée et cantharidée sont des médicaments actifs. Les pommades servent souvent d'excipient pour incorporer des substances actives, telles que le sublimé corrosif, le cinabre, divers oxydes métalliques; ces mélanges forment alors des onguents.

Il y a trois procédés pour faire les pommades : quelque-unes peuvent indifféremment se préparer par l'un ou l'autre de ces moyens; d'autres exigent exclusivement l'application d'un de ces procédés.

Le premier procédé consiste à faire digérer l'axonge liquéfiée avec la substance des principes de laquelle on veut l'imprégner; cette digestion peut durer depuis six jusqu'à vingt-quatre heures; la digestion doit se faire au bain-marie, à une chaleur qui ne dépasse pas quarante à quarante-cinq degrés, et ne doit jamais avoir lieu dans des vases de cuivre. Lorsqu'on opère avec des substances d'un tissu délicat, comme les fleurs de jasmin, d'oranges, d'héliotrope, etc., il n'est pas nécessaire de les soumettre à la contusion; mais il y a des substances, telles que les baies de laurier, de genièvre, qu'il faut concasser pour que l'axonge puisse mieux les pénétrer.

Le second procédé consiste à faire digérer l'axonge avec une teinture aqueuse, comme pour l'axonge cantharidée, ou avec une eau distillée aromatique, comme pour la pommade (naphée) à la fleur d'oranger. L'action de la chaleur porte sur l'axonge le principe actif qui était dissous dans l'eau.

Enfin le troisième procédé consiste à aromatiser une axonge, en y incorporant quelques gouttes d'une huile essentielle; ces deux derniers procédés s'emploient surtout lorsqu'on veut avoir des pommades blanches et ne contenant pas de parties résineuses.

Ces trois procédés, dont l'un ou l'autre peuvent s'appliquer à la préparation de toutes les axonges, ne sont pas convenables pour la préparation de l'axonge oxygénée. Cette axonge, sous le rapport de son odeur, de sa consistance, et de l'altération qu'elle a éprouvée, fait exception dans la classe où l'on est obligé de la ranger, aussi-bien que sous le rapport de son mode de préparation; dans les autres pommades l'axonge se charge des principes solubles avec lesquels on la met en contact, sans éprouver d'autre altération qu'un mélange, tandis que l'axonge oxygénée, non-seulement admet dans sa composition un des principes de l'acide nitrique, mais encore éprouve une altération chimique qui change les proportions relatives de sa constitution intime; les premiers reçoivent un principe nouveau et ne perdent rien; l'axonge oxygénée, au contraire, reçoit de l'oxygène et perd une partie de son carbone, etc.

Axonge ou pommade jasminée.

℞ Fleurs de jasmin ℔ij.
Axonge de porc récemment purifiée ℔ij.

Malaxez les fleurs mondées de leurs calices avec l'axonge,

faites digérer pendant douze heures dans un bain-marie d'étain, à une chaleur de quarante-cinq degrés; passez avec expression; ajoutez deux livres de nouvelles fleurs mondées; faites digérer encore douze heures; passez de nouveau, mettez le produit dans le bain-marie chaud, et laissez refroidir lentement pour que les fèces puissent se précipiter, ainsi que l'humidité qui les accompagne; lorsque le tout sera refroidi, enlevez avec une spatule toute la pommade pure, et cessez d'en retirer aussitôt que vous apercevrez les fèces et l'humidité; liquéfiez la pommade à une douce chaleur, et coulez dans des pots que vous conserverez dans un endroit frais.

Axonge ou pommade lavandulée.

℞ Axonge de porc récente ℔ij.
Eau de lavande distillée ℔iij.

Disposez le tout dans un bain-marie d'étain, et chauffez pendant six heures; laissez refroidir; percez la couche d'axonge qui surnage l'eau, de manière à pouvoir la faire écouler entièrement; laissez égoutter; liquéfiez la pommade, et coulez dans un pot, ayant soin de ne pas introduire dans le pot l'eau qui souvent se trouve au fond de l'axonge en petite quantité; conservez dans un lieu frais.

Axonge ou pommade citronée.

℞ Axonge récente purifiée ℔i.
Huile volatile d'écorces de citrons ʒij.

Mêlez exactement en agitant avec une spatule ou un bistortier.

Pommade oxygénée d'Alyon.

℞ Axonge de porc ℔j.
Acide nitrique pur ℥iß.

Faites fondre la graisse dans un vase de faïence chauffé

à peu près à soixante degrés; retirez du feu, et ajoutez l'acide nitrique par fraction de ℥ij ; à chaque affusion il se fait un bouillement considérable, accompagné de dégagement de vapeur nitreuse; lorsque l'acide est pur, on peut se dispenser de laver la pommade, parce que la décomposition est parfaite; lorsque cette préparation commence à se refroidir, on la coule dans une capsule de papier, et on la coupe en tablettes, avant qu'elle soit entièrement froide.

TITRE QUATRIÈME.

Onguents.

L'onguent est un médicament mou, un peu plus consistant que le cérat, destiné à être appliqué extérieurement; il diffère des emplâtres, parce que sa consistance ne permet pas de le malaxer, et que la chaleur naturelle de la peau suffit le plus souvent pour le liquéfier, ce qui n'arrive pas aux emplâtres; l'onguent a pour excipient une axonge naturelle, comme le saindoux, le suif, etc., ou une axonge artificielle composée de cire et d'huile; on charge l'excipient des principes médicamenteux qui en font un onguent,

Par solution : les onguents d'Arceus, basilicum, de la mère, etc ;

Par extraction et coction : l'onguent de peuplier, vulnéraire, etc ;

Par interposition : les onguents mercuriel, de céruse, citrin, etc.

PREMIÈRE SÉRIE.

Onguents par solution.

Les onguents par solution se préparent de deux manières : les uns se font en liquéfiant ensemble à une douce chaleur, toutes les substances qui entrent dans leur composition, comme cela a lieu pour les onguents d'élémi, de styrax, nerval, etc.; d'autres ont besoin d'un degré de chaleur plus considérable, pour dissoudre des principes qui sans cela resteraient insolubles, ou ne se combineraient pas de la même manière à une chaleur douce: tels sont l'onguent suppuratif et l'onguent de la mère Thècle.

Onguent d'élémi (baume d'Arceus), par solution de matières résineuses dans des axonges naturelles.

℞ Suif de mouton ℔ij.
Axonge de porc ℔i.
Résine élémi, } an : ℔iß.
Térébenthine, }

Mettez toutes ces substances dans une bassine de cuivre sur un feu doux; favorisez la solution de la résine élémi, en la remuant avec une spatule; aussitôt que la solution sera opérée, passez l'onguent à travers une toile claire, sur laquelle vous aurez disposé une légère couche d'étoupes qui puissent retenir les impuretés des résines; on peut remuer cet onguent jusqu'à ce qu'il soit froid, ou le laisser refroidir et le racler avec une spatule avant de le serrer; cette agitation a pour but de le rendre plus blanc.

Onguent styrax, par solution dans une axonge artificielle composée d'huile et de cire.

℞ Huile de noix ℔iß.
Cire jaune ℥xv.
Styrax liquide ℔j ℥iv.
Colophane ℔j ℥xiv.
Résine élémi ℥xv.

Réduisez la colophane en poudre grossière; mettez-la dans une bassine de cuivre; versez dessus l'huile de noix, et chauffez jusqu'à solution; ajoutez alors la cire et la résine élémi; faites fondre à une douce chaleur; enfin ajoutez la térébenthine et le styrax; remuez le mélange avec la spatule; lorsque le tout sera bien mêlé, coulez comme ci-dessus; laissez refroidir l'onguent sans le remuer, et lorsqu'il sera entièrement refroidi, enlevez l'onguent en le raclant avec une spatule, et prenant garde de ne pas toucher au dépôt qui s'est formé[1].

Ouguent de poix noire (basilicum), par solution à une forte chaleur.

℞ Poix noire, }
Résine, } an : ℥xij.
Cire jaune, }
Huile d'olives ℔iij.

Mettez ces substances dans une bassine, et chauffez fortement pour que le principe succinacé de la poix noire puisse se dissoudre; ce qui n'arriverait pas si l'on se contentait de liquéfier les substances à une douce chaleur, et donnerait un produit beaucoup moins foncé en couleur; coulez cet onguent comme les précédents[2].

Onguent de plomb brûlé (de la mère Thècle.)

℞ Oxyde de plomb demi vitreux (litharge) ℔j.
Graisse de porc, }
Suif de mouton, } an : ℔j.
Beurre, }
Huile d'olives ℔ij.

Mettez les corps gras dans une bassine; chauffez jus-

[1] Baumé conseille de tenir cet onguent sur le feu jusqu'à ce que l'humidité que contient presque toujours le styrax soit évaporée. Cette méthode a l'inconvénient de dissiper beaucoup des parties volatiles de l'onguent, et il vaut mieux le couler aussitôt que la solution est operée: l'humidité, quand il y en a, se rassemble au fond du mélange avec les fèces.

[2] Quelques praticiens ont proposé de substituer l'axonge de porc à l'axonge résultant de l'union de l'huile et de la cire. L'onguent préparé par ce procédé est absolument semblable à l'autre; c'est aux médecins à décider si cet onguent remplirait les mêmes indications que le premier.

qu'à cessation de bouillonnement et apparition de vapeur à la surface du liquide; alors retirez la bassine du fourneau et éloignez-la du feu; ajoutez par fraction la litharge porphyrisée; remuez exactement avec une spatule; il se produit à chaque addition de litharge une vive effervescence due au dégagement d'un gaz, qui s'enflammerait s'il se trouvait en contact avec un corps en ignition; lorsque toute la litharge est employée, et qu'il n'y a plus d'effervescence, remettez la bassine sur le feu, et laissez chauffer jusqu'à ce que la masse soit d'un brun noir; alors ajoutez

Cire jaune ℥xij.
Poix noire ℥vj.

Faites fondre, et coulez à travers un linge, pour séparer les parties insolubles que contient la poix noire.

DEUXIÈME SÉRIE.

Onguents par coction et extraction.

Onguent de peuplier (populeum).

℞. Feuilles récentes de pavot noir,	an : ℔j.
de belladone,	
de jusquiame,	
de morelle,	

Bourgeons récents de peuplier ℔iv.
Axonge de porc ℔vj.

Prenez les germes de peuplier récents, et faites-les sécher; réservez-les pour le temps où vous pourrez vous procurer les autres plantes. Lorsque la saison où ces plantes sont dans leur vigueur est arrivée, prenez ces plantes, contusez-les exactement, et faites-les bouillir avec l'axonge, jusqu'à consomption des trois quarts de l'humidité; d'un autre côté, épistez les bourgeons de peuplier avec un peu d'eau chaude, et ajoutez-les dans la bassine, que vous laisserez exposée à la chaleur pendant six heures, mais sans ébullition; remuez souvent le mélange pour favoriser la solution de la résine du peuplier; coulez avec expression à travers une forte toile, et laissez refroidir lentement; enlevez l'onguent en le raclant légèrement avec une spatule, jusqu'à ce que vous aperceviez un dépôt contenant un peu d'humidité. Prenez l'onguent ainsi obtenu, faites-le fondre à une douce chaleur, et coulez dans un pot de faïence ou de grès.

Les anciens auteurs, et le Codex même, prescrivent de conserver les germes de peuplier, en les chauffant pendant vingt-quatre heures avec l'axonge, dans laquelle on les laisse en macération, jusqu'à l'époque où l'on peut se procurer les autres plantes; mais il arrive quelquefois que ce mélange s'altère et éprouve de la moisissure. Par le procédé indiqué ci-dessus, on évite ce risque, et l'onguent se fait en une seule opération.

Onguent vulnéraire aromatique.

℞. Espèces vulnéraires du Codex ℔ij.
Axonge de porc purifiée ℔iv.

Mettez les plantes contusées dans une bassine étamée, avec l'axonge; faites digérer pendant huit heures sur un feu doux, sans porter à l'ébullition; remuez de temps à autre avec une spatule; coulez avec expression.

Cet onguent est nervin et tonique; on l'emploie en frictions dans le rhumatisme chronique, dans la faiblesse qui suit les entorses, les foulures, etc.; cet onguent sert aussi à frotter le dos et les lombes des rachitiques.

TROISIÈME SÉRIE.

Onguents par trituration.

Les onguents par trituration se préparent en incorporant dans une axonge un cérat, une pommade, ou un des onguents ci-dessus, un corps qui ne s'y dissout pas, mais y reste interposé.

Il y a de ces onguents dans lesquels le corps gras n'éprouve aucune altération sensible du corps interposé, et d'autres dans lesquels le corps interposé réagit plus ou moins promptement sur l'excipient.

Onguent mercuriel double.

℞ Axonge de porc récente, } an : ℔ij.
Mercure purifié, }

Déposez le mercure dans un mortier ou une chaudière de fer, bien polie, avec huit onces d'axonge, et triturez jusqu'à ce que le mercure ait disparu dans la graisse, et soit entièrement ce qu'on appelle éteint; on reconnaît cet état de l'onguent, en en prenant une parcelle, que l'on met sur le dos de la main, et lorsqu'après avoir frictionné pendant quelque temps, on n'aperçoit à la loupe aucun globule mercuriel; alors on fait fondre le reste de l'axonge, et on l'ajoute peu à peu[1].

Onguent de céruse (blanc rhasis).

℞ Oxide de plomb carbonaté ʒiv.
Axonge de porc ℥ijß.

Liquéfiez l'axonge, et mêlez-la avec l'oxyde, en les triturant dans un mortier de marbre.

Cet onguent rancit facilement parce que l'acide réagit sur l'axonge, et en ne doit on préparer que peu à la fois[2].

[1] On a proposé beaucoup de moyens pour favoriser la division du mercure et accélérer son extinction, qui est fort longue à opérer. C'est dans ce but que l'on ajoute de l'onguent mercuriel ancien, des huiles d'amandes douces, de térébenthine, etc. D'autres ont proposé l'addition d'axonge oxygénée, d'un peu de savon, de térébenthine, etc. Ces derniers moyens, changeant la nature de l'onguent, doivent être rejetés; on peut choisir indifféremment dans les premiers celui qui paraîtra le plus convenable.

[2] Autrefois cet onguent avait pour excipient une axonge artificielle, faite avec la cire et l'huile. Les auteurs du nouveau Codex lui ont substitué l'axonge de porc qui réussit aussi bien.

Onguent citrin ou de nitrate de mercure,

℞ Mercure pur ℥ij.
Acide nitrique ℥iij.
Axonge de porc ℔ij.

Faites d'une part dissoudre le mercure dans l'acide, et de l'autre, faites liquéfier l'axonge; coulez l'axonge dans une terrine de grès vernissé; ajoutez la dissolution de mercure; agitez le tout avec une spatule de verre, jusqu'à ce que la masse commence à s'épaissir par le refroidissement; coulez dans une capsule de papier, et divisez en tablettes avant qu'elle soit entièrement refroidie.

Cet onguent prend une belle couleur jaune, qui lui a fait donner le nom d'onguent citrin ou citron; cela est dû à une partie d'acide nitrique libre qui a réagi sur l'axonge, et en a formé de l'axonge oxygénée; d'une autre part, cet onguent contient du nitrate et du sous-nitrate de mercure interposé; et c'est parce qu'il n'est qu'interposé, qu'il faut avoir soin de ne couler l'onguent que lorsqu'il est très épais; si on le coule un peu liquide le nitrate de mercure se précipite, et la partie supérieure de la tablette ne contient presque que de l'axonge oxygénée.

Onguent brun (basilicum).

℞ Onguent de poix noire ℥iij.
Oxyde rouge de mercure ʒi.

Triturez l'oxyde de mercure dans un mortier de verre, jusqu'à ce que l'on n'y aperçoive plus de points brillants, et qu'il soit en poudre impalpable; ajoutez peu à peu l'onguent, et triturez jusqu'à parfait mélange; conservez dans un pot de faïence.

TITRE CINQUIÈME.

Digestifs.

Le digestif est un médicament destiné à être appliqué sur les plaies ; sa consistance est ordinairement plus molle que celle de l'onguent ; souvent même c'est un onguent délayé avec un peu d'une huile médicamenteuse ; les corps gras ne sont pas, comme pour les onguents, l'excipient nécessaire du digestif ; il en est comme de la préparation connue autrefois sous le nom d'onguent ægyptiac, qui a le miel pour excipient ; le digestif simple est un mélange de térébenthine et de jaune d'œuf ; les alcoolules et alcools résineux entrent souvent dans la composition des digestifs ; on les emploie le plus souvent pour enduire les plumasseaux de charpie destinés a être introduits dans des cavités.

Digestif animé.

℞ Térébenthine claire ℥i.
Jaune d'œuf n° 1.
Teinture d'aloès ʒi.

Mêlez exactement.

Digestif nutritum (onguent).

℞ Litharge porphyrisée ℥iij.
Vinaigre de vin ℥iv.
Huile d'olives ℥ix.

Mettez la litharge dans un mortier de verre ; ajoutez un peu de vinaigre, et triturez ; ajoutez un peu d'huile, et triturez jusqu'à parfaite union ; ajoutez alternativement l'huile et le vinaigre, jusqu'à ce que tout soit employé ; laissez le mélange dans le mortier, et triturez plusieurs fois par jour, jusqu'à ce que le mélange ne se sépare plus ;

déposez l'onguent dans un pot de faïence; lorsque l'huile est gelée, l'opération est plus tôt achevée.

Digestif myrrhin (pommade détersive anglaise pour les cancers ulcérés).

℞ Myrrhe en poudre ℥ß.
Eau de chaux ℥ij.
Nutritum ℥j.

Mettez la myrrhe dans un mortier de porcelaine; versez dessus assez d'eau de chaux pour la réduire en pâte molle; ajoutez alors le nutritum; triturez et ajoutez peu à peu l'eau de chaux; ce digestif, dont la composition n'a pas été basée sur les connaissances chimiques, produit cependant de très bons effets; il a l'inconvénient de se sécher assez promptement; mais on y remédie en le ramollissant avec un peu d'eau de chaux.

Digestif ægyptiac.

℞ Miel blanc ℥xiv.
Vinaigre de vin ℥vij.
Sous-acétate de cuivre pulvérisé ℥v.

Mettez le verdet dans un poêlon de cuivre, délayez-le avec le vinaigre; ajoutez le miel, et faites cuire en consistance de miel, à une chaleur assez vive pour que le mélange devienne d'un rouge brun; le verdet, dans cette opération, se désoxyde; on coule le digestif dans un pot de faïence; il faut avoir soin, lorsqu'on veut se servir de ce digestif, de remuer toute la masse avec la spatule, parce que l'oxyde se précipite toujours au fond de la masse.

TITRE SIXIÈME.

Emplâtres.

L'emplâtre est un médicament solide, susceptible de se ramollir par une douce chaleur, au point de devenir ductile, et de pouvoir être malaxé entre les doigts sans s'y attacher, et cependant susceptible d'adhérer à la peau par la chaleur naturelle, fusible à une température plus élevée. Il y a deux espèces d'emplâtres : les uns sont composés d'axonges naturelles, d'huiles, de cire, de résines, de baumes dissous, ou d'extraits et de poudres incorporées; les autres ont pour excipient un savon métallique, auquel on ajoute au moins de la cire, comme le diapalme, et souvent des résines, des baumes, des poudres, etc.

La malaxation est le caractère spécifique des emplâtres. Toute composition qui ne peut subir cette épreuve, comme l'onguent de la mère, doit être classée parmi les onguents[1].

Emplâtres résineux.

Emplâtre d'André de la Croix (par solution).

℞ Poix résine ℔i.
Résine élémi ℥iv.
Térébenthine, } an : ℥ij.
Pommade de laurier, }

Faites liquéfier à une douce chaleur, et passez à travers un linge; cet emplâtre quoique susceptible d'être

[1] Quelques pharmacologistes prétendent que l'on doit classer parmi les onguents les emplâtres non métalliques; c'est une erreur. Ce qui caractérise les emplâtres, c'est la propriété d'adhérer à la peau sans se fondre. L'onguent, au contraire, se fond par la chaleur naturelle du corps. Il y a des emplâtres métalliques auxquels on est obligé d'ajouter de la cire, etc., pour leur donner la consistance nécessaire pour les constituer emplâtres.

un peu malaxé, n'est pas assez consistant pour rester en magdaléons ; on le conserve dans un pot, pour s'en servir au besoin.

Emplâtre par extraction et solution.

Emplâtre de ciguë.

℞ Poix résine ℔j ℥xiv.
Cire jaune ℔j ℥iv.
Poix blanche ℥xiv.
Huile cicutée ℥iv.
Feuilles de ciguë ℔iv.
Gomme ammoniaque ℔j.
Vinaigre scillitique s. q.

Faites fondre les résines avec la cire et l'huile; ajoutez-y les feuilles de ciguë bien contusées; faites bouillir, jusqu'à ce que les feuilles soient presque privées de l'humidité; passez avec expression à travers un linge.

D'autre part, faites fondre la gomme ammoniaque pulvérisée dans parties égales de vinaigre scillitique et de suc de ciguë; passez avec expression, et évaporez en consistance d'extrait; incorporez cet extrait avec le produit de la première opération, liquéfié par une douce chaleur [1].

Emplâtre avec poudres.

Emplâtre exutoire pour les enfants,

℞ Térébenthine, } an : ℥i.
Mastic en larmes, }
Euphorbe ℈i.
Cantharides ℈ij.

[1] Pour avoir bien certainement dans l'emplâtre de ciguë toutes les propriétés médicamenteuses de la plante, il faudrait substituer aux quatre livres de ciguë fraîche, une livre de feuilles de ciguë sèches, que l'on mettrait en poudre avec la gomme ammoniaque, et que l'on délayerait dans la masse liquefiée. Par ce moyen, on aurait dans l'emplâtre la fécule réunie à l'extrait; le peu de parties ligneuses qui y seraient incorporées, ne pourraient nuire à la composition,

Faites fondre le mastic avec la térébenthine, et incorporez les poudres dans ce mélange.

Cette composition s'emploie pour établir des exutoires aux enfants. On leur applique au bras un écusson de peau enduit de cet emplâtre; on ne lève l'appareil que tous les cinq à six jours; on change seulement tous les jours la compresse qui absorbe les sérosités qui s'écoulent.

Emplâtres métalliques.

Les emplâtres métalliques sont ceux dont l'excipient est un savon métallique; il faut, pour les constituer, qu'il y ait combinaison de l'oxyde métallique avec le corps gras; car la présence d'un métal dans un emplâtre ne suffirait pas pour le ranger dans cette classe; par exemple, une dose d'onguent mercuriel mêlé avec de l'emplâtre de ciguë, ne constituerait pas un emplâtre métallique; un oxyde, ou un sel métallique incorporés dans un emplâtre, n'y seraient que mêlés et ne formeraient pas un savon métallique; il faut qu'il y ait solution de l'oxyde par les corps gras, et combinaison intime, pour que l'emplâtre soit rangé dans cette classe.

Emplâtre métallique simple.

Les proportions relatives des oxydes de plomb et des corps gras pour la composition du savon métallique peuvent varier; dans l'emplâtre simple du Codex, il y a un tiers d'oxyde pour deux tiers de corps gras; dans d'autres cas, la proportion d'oxyde est portée à plus de la moitié.

Emplâtre de minium (deutoxyde de plomb rouge).

♃ Huile d'olives ℔j ℥iv.
Minium porphyrisé ℥xij.

Mêlez dans une bassine; ajoutez suffisante quantité d'eau; chauffez, et agitez continuellement avec une spatule jusqu'à ce que la combinaison soit parfaite, ce que vous connaîtrez lorsque vous n'apercevrez plus de points rougeâtres dans le mélange, et qu'en en mettant un peu dans l'eau froide, vous pourrez le malaxer; ajoutez alors

Cire jaune coupée en petits morceaux ℥iij.

Faites fondre la cire, et laissez refroidir; égouttez l'eau surabondante, et déposez la masse sur un marbre poli; malaxez pour exprimer toute l'eau qui pourrait rester interposée, et réduisez en magdaléons [1].

Emplâtre composé.

Emplâtre de diachilum gommé.

℞ Emplâtre simple du Codex ℔iv.
Cire jaune,
Térébenthine, } an : ℥iij.
Résine,

Faites liquéfier ces substances, et ajoutez :

Gomme ammoniaque,
bdellium,
galbanum, } an : ℥ji.
sagapenum,

Que vous aurez fait dissoudre dans s. q. d'alcoolule, et dont vous aurez évaporé la solution en consistance d'extrait.

Autrefois on préparait souvent des emplâtres dans la composition desquels il entrait des poudres en plus ou moins grande quantité; il arrive encore quelquefois que l'on est obligé d'en préparer; pour incorporer les poudres, on liquéfie l'emplâtre à une chaleur douce, ou on

[1] Quand on veut que cet emplâtre soit rouge, on ajoute avec la cire une demi-once de minium en poudre; ce minium ne se combine pas, il n'est que simplement interposé dans l'emplâtre.

fait passer les poudres à travers un tamis de crin, au-dessus de la bassine, et en même-temps on agite la masse en tous sens avec un bistortier, ou une large spatule, et on continue à triturer jusqu'à ce que la masse soit parfaitement homogène, et qu'on n'y aperçoive plus de grumeaux.

CHAPITRE XII.

MÉDICAMENTS MAGISTRAUX GALÉNIQUES, DESTINÉS A L'USAGE INTÉRIEUR.

TITRE PREMIER.

Médicaments destinés à être ingérés par la bouche dans les organes de la digestion.

Sucs d'herbes.

Le suc d'herbes est un médicament liquide, plus ou moins coloré, contenant les parties solubles d'une plante herbacée, délayées dans son eau de végétation, et destiné à être avalé le plus souvent froid, en une seule dose, le matin à jeun.

Les sucs d'herbes sont simples ou composés.

Ils sont simples, quand on n'emploie qu'une seule plante pour en obtenir le suc, tels que le suc de cresson, de bourrache, etc., qui s'administrent souvent seuls.

Ils sont composés, lorsque l'on réunit plusieurs plantes ensemble pour en obtenir le suc, ou que l'on mêle ensemble le suc obtenu séparément de plusieurs plantes.

Outre cela, on ajoute souvent aux doses de sucs d'herbes, des sirops simples ou composés, des sels, comme l'acétate de potasse, de soude; l'alun, le nitre, etc.

Pour obtenir les sucs, on prend la plante récemment cueillie, on la monde des plantes étrangères qui pourraient y être mêlées, ainsi que des feuilles étiolées, ou rongées par les insectes; si elle est salie par de la terre, on la lave dans de l'eau, et on la laisse bien égoutter, en la disposant en couches minces, sur des tamis de crin; on la dépose dans un mortier de marbre ou de bois, et avec un pilon de bois on la contuse fortement jusqu'à ce qu'elle soit presque réduite en pulpe; alors on exprime cette pulpe pour séparer le liquide d'avec les parties solides, et on clarifie ce liquide.

La plupart des sucs d'herbes se clarifient en les filtrant à froid, à travers le papier gris non collé, et ce procédé est le seul qui convienne pour les sucs des plantes qui contiennent des principes volatils, comme le cresson, le cochléaria, etc.

Les sucs clarifiés à froid s'altèrent très promptement, surtout lorsque le temps est à l'orage; ils ne peuvent guères se conserver plus de vingt-quatre heures, et on doit les déposer dans un lieu frais; on doit les renouveler tous les jours; ceux qui ont été clarifiés par la chaleur, s'altèrent un peu moins promptement, mais doivent également se préparer au moment du besoin.

Quelques sucs de plantes étant très visqueux, exigent qu'on les soumette à l'action de la chaleur, comme les sucs de bourrache, de buglosse; on peut alors soumettre ou le suc exprimé, ou la pulpe avant son expression à l'action d'une chaleur de cinquante à soixante degrés, qui suffit ordinairement pour opérer la défécation, et on filtre lorsque le suc est un peu refroidi.

Quelquefois on clarifie par le moyen du blanc d'œuf, ou par l'addition d'un alcoolat, tel que celui de cochléaria; mais ces deux procédés, qui changent un peu la nature du suc d'herbes, ne doivent être employés, que lorsque le médecin l'a formellement ordonné[1].

[1] Lorsque les plantes qui entrent dant la composition d'un suc d'herbes sont acides, comme l'oseille, l'oxalis, etc., on doit les piler dans un mortier de bois, et non dans un mortier de pierre, que l'acide pourrait

Suc de cerfeuil.

℞ Cerfeuil en pleine végétation q. v.

Après l'avoir épluché, mondé, lavé et bien égoutté, mettez-le dans un mortier de marbre; contusez exactement; exprimez le suc, et filtrez à travers le papier; recevez le produit dans un vase de verre.

Suc béchique.

℞ Feuilles récentes de bourrache,
de buglosse,
de pulmonaire,
de véronique,
an : p. ég.

Mettez ces feuilles mondées, etc., comme ci-dessus, dans un mortier de marbre; réduisez-les par la contusion en pulpe; mettez cette pulpe dans un poêlon d'argent ou de faïence, et chauffez jusqu'à soixante degrés de chaleur; exprimez et filtrez.

Lorsque la saison a été long-temps sèche, on peut quelquefois ajouter un peu d'eau pour délayer le suc des plantes qui contiennent peu d'eau de végétation; lorsqu'on est dans la nécessité d'employer ce moyen, dont on doit user avec beaucoup de circonspection, on retire d'abord le suc de la plante, et on pile le marc avec l'eau que l'on doit ajouter, et qui ne doit jamais être plus d'un huitième du poids des plantes employées.

Suc antiscorbutique.

℞ Feuilles récentes de cochléaria,
de cresson,
de trèfle d'eau,
de beccabunga,
de fumeterre,
an : p. ég.

attaquer. On doit, à plus forte raison, ne pas employer les mortiers métalliques, surtout ceux de cuivre.

Pilez fortement; exprimez le suc; ajoutez :

Suc de citron ʒij.
Alcoolat de cochléaria ʒi.

Mêlez en agitant, et filtrez.

Petit-lait.

Le petit-lait est la partie aqueuse du lait, dépouillée de sa partie caséeuse et butireuse; cette séparation peut se faire en abandonnant le lait à sa fermentation spontanée, ou en le faisant chauffer avec des corps qui déterminent cette séparation, tels que la présure ou les acides acéteux, tartareux, etc.; quel que soit le procédé employé, le petit-lait n'est pas pur, et retient toujours quelques parties de matière caséeuse; on le clarifie pour le priver de cette matière, qui souvent serait trop nourrissante, et d'une autre part, pour le rendre plus agréable à l'œil et au goût.

On ajoute souvent au petit-lait, des substances médicamenteuses.

On désigne ces mélanges en ajoutant une épithète aux mots petit-lait clarifié : ainsi on dira petit-lait édulcoré lorsqu'on y mêle des sirops adianthé, violat, etc.; petit-lait nitré, émétisé, lorsqu'on y dissout ces sels; et enfin, petit-lait composé, dans beaucoup de cas.

Petit-lait clarifié.

℞ Lait de vache ℔iv.
Présure ʒß.
Eau ℥i.

Mettez le lait dans un poêlon d'argent ou de faïence, sur un feu de charbon allumé; ajoutez-y la présure, que vous aurez auparavant délayée dans l'eau; laissez chauffer jusqu'à ce que la liqueur, en bouillant, perce le fromage qui se rassemble à la surface; retirez du feu, et passez à travers un tamis de crin; nettoyez le poêlon, et délayez un blanc d'œuf, dans deux onces d'eau, en l'agitant avec un fouet d'osier; ajoutez le petit-lait, et mettez sur le feu; laissez jeter un bouillon. Le Codex prescrit l'addition d'un peu de crème de tartre, pour la clarification : cette addition n'est pas indispensable, et il y a des cas où les médecins veulent un petit-lait qui ne soit nullement acide; jetez alors sur un filtre de papier, que vous aurez eu soin de laver auparavant à l'eau bouillante[1].

Petit-lait composé.

Le petit-lait composé se prépare, comme on l'a vu plus haut, en ajoutant à du petit-lait, des substances solubles, ou des liqueurs clarifiées, comme des sirops; mais souvent aussi on se sert du petit-lait clarifié, comme excipient, pour obtenir les principes solubles d'un ou de plusieurs corps médicamenteux; cet excipient composé est souvent employé pour modifier les principes médicamenteux, que l'eau simple ne ferait qu'extraire : ainsi on fait souvent infuser le tamarin, etc., dans du petit-lait.

Petit-lait laxatif.

♃ Petit-lait clarifié ℔ij.
Versez bouillant sur
Tamarin ℥ij.

Laissez refroidir; coulez à travers une étoffe de laine; mettez dans une bouteille de verre, et ajoutez

Tartrate de potasse antimonié ℈i.

Mêlez exactement. Ce remède se prend par doses de ℥v dans la matinée, à demi-heure d'intervalle, dans les constipations.

[1] Quand, au lieu de présure, on emploie le vinaigre, on fait bouillir le lait et n'ajoute le vinaigre que lorsque le lait est en ébullition ; en un instant la décomposition du lait s'opère; et aussitôt que le bouillonnement, que l'addition du vinaigre a interrompu, reprend, on coule le petit-lait.

Petit-lait de Weisse (antilaiteux du Dr).

℞ Fleurs de caille-lait jaune,		
de sureau,	}	an : ℈i.
d'hypéricum,		
de tilleul,		
Séné mondé,	}	an : ʒi.
Sulfate de soude,		

Versez sur ces espèces, petit-lait clarifié bouillant ℔i. Laissez infuser jusqu'à refroidissement; passez avec légère expression, pour prendre en trois verres, le matin à jeun.

Potion, mixture, juleps, looch.

Potion.

La potion est un médicament liquide, dont le volume est tel qu'il puisse être avalé en une, ou au plus en deux fois. Ce médicament se compose de liquides mêlés entre eux, de liquides dans lesquels on délaye des corps mous, ou des solides pulvérisés; quelquefois c'est une tisane ou un apozême concentré; enfin il arrive, comme dans la potion de Rivière, que c'est un liquide dans lequel on fait dégager un gaz au moment même de la déglutition.

Pour bien préparer les potions, les mixtures, les juleps et les loochs, il faut prendre les précautions suivantes.

Lorsque l'une de ces préparations est composée de substances liquides qui n'éprouvent pas entre elles d'altération, on doit peser d'abord les substances dont la pesanteur spécifique est la plus considérable, et successivement arriver à peser en dernier les plus légères; les substances diffusibles, comme l'éther, l'ammoniaque, etc., doivent se peser en dernier, et on doit fermer de suite la bouteille contenant le mélange, avec un bouchon, qu'on aura eu soin d'ajuster avant d'ajouter cette substance.

Lorsqu'il y a dans la composition une huile fixe, on doit l'ajouter en dernier.

Les poudres, électuaires, confections et opiats, doivent être mêlés dans un mortier, et délayés dans la composition. Lorsque ces composés contiennent des poudres métalliques, telles que des oxydes de fer, du protochlorure de mercure, etc., il faut les délayer seulement dans le sirop qui entre dans le mélange, et les verser dans la bouteille, avant d'ajouter les eaux ou teinture qui doivent rendre le liquide moins dense; sans cette attention, une grande partie de ces poudres se déposeraient au fond du mortier, tandis que l'on verserait le liquide dans la bouteille.

Les teintures résineuses, telles que l'alcool castoré, myrrhé; l'alcoolule gayacée, les huiles volatiles, se triturent avec du sucre en poudre, ou au moins avec le sirop de la composition, pour favoriser leur mélange avec les liquides aqueux; sans cette petite manœuvre, les teintures se caillent, et les flocons qui s'en séparent, s'attachant aux parois des bouteilles, ne peuvent, même par une forte agitation, se mêler dans le médicament; les huiles volatiles restent à la surface du liquide.

On ne doit jamais, pour faire ces mélanges, employer de mortiers de cuivre.

Potion purgative.

℞ Feuilles de séné mondées, } an : ʒiij.
Sulfate de magnésie, }
Rhubarbe, } an : ʒi[1].
Kina rouge, }
Manne en sorte ℥ij.

[1] On peut, au lieu du kina rouge, employer les kinas jaune ou gris, les uns et les autres produisent le même effet; les personnes les plus faciles à vomir, sont préservées du vomissement par l'addition du quinquina. Comment le kina agit-il dans cette circonstance ?... Il ne m'appartient pas de le rechercher, mais je dois consigner un fait certain et notoire... Le sulfate de kinine produirait-il le même effet ?... L'analogie me le fait présumer.

Faites boullir dans s. q. d'eau, pendant six minutes; passez pour avoir six onces de colature, à laquelle vous ajouterez

Eau distillée d'anis ʒiij.

Pour prendre en un seul verre.

Potion narcotique adoucissante, avec solution d'extrait.

℞ Fleurs de tussilage ʒi.

Versez dessus eau bouillante ℥iijß; laissez infuser, et passez; prenez de cette colature ℥iij.

Extrait de narcisse des prés ℈iv.
Sirop althæé ʒvi.

Pour prendre en deux fois, à demi-heure d'intervalle. Cette potion s'emploie pour procurer du sommeil, lorsqu'on craint la constipation, et l'action que l'opium exerce sur le système cérébral.

Potion avec une confection délayée.

℞ Manne en sorte ℥ij.

Faites dissoudre dans eau ℥iv; passez et délayez dans la colature.

Catholicum double ℥i.

Cette potion se donne en une fois, dans les cas de diarrhée muqueuse.

Potion éméto-cathartique, avec poudre.

℞ Gratiole en poudre ℈i à ʒi.
Séné mondé ʒij.
Sel d'epsom ʒiij.
Sirop noir pruné ℥ij.
Eau de rivière ℥iv.

Faites bouillir le séné pendant cinq minutes dans l'eau; ajoutez le sel et coulez; délayez la poudre de gratiole dans le sirop, et mêlez avec la colature pour prendre en une seule dose.

Cette potion produit quelquefois son effet purgatif avant que les vomissements aient lieu; cependant le plus souvent les vomissements précèdent. Je l'ai vue fréquemment employée par un vieux docteur empirique, dans les engorgements chroniques de l'estomac; quelquefois il a porté la dose de gratiole à un gros et demi, et je l'ai entendu se louer de l'effet de ce remède, par l'administration duquel il commençait toujours le traitement des maladies du pylore, dont je lui ai vu guérir des malades presque désespérés.

Potion purgative vermifuge.

♃ Huile douce de ricin ℥jß.
Sirop acidule citroné ℥i.
Eau d'écorces de citrons distillée ℨij.

Mêlez pour prendre en une dose.

Potion effervescente.

♃ Sirop acidule citroné ℥i.
Suc de citrons ℥ß.
Eau de menthe ℥iij.
Carbonate de potasse ℨß.

Pesez tous les liquides dans une phiole, et mettez à part le carbonate de potasse, pour ne l'ajouter qu'au moment de la déglutition; cette potion se prend en une seule fois ou en deux, dans le moment même de l'addition du carbonate, de manière que l'effervescence se passe dans l'estomac des malades.

Mixtures.

La mixture est un médicament liquide, destiné à être employé par gouttes, ou par cuillerées à café: il a pour but d'offrir, sous un très petit volume, un mélange de médicaments énergiques; quelquefois on étend la dose de mixture dans un peu de tisane, ou d'eau sucrée.

Mixture antispasmodique.

℞ Alcool castoré,
Id. succiné, } an : ʒi.
Alcoolat aromatique ammoniacal,
Sirop menthé ℥ß.

Mêlez; la dose est de douze à vingt-quatre gouttes, d'heure en heure, ou plus souvent si cela est nécessaire.

Mixture diurétique.

℞ Camphre ℈i.
Alcool nitrique distillé ℥ß.
Sirop de raifort composé ℥i.

Mêlez; la dose est de ʒß trois ou quatre fois par jour, dans les rétentions d'urines atoniques; on étend souvent cette mixture dans une tisane apéritive.

Mixture anodine.

℞ Extrait de jusquiame gr. vi.
Eau de valériane ℥ß.
Esprit de corne de cerf ʒß.
Sirop pivoiné ℥ß.

Faites dissoudre l'extrait dans l'eau de valériane, et mêlez avec les autres substances; on donne cette mixture à la dose d'une petite cuillerée à café, dans les spasmes nerveux de l'estomac, la céphalalgie, etc.

Julep.

Le julep est un médicament liquide, destiné à être pris par cuillerée, à des intervalles de temps réglés, plusieurs fois par jour; l'excipient des juleps est composé le plus souvent d'eaux distillées, souvent aussi de tisanes, bouillons, ou d'un apozème; on les édulcore avec des sirops; on y ajoute des extraits, des poudres, des sels, des électuaires, des vins, des alcools, des alcoolules, des alcoolats, des éthers, etc.

Julep anodin.

℞ Sirop diacode ℥ß.
Eau de fleurs d'oranger ℥i.
Teinture de tilleul ʒi ℥iv.
Solution de sous-carbonate de potasse g̃x.

Mêlez pour prendre par cuillerée d'heure en heure.

Julep tonique.

℞ Sirop stæchadé ℥jß.
Eau distillée de cannelle ℥i.
de camomille ℥ij.
Confection de safran ʒij.

Pesez ensemble les liquides dans une phiole, et délayez-y la confection, en la triturant dans un mortier de marbre.

Julep huileux.

℞ Sirop adianthé ℥jß.
Huile d'amandes douces ℥i.
Fleurs de coquelicots ʒi.

Versez dessus eau bouillante ℥ivß; laissez infuser jusqu'à parfait refroidissement; passez pour avoir quatre onces de colature, que vous mêlerez avec le sirop et l'huile [1].

[1] Lorsqu'il y a des teintures aqueuses dans les juleps, dans la composition desquels il entre de l'huile, il faut avoir attention qu'elles soient bien refroidies avant de les mêler avec l'huile, pour que la chaleur n'altère pas la qualité de l'huile.

Julep incisif.

Sirop adianthé ℥ij.
Vin scillitique ℥i.
Eau distillée d'hysope ℥iv.
Kermès minéral gij.
Poudre d'arum ℈i.

Mêlez pour prendre par cuillerée de deux en deux heures.

Julep acidule.

℞ Mellite acéteux ℥ij.
Teinture de ʒij de fleurs de sureau ℥iv.
Alcool sulfurique gxx.

Mêlez; ce julep s'administre par cuillerées à bouche, dans les fièvres inflammatoires, pour apaiser la soif et favoriser la transpiration.

Loochs.

Le looch est un médicament liquide ou mou, composé d'émulsion, d'huile, de baumes, ou de résines liquides, incorporés et intimément mêlés avec des liquides aqueux, par l'intermède d'une gomme; du jaune d'œuf ou du sucre; la combinaison se fait par trituration, dans un mortier de marbre ou de porcelaine, comme les juleps; ces médicaments se prennent par cuillerées, à des intervalles réglés.

Looch émulsioné sans huile.

℞ Émulsion d'une ℥ d'amandes mondées à froid ℥iv.
Sirop althæé ℥i.
Gomme adragant gxviij.
Eau de fleurs d'oranger ʒij.

Pilez bien vos amandes, pour en obtenir l'émulsion, que vous passerez à travers un blanchet; mettez la gomme adragant dans votre mortier, et délayez-la d'abord avec à peu près deux gros de sirop; ajoutez environ six gros d'émulsion; triturez légèrement, et laissez pendant cinq minutes le mélange sans le remuer; pendant ce temps la gomme se gonfle et se dispose à la solution; alors triturez dans tous les sens, jusqu'à ce que la gomme soit totalement dissoute, ce dont on est assuré, lorsque l'on n'aperçoit plus au bout du pilon de petits points grenus; ajoutez peu à peu le reste de l'émulsion et du sirop, et l'eau distillée de fleurs d'oranger; ce looch se donne au lieu du looch du Codex, aux malades qui ont de la répugnance pour l'huile.

Looch avec la gomme arabique. [1]

℞ Huile d'amandes douces, } an : ℥i.
Sirop gléchomé, }
Gomme arabique ʒij.
Eau de roses ℥iij.

Pesez d'abord dans un pot de faïence l'huile et le sirop, versez-les dans un mortier de marbre; ajoutez la gomme, triturez vivement jusqu'à ce que le tout forme une masse bien homogène, et que vous n'aperceviez plus d'huile à la surface; ajoutez alors l'eau de roses par petites fractions, en triturant à chaque addition, jusqu'à ce qu'elle soit bien unie au mélange[2].

[1] Depuis plusieurs années, on désigne ce looch sous le nom de looch anglais; il y a plus de quarante ans qu'on le prépare habituellement dans la pharmacie Cadet et Derome; et je ne sais pourquoi on veut attribuer aux étrangers une formule que le célèbre Cadet, de l'ancienne Académie des Sciences, avait vu pratiquer chez Geoffroy, dont il était élève.

[2] Le looch avec le baume de copahu se prépare par le même procédé. Il doit se peser également dans un pot de faïence, ainsi que toutes les huiles destinées à entrer dans les loochs. Lorsqu'on pèse ces huiles dans la phiole destinée à contenir le looch, on ne peut l'égoutter assez pour qu'il n'en reste pas un peu d'attaché aux parois de la bouteille, et ce peu qui reste dans la bouteille, vient surnager au-dessus du looch, et ne s'y mêle pas parfaitement.

Looch balsamique de ***.

℞ Sirop hysopé ℥jß.
Huile d'amandes douces ℥i.
Eau de mélilot, } an : ℥ij.
de sureau, }
Baume du Pérou, noir ß℈.
Gomme adragant xv.

Pesez le baume du Pérou et l'huile dans un pot de faïence; mettez la gomme dans le mortier; délayez-la avec une demi-once de sirop; ajoutez une demi-once d'eau distillée; laissez gonfler la gomme pendant dix minutes; alors ajoutez l'huile et le baume; triturez jusqu'à ce que le mélange soit parfait; ajoutez peu à peu ce qui reste du sirop et des eaux distillées, de manière à obtenir un liquide qui ait l'aspect d'une émulsion; ce looch se donne par cuillerées dans les catharres chroniques, etc.

Looch avec la manne.

℞ Manne en larmes mondée ℥ij.
Eau distillée de fleurs d'oranger ℨiij.
Sirop violat ℥jß.
Huile d'amandes douces ℥i.

Mettez la manne dans un mortier de marbre, avec l'eau de fleurs d'oranger; épistez avec un bistortier jusqu'à ce qu'il n'y ait plus d'aspérités dans le mélange; ajoutez peu à peu l'huile et le sirop, et triturez jusqu'à ce que vous ayez une masse bien homogène, que vous mettrez dans un pot.

Looch au beurre de cacao (de feu Janet des Longeois.)

℞ Beurre de cacao récent ℥ß.
Huile d'amandes douces ℥i.
Sirop papavéré rouge ℥jß.
Eau de fleurs d'oranger ℥ß.

Râpez le beurre de cacao, et mettez-le dans un mortier de marbre; versez dessus l'huile d'amandes douces; laissez quelque temps en contact, afin que l'huile pénètre un peu le beurre de cacao; battez fortement avec un bistortier, ayant soin de détacher le beurre de cacao, avec une spatule, s'il s'attache aux parois du mortier; ajoutez peu à peu vos sirops jusqu'à ce que le tout présente une masse bien homogène; mettez dans un pot. Ce looch, ainsi que le précédent, s'administre par cuillerées à café.

On y ajoute quelquefois du kermès, de la scille, etc. [1]

Looch laxatif de Tronchin [2].

℞ Manne en larmes,
Extrait de casse,
Sirop violat,
Huile d'amandes douces, } an : ℥i.
Eau de fleurs d'oranger ʒij.

Épistez la manne avec l'eau de fleurs d'oranger; ajoutez l'extrait de casse; mêlez bien, et ajoutez peu à peu l'huile et le sirop; triturez jusqu'à ce que le looch soit bien homogène.

On ajoute quelquefois à ce looch quelques grains de scammonée pour le rendre plus actif.

[1] Quelques pharmaciens, au lieu d'épister à froid le beurre de cacao avec l'huile d'amandes, le fondent dans l'huile par le moyen d'une douce chaleur. Ce procédé est plus expéditif et moins fatiguant; sans le blâmer, je crois qu'il vaut mieux donner la préférence au premier.

[2] Ce looch a joui d'une certaine célébrité sous le nom de marmelade de Tronchin; mais c'est un véritable looch, ainsi que le médicament décrit sous le nom de marmelade de Zanetti, dans le formulaire de Cadet.

TITRE SECOND.

Médicaments magistraux galéniques liquides, destinés à être introduits par l'anus dans le système de la digestion.

Clystères.

Les clystères, connus vulgairement sous le nom de lavements, ne constituent pas un genre particulier de préparation, et selon les ingrédients de leur composition, rentrent dans les ordres de préparations déjà décrites; ainsi, souvent c'est une teinture, un bouillon, un apozème, ou le produit d'une solution, que l'on injecte dans le canal intestinal; les clystères peuvent même être alimentaires: dans les cas de lésion à l'estomac, on nourrit les malades, en leur administrant par injection dans l'anus, des bouillons analeptiques. La préparation des clystères admet les médicaments actifs à beaucoup plus forte dose que l'on ne pourrait les donner dans un véhicule pris par déglutition; aussi voyons-nous tous les jours mettre dans une livre de véhicule, pour un seul clystère, l'émétique, le sublimé-corrosif, à la dose de six et huit grains, etc.; il est à observer que le clystère ne restant pas ordinairement, très long-temps dans les intestins, les substances actives qui le composent n'ont pas le temps d'exercer toute leur action sur les parties avec lesquelles elles sont en contact. On ajoute souvent aux véhicules, des huiles, des axonges simples ou composées, des onguents, des baumes, des résines, du camphre, des confections, etc.; pour faire ces mélanges, on suit les mêmes données que pour la préparation des potions, loochs, etc.; un seul exemple suffira pour en donner l'idée.

Clystère térébenthiné.

℞ Térébenthine de Venise ℥ß.
Jaune d'œuf n° 1.

Mettez dans un mortier de marbre, et triturez jusqu'à parfait mélange; délayez peu à peu avec

Bouillon d'une once de kina ℔i.

TITRE TROISIÈME.

Médicaments magistraux galéniques liquides, destinés à être mis en contact avec des parties recouvertes de membranes très minces, ou dépouillées de l'épiderme; gargarismes, injections, collyres.

Ces médicaments doivent leur dénomination à l'emploi auquel on les destine : comme les clystères, les juleps et les potions, ils admettent dans leur composition des liquides, des sels, des poudres, etc.

Gargarisme.

Le gargarisme est un médicament liquide, employé pour les maladies de l'intérieur de la bouche et de l'arrière-bouche; souvent le gargarisme est composé de manière à ce que son ingestion dans l'estomac ne présente aucun danger; mais quelquefois on y emploie des poisons très énergiques, tels que le sulfate de cuivre, le deutochlorure de mercure, l'acétate de plomb, etc.; dans ces cas, il est du devoir du pharmacien de prévenir le malade du danger qui suivrait la déglutition d'un pareil gargarisme; déglutition qui serait d'autant plus dangereuse, que l'on porte assez haut la dose de ces médicaments actifs, dans ces sortes de préparations.

Gargarisme acidulé.

℞ Roses rouges, } an : ℥ij.
Feuilles de ronce, }

Faites infuser dans l'eau bouillante pour obtenir colature ℔j, à laquelle vous ajouterez

Sirop framboisé ℥ij.
Alcool muriatique ℈ij.

Gargarisme avec l'acétate de plomb.

℞ Fleurs de guimauve ℥ß.

Faites infuser pour avoir colature ℔j, dans laquelle vous ajouterez acétate de plomb liquide ℥i.

On emploie ce gargarisme avec beaucoup de succès, dans les ulcérations de la bouche qui surviennent pendant les traitements mercuriels; mais il a l'inconvénient de rendre les dents noires pendant le temps qu'on en fait usage; il serait dangereux d'en avaler beaucoup.

Gargarismes.

Quelquefois on touche les ulcères de la bouche et du palais avec des liqueurs caustiques ou détersives, telles que le nitrate d'argent dissous, le collyre de Lanfranc; mais on ne se gargarise pas avec ces préparations, qui exerceraient une action trop vive sur les parties qui ne sont pas malades, et sur l'émail des dents.

Injections.

Les injections sont des liquides qui, comme le clystère, sont portés dans une cavité, par le moyen d'une seringue; quelquefois on n'a pour but que de laver la cavité où on les fait entrer, et dans ce cas, elle se fait avec l'eau tiède; le plus souvent on rend le liquide médicamenteux en y ajoutant des solutions d'extraits de sels, des alcools et alcoolats, etc.; il faut avoir soin en général de ne pas mettre dans les injections des poudres qui pourraient rester dans les cavités, sans qu'on pût les en faire sortir.

Collyres.

Autrefois on donnait le nom de collyre à tous les médicaments destinés pour les yeux; il y avait des collyres en poudre, en pâte, en trochisques; d'autres étaient de véritables onguents, enfin, il y avait des collyres liquides. Maintenant on ne donne guères le nom de collyres qu'aux médicaments liquides destinés pour les maladies des yeux ou des paupières; le plus souvent on lave l'œil et les paupières avec le collyre; cependant il y a des collyres tellement actifs, qu'on se contente d'en verser une ou deux gouttes dans l'œil, ou d'en appliquer quelques gouttes sur l'endroit de la paupière qui est malade.

Collyre anodin.

℞ Eau de roses ℥iij.
Safran en poudre ℈i.

Laissez macérer pendant six à huit heures, et filtrez.

Ce collyre s'emploie dans les inflammations de l'œil, et surtout dans celles qui accompagnent la rougeole et la petite-vérole.

Collyre détersif.

℞ Sulfate de zinc, } an : ʒß.
Iris de Florence, }
Eau de sureau, } an : ℥viij.
de mélilot, }

Faites macérer pendant vingt-quatre heures, et filtrez.

On se bassine les yeux soir et matin avec ce collyre, dans les ophtalmies chroniques.

TITRE QUATRIÈME.

Médicaments magistraux galéniques, destinés à être appliqués à la surface ou partie de la surface des corps vivants.

PREMIÈRE SECTION.

Médicaments liquides.

Ces médicaments tirent leur dénomination de l'usage auquel on les destine; ils admettent dans leur composition toutes les substances solubles, minérales, végétales et animales; on les prépare par solution à chaud, à froid; par macération, digestion, infusion, décoction, etc.

Dans ces médicaments, on porte souvent très haut les doses de substances actives, et il faut avoir soin que les malades ne puissent pas les confondre avec les médicaments dont ils doivent user à l'intérieur.

Lotions.

On appelle lotion un liquide destiné à laver une partie malade; la lotion est le plus souvent composée avec l'eau chargée de principes plus ou moins irritants.

Lotion pour la teigne.

℞ Racine de grande chélidoine ℥i.
Eau ℔j ℥iv.

Faites bouillir pour avoir ℔i de colature, avec laquelle vous laverez la tête du malade soir et matin, ayant soin de laisser quelque temps l'éponge contenant le liquide, sur les endroits les plus affectés.

Lotion arsenicale pour la gale.

℞ Acide arsenieux (oxyde blanc d'arsenic) ℥xviij.
Eau distillée ℔ij.
Dissolvez.

Ce liquide s'emploie quelquefois en lotion; dans les gales rebelles, on lave les membres avec; il faut éviter d'en porter sur le ventre et la poitrine; malgré cette précaution, il arrive souvent que les malades éprouvent de violentes coliques; on doit, pendant l'emploi de ce médicament, faire usage de lait et de boissons mucilagineuses.

Bains.

On donne le nom de bain à un liquide dans lequel on plonge pendant quelque temps le corps, ou une partie du corps d'un malade; la durée du bain varie d'un quart-d'heure à une heure et demie, deux heures. On appelle bain général, celui dans lequel on plonge tout le corps du malade, la tête exceptée, et bain local, celui dans lequel on ne plonge qu'une partie du corps; le bain de pieds est désigné sous le nom de pédiluve; les bains locaux ne se prolongent guères au-delà d'une demi-heure; le bain simple est de l'eau naturelle chaude ou froide; le bain composé est formé d'eau de rivière dans laquelle on dissout des substances médicamenteuses, par solution, décoction, etc. Le médecin précise la dose des médicaments qui doivent être employés pour chaque bain, d'après l'état de son malade; on ajoute au mot bain, une épithète annonçant ses propriétés, ou la nature de la substance qui le rend actif : bain émollient, narcotique, aromatique, gélatineux, sulfureux, mercuriel, etc.

Liniments.

Le liniment est un médicament liquide, composé le plus souvent d'huiles simples ou composées, auxquelles on ajoute des médicaments plus actifs, tels que le camphre, des alcools, de l'ammoniaque, des solutions opiacées, etc.; ces médicaments se préparent par mixtion, solution, etc.; ils sont destinés à faire des frictions locales sur quelque partie du corps; il y a des liniments lubréfiants, anodins, excitants, rubéfiants et même vésicants, selon la nature et la dose respective de ses composants.

Liniment volatil camphré.

℞ Camphre ʒi.
Huile d'olives ℥i.

Dissolvez le camphre dans l'huile; ajoutez

Ammoniaque liquide ʒi.
Alcoolat de Fioravanti ʒij.

DEUXIÈME SECTION.

Cataplasmes et topiques irritants.

Le cataplasme est un médicament mou, destiné à maintenir l'humidité sur la partie sur laquelle il est appliqué; quelquefois le cataplasme est la pulpe d'une plante cuite dans son suc; souvent c'est une pulpe artificielle formée d'une poudre délayée ou cuite avec de l'eau.

On mêle souvent dans le cataplasme, pour le rendre plus actif, de l'extrait de saturne, des solutions d'extraits narcotiques, des onguents, quelquefois on les saupoudre d'opium, de safran, de camphre, en mettant ces poudres sur le côté du cataplasme qui doit porter sur la peau.

Cataplasme anodin.

℞ Capsules de pavots concassées ℥ß.

Faites bouillir dans eau ℥viij; passez et délayez avec

Farine de lin ℥viij.

La graine de lin contenant une huile fixe, facilement altérable, ne doit jamais être soumise à l'action de l'ébullition.

Ajoutez, au moment de l'appliquer, sur la face interne

Safran pulvérisé ʒß.

Cataplasme maturatif.

℞ Oignon de lys, } aā : ℥iv.
Feuilles d'oseille, }

Hachez les feuilles et la bulbe, et faites les cuire à petit feu dans un poêlon de faïence ; ajoutez

Onguent de poix noire ℥ß.

Topiques irritants.

Les topiques irritants sont, comme les cataplasmes, composés de pulpes ou de poudres délayées dans un liquide ; il n'y a de différence que dans l'indication qu'on se propose de remplir et dans l'action qu'ils ont sur les parties sur lesquelles on les applique ; quelquefois même il arrive qu'on emploie le cataplasme comme véhicule d'un corps irritant ; le topique de moutarde est connu sous le nom de sinapisme ; la plupart des topiques irritants se préparent sans le secours de la chaleur.

Sinapisme.

℞ Moutarde en poudre ℥iv.

Délayez avec s. q. de fort vinaigre pour former une pâte molle.

Ce topique est très rubéfiant, et lorqu'on le laisse trop long-temps appliqué, il produit un effet vésicant ; souvent on modifie son activité en le mêlant à partie égale avec le cataplasme de farine de lin.

Topiques rubéfiants avec les plantes fraîches.

Les bulbes récentes de la scille, de l'arum, de l'ail; les racines de bryone, de vigne vierge; les feuilles récentes de verveine, de grande chélidoine, de tythimales, de plusieurs renoncules, de la clématite, râpées ou pilées, s'appliquent souvent comme topiques rubéfiants; plusieurs de ces topiques sont en usage comme remèdes populaires.

Topique rubéfiant avec le blanc d'œuf et des poudres.

℞ Poivre noir, } an : ℥ij.
Gingembre, }

Délayez dans s. q. de blanc d'œuf pour former une pâte molle, que l'on étend sur du linge, ou sur de la filasse de chanvre pour l'appliquer[1].

[1] On peut encore faire des topiques rubéfiants en saupoudrant un cataplasme de farine de lin avec des poudres irritantes, telles que celles de scille, de garou, d'euphorbe, de verveine, etc.

Enfin, dans des cas pressés, on rubéfie en appliquant des compresses trempées dans de l'eau bouillante, de l'ammoniaque, ou de l'acide acétique concentré.

CHAPITRE XIII.

DES FORMES PARTICULIÈRES QUE L'ON DONNE A CERTAINS MÉDICAMENTS.

DIVISION DES MASSES.

Les masses se divisent en bols, en pilules, en trochisques, en tablettes et en pastilles.

Bols et pilules.

Les bols diffèrent des pilules parce qu'ils présentent plus de volume; leur masse doit être un peu plus molle que celle des pilules, afin qu'ils puissent se délayer dans l'estomac; le poids des bols est de douze grains à ʒß; lorsqu'ils sont volumineux, on leur donne la forme allongée d'une olive. Les pilules sont toujours rondes; leur poids est d'un quart de grain à six ou huit grains : lorsqu'elles dépassent ce poids, on les appelle bols.

Pour que chaque fraction de la masse soit parfaitement égale, on se sert d'un instrument appelé pilulier; cet instrument est composé de deux plaques d'acier, ou d'argent[1], ayant trente-six cannelures égales et correspondantes entre elles; de ces plaques, l'une est fixée sur une planche bien unie, ayant un petit rebord, et d'environ un pied de long; l'autre est fixée à une petite planche de même largeur qu'elle, et un peu plus longue,

[1] On ne doit pas employer les piluliers en cuivre, à cause du danger que présente l'emploi de ce métal.

afin qu'on puisse poser les mains pour faire agir cette seconde partie sur la première; on pèse un poids déterminé de la masse; on la roule en un cylindre bien égal dans toutes ses parties, et lorsque le cylindre a atteint la longueur nécessaire, on le place sur la plaque cannelée; on le recouvre avec la seconde plaque, et en la faisant agir horizontalement, les pilules se trouvent séparées en parties égales; si le volume des pilules se trouve en rapport avec la profondeur des cannelures, les pilules se trouvent faites; si au contraire elles sont trop ou trop peu volumineuses, on les arrondit en les roulant entre les doigts, et on les jette dans une poudre; la meilleure poudre pour envelopper les pilules, est le lycopode; souvent on les recouvre d'une feuille d'or ou d'argent; pour cela on les met dans une boîte de bois avec de l'or ou de l'argent en feuilles, et on secoue vivement la boîte; la pression que les pilules exerçent sur les feuilles, les divise et fixe à leur surface une petite couche de métal.

Trochisques.

Les trochisques sont des fractions de masses divisées sous différentes formes; leur nombre est beaucoup diminué; il y a deux manières de procéder pour former les trochisques; ces manières dépendent de la nature de la masse qui sert à les former.

Les masses de trochisques qui ne contiennent pas de mucilage, et qui ne sont liées que par l'eau, se réduisent en espèce de pastilles (*Pasta stillans*); les masses liées par un mucilagé, se forment en trochisques, en prenant la fraction qu'on veut séparer et la modelant avec les doigts.

Trochisques préparés par gouttes.

L'appareil dont on se sert pour cette préparation est fort simple: on prend une petite planche d'environ six à huit pouces de longueur, d'un pouce et demi de largeur, et d'un demi-pouce d'épaisseur; on la perce à environ un pouce d'une de ses extrémités, de manière à y pouvoir assujettir la partie inférieure d'un entonnoir de verre; on fixe sous la planche un petit morceau de bois, d'un pouce de hauteur, près du trou par lequel passe l'entonnoir; il faut que ce morceau de bois dépasse de six lignes le bout de l'entonnoir; on dispose une feuille de papier sur une table, et alors on remplit l'entonnoir de la masse que l'on veut trochisquer; on frappe légèrement le petit morceau de bois sur la table, et la secousse communiquée à l'entonnoir, fait tomber sur le papier une goutte de la masse qu'il contient; on frappe ainsi l'entonnoir de manière à couvrir le papier de trochisques; on a soin de les ranger les uns à côté des autres; on les laisse sécher, et lorsqu'ils sont secs, on les détache du papier par une légère agiattion; les yeux d'écrevisse, le corail, le précipité blanc, etc., se trochisquent de cette manière [1].

Trochisques préparés à la main.

Ces trochisques se préparent avec des masses consistantes, ductiles, formées de poudres incorporées par le moyen d'un mucilage; leur forme et leur poids varient: on fait des trochisques depuis un demi-grain jusqu'à vingt-quatre grains; on donne aux trochisques la forme ronde, et alors ce sont des espèces de pilules; le cachou préparé se dispose ainsi: on leur donne la forme d'un grain d'avoine plus ou moins allongée, cette forme se donne surtout aux trochisques destinés à être introduits dans les plaies, comme les trochisques escharotiques; enfin,

[1] Dans la fabrication des couleurs, on prépare beaucoup de trochisques, et pour abréger l'opération, on se sert d'un petit poêlon en fer-blanc, ayant son fond percé d'une douzaine de trous, à chacun desquels est adapté un petit tube de fer-blanc; au manche du poêlon est fixé un petit support en bois qui dépasse les tubes d'environ six lignes; chaque percussion dépose douze trochisques. Cet instrument pourrait être employé pour la préparation des trochisques calcaires et argileux.

souvent on leur donne une forme odontoïde, comme aux trochisques nommés pastilles odorantes ou d'encens.

DIVISION DES MASSES EN TABLETTES (*Tabellæ quadræ.*)

La tablette est une fraction de masse, pesant de douze grains à ℥ß, ordinairement d'une figure orbiculaire, aplatie des deux côtés; il y en a cependant de plusieurs formes, mais toujours aplaties.

Pour faire les tablettes, on prend une masse bien malaxée, on la dépose sur un marbre poli, légèrement saupoudré de sucre, on l'étend avec un rouleau de bois, jusqu'à ce qu'elle soit réduite à l'épaisseur désirée; si l'on doit faire un nombre désigné de tablettes, on enlève, avec un emporte-pièce de fer-blanc, une fraction de la masse, et on la pèse, pour savoir si elle a le poids déterminé que doit donner chaque fraction, d'après le poids total de la masse; alors on saupoudre légèrement la surface de la masse avec du sucre en poudre[1], et on la coupe avec l'emporte-pièce; on range sur des feuilles de papier les tablettes obtenues, et on les fait sécher dans une étuve.

Lorsqu'on veut être plus sûr de la dose de chaque tablette, on étend la masse sur le marbre, dans un carré régulier, formé par des règles en bois, divisées par fractions; on tire un fil correspondant aux deux divisions opposées, et on coupe la masse, en appuyant le coupant d'une plaque de fer-blanc sur le trajet que parcourt le fil; on opère ainsi sur la longueur et la largeur, et on est sûr d'avoir un nombre déterminé de tablettes carrées bien égales.

[1] Baumé et quelques autres pharmacologistes prescrivent d'employer l'amidon pour saupoudrer les tablettes. Cette méthode a l'inconvénient d'introduire dans la masse une substance étrangère, et en outre de donner un goût fade, lorsqu'on pose la tablette sur la langue. Lorsque le sucre est bien pur et bien sec, les tablettes se conservent aussi bien que si elles eussent été saupoudrées avec l'amidon.

Pastilles [1].

Pastilles dites à la goutte.

La pastille est une fraction circulaire de masse, présentant une surface hémisphérique d'un côté, et horizontale de l'autre.

La pastille est ordinairement composée de sucre aromatisé; le véhicule de la masse est ordinairement l'eau, qui réduit en sirop une partie du sucre, tandis qu'une autre partie de ce même sucre reste interposée dans le sirop; cependant on prépare des pastilles sans eau.

Pastilles au beurre de cacao.

℞ Beurre de cacao ℥ß.
Sucre ℥i.

Faites fondre le beurre de cacao à une douce chaleur, dans un poêlon d'argent ou de fer-blanc; incorporez-y le sucre, et tenez un peu sur le feu pour lui donner le temps d'être pénétré par le corps gras qu'il a un peu refroidi; ce poêlon, destiné à faire les pastilles, a sur un des côtés de sa circonférence, une petite gouttière, appelée vulgairement bec du poêlon; on incline le poêlon de ce côté, et on sépare la masse en gouttes, à l'aide d'un fil de fer ou d'un petit couteau à lame mince; on range ces gouttes à mesure qu'on les fait tomber, sur un papier lisse, et on les y laisse refroidir.

Les pastilles préparées avec le sucre et l'eau se coulent sur des feuilles de fer-blanc, sur un marbre poli, ou une feuille de verre; on les laisse également refroidir.

Les pastilles de beurre de cacao s'enlèvent du papier sur lequel on les a obtenues, en agitant le papier et le secouant en divers sens.

Les pastilles coulées sur le marbre ou sur des feuilles de fer-blanc, se détachent en faisant glisser rapidement

[1] Pastille vient de deux mots latins (*pasta stillans*).

à la surface du marbre ou du fer-blanc[1], un couteau à lame mince; ces dernières se mettent sur des tamis dans une étuve chauffée modérément.

Pastilles de chocolat.

Le chocolat est une masse qui a la propriété de se ramollir par la chaleur; il ne devient pas assez liquide pour pouvoir être coulé par gouttes; mais cependant on le réduit en pastilles par un autre procédé; on peut même ajouter à cette masse des substances médicamenteuses.

Pastilles de Daubenton[2].

♃ Chocolat de santé ℔i.
Ipécacuanha en poudre ℥ß.

Mettez le chocolat sur une pierre chauffée, et lors qu'il sera ramolli, incorporez-y l'ipécacuanha en le broyant avec le chocolat par le moyen du rouleau de fer; alors étendez une feuille de papier sur la pierre à chocolat chauffée; divisez votre masse en petits globules d'environ vingt-quatre grains à ʒß, et disposez-les sur la feuille de papier; lorsqu'elle en sera entièrement garnie, soulevez-la légèrement en la prenant par ses deux extrémités, et laissez la retomber sur la pierre; recommencez cette manœuvre jusqu'à ce que les pastilles soient un peu aplaties et que leur surface soit bien lisse; elles présentent une surface convexe comme les pastilles.

[1] Les confiseurs coulent quelquefois les pastilles sur des plaques de cuivre. Cette pratique peut avoir des inconvénients, surtout pour les pastilles acides, comme celles de citrons, de vinaigre, etc. On doit se garder d'employer le cuivre à cet usage.

[2] Célèbre professeur de minéralogie, contemporain et collaborateur de Buffon.

Suppositoires.

Le suppositoire est un cône d'environ deux à trois pouces de long, sur quatre à huit lignes de diamètre à sa base; il est destiné à être introduit le plus souvent dans l'anus; il y a trois manières de préparer les suppositoires, selon la nature des corps avec lesquels ils sont formés.

Plusieurs corps solides, tels que le suif, le beurre de cacao, le savon, peuvent recevoir cette forme en les taillant avec un canif, comme on taille un crayon.

Le second procédé consiste à liquéfier le corps destiné à former le suppositoire, et à le couler dans un moule fait avec du papier lissé, ou une carte; on a soin de fermer l'extrémité du moule avec un peu de cire à cacheter; on dépose ces moules et on les fixe en enfonçant leur pointe dans du sablon contenu dans un pot, ou un poêlon; on laisse entièrement refroidir, et on détache le moule du suppositoire, que l'on enveloppe de suite; c'est ainsi qu'on prépare les suppositoires de beurre de cacao.

Le troisième procédé consiste à les former en les roulant sur un marbre, comme le pratiquent les ciriers pour faire les cierges, quelquefois on met dans le suppositoire, une mèche de coton ou de linge, qui dépasse le suppositoire, et qui sert à le retirer de la cavité dans laquelle on l'a introduit.

Bougies.

On donne ce nom à un cylindre d'une demi-ligne à deux lignes de diamètre, de quinze à dix-huit pouces de longueur, formé d'une mèche de fil, de coton, de linge, ou de taffetas, recouverte d'un enduit emplastique, assez consistant pour conserver de la souplesse, sans cependant trop se ramollir, lorsqu'on l'introduit dans une cavité du corps.

Ces médicaments sont consacrés aux maladies de l'urètre et aux plaies fistuleuses; on les prépare en trempant la mêche dans la masse emplastique liquéfiée par la chaleur, et la roulant sur un marbre; on fait des bougies de diverses grosseurs; il faut avoir soin qu'elles soient bien unies et bien lisses; une de leurs extrémités est toujours moins grosse que l'autre.

Fusion de la pierre infernale.

On prend du nitrate d'argent cristallisé; on le met dans un creuset, ou dans une phiole de verre, garnie à moitié d'un lut argileux; on chauffe jusqu'à ce que la masse soit fondue et ne se boursouffle plus; on coule alors dans une lingotière que l'on a chauffée et graissée avec un peu de suif; on laisse refroidir; alors on ouvre la lingotière pour en détacher les petits cylindres qui s'y sont formés; on les conserve ordinairement dans la graine de lin, afin qu'il ne se brisent pas.

Application de substances glutineuses sur les peaux, la toile, le taffetas et le papier.

Ecussons sur la peau.

L'écusson est un morceau de peau ou de toile, sur lequel on étend une substance destinée a être appliquée sur la peau; on a soin de ne pas couvrir toute la surface de la peau, et de laisser environ six lignes de libre tout autour de la substance emplastique.

Ecusson avec la thériaque.

♃ Thériaque d'Andromaque ℥i.

Déposez sur un morceau de peau; enduisez le doigt index avec un peu d'huile, étendez la thériaque de manière qu'elle présente partout une épaisseur de deux à trois lignes; souvent on entoure la thériaque d'une petite bordure de diachylum, ou d'emplâtre agglutinatif. Lorsqu'on enveloppe cet écusson, on a soin de le recouvrir d'un papier huilé, afin que la thériaque ne s'attache pas au papier.

Ecusson avec la poix de Bourgogne.

℞ Poix de Bourgogne q. v.

Frottez-vous les doigts avec un peu d'huile; malaxez la poix jusqu'à ce qu'elle soit ductile; lorsqu'il fait froid, on est obligé de la tremper dans l'eau chaude pour la ramollir.

Lorsque la masse est ductile, on la réduit en un magdaléon, ayant à peu près la longueur dont doit être le topique; on l'applique alors sur la peau, et avec le pouce de la main droite, on appuie fortement sur le milieu du magdaléon, dans toute sa longueur, pour fixer la poix sur la peau; on continue à presser la poix de dedans en dehors, jusqu'à ce que toute la masse soit étendue, à l'épaisseur d'une demi-ligne ou d'une ligne; alors on prend une petite bouteille forte, dite à gouleau renversé; on l'enduit d'un peu d'huile, et on la fait glisser vivement sur la surface de la poix, jusqu'à ce que l'écusson soit bien lisse; on unit les bords de la poix en appuyant fortement la lame d'un couteau sur les endroits qui dépassent, et l'enlevant promptement, de manière à donner à l'écusson une forme régulière.[1]

Écusson vésicant avec l'euphorbe.

℞ Euphorbe pulvérisé ℥j.
Vinaigre fort ℥iij.
Alcool ℥ß.

Mêlez; faites dissoudre par ébullition; passez la solution bouillante; faites évaporer jusqu'à consistance d'ex-

[1] On étend de même sur de la peau, les emplâtres de ciguë, de diachylum, etc.; mais au lieu de se frotter les doigts avec de l'huile, on les mouille avec un peu d'eau ou de salive; on les lisse également avec une bouteille, mais on mouille la surface de l'écusson avec un peu d'eau.

trait, et coulez sur un morceau de peau blanche; étendez de manière à ce qu'il n'y ait qu'une demi-ligne d'épaisseur.

On peut encore préparer cet écusson en enduisant la peau de poix de Bourgogne, et la saupoudrant avec de l'euphorbe en poudre.

Toiles enduites de matières médicamenteuses.

Sparadraps.

On donne le nom de sparadraps à des toiles de chanvre, de lin, ou de coton[1], enduites d'un seul côté, ou des deux côtés, d'une composition emplastique, liquéfiée par la chaleur.

Le but de la préparation des sparadraps est d'avoir un écusson plus mince et par conséquent plus flexible que ceux qu'on prépare sur la peau.

Sparadrap enduit des deux côtés.

Faites liquéfier sur un feu doux, la composition destinée à enduire la toile; trempez la toile dans cette composition, de manière à ce qu'elle en soit bien pénétrée, et pour la retirer, faites la passer entre deux règles de bois, ou de fer, qu'un aide maintient serrées l'une contre l'autre; laissez refroidir votre sparadrap en l'agitant un peu dans l'air.

Lissez chaque bande de sparadraps en la présentant un peu au-dessus d'un fourneau garni de charbons allumés, pour la rendre souple, et la faisant glisser fortement sur un morcean de bois formant l'angle aigu, tel qu'un montant de chaise, ou l'extrémité d'une table.

[1] Beaucoup de personnes ont le préjugé de croire que le coton est malsain, et ne peut être employé, comme le linge de chanvre ou de fil, dans le pansement des plaies; dans les Indes orientales et occidentales; on emploie souvent le coton en place de charpie.

Sparadrap enduit d'un seul côté.

Il y a plusieurs instruments appelés sparadrapiers, mais comme on ne les a pas toujours à sa disposition, surtout dans les ambulances des armées de terre et de mer, je vais donner le procédé le plus simple pour cette préparation,

Prenez des bandes de linge de trois à quatre pieds de longueur : si les bandes étaient trop longues, souvent l'emplâtre serait refroidi avant d'arriver à leur extrémité, et on ne pourrait les enduire dans toute leur longueur. Il faut avoir soin de commencer par la bande qui est sous les autres, et ainsi de suite, afin que les bandes qui restent à faire ne reçoivent pas les gouttes qui tombent des côtés de la bande qu'on prépare; la largeur est à volonté. Fixez une de leurs extrémités sur une table ou une planche, avec des clous que vous mettrez à un pouce de distance les uns des autres, ayant soin de bien tendre la toile; prenez dans votre main gauche l'autre extrémité de la bande, ou, si elle est trop large, prenez-là entre deux règles de bois, de manière à pouvoir la tendre bien également, et sans qu'elle creuse dans le milieu; appliquez à l'extrémité fixe de la bande, une règle en bois ou en fer, large de deux pouces, appuyez-la sur la toile, de manière à ce qu'elle pèse également sur toute la surface; soutenez l'autre extrémité de la toile, de manière à ce qu'elle soit à peu près de six pouces plus élevée que l'extrémité fixe; faites verser par un aide, le long de la règle, l'emplâtre liquéfié, et poussez l'emplâtre avec la règle, jusqu'à l'extrémité de la bande; il faut avoir soin que l'emplâtre ne soit pas trop chaud, parce qu'il pénètrerait la toile des deux côtés, tandis qu'il ne doit être appliqué que d'un seul; ce sparadrap est lisse : souvent on est obligé de donner deux couches.

Papier enduit de matières emplastiques.

Faites liquéfier l'emplâtre dont vous voulez enduire le papier, sur un feu doux; posez la feuille de papier à enduire sur une règle en fer, fixée dans une situation horizontale; placez sur votre papier une autre règle également en fer, de la même longueur que la première, et légèrement chauffée; versez alors un peu de l'emplâtre liquéfié sur le papier et le long de la règle; tirez le papier à vous, de manière à ce qu'il passe entre les deux règles; la règle supérieure refoule l'emplâtre, et le papier qui est passé se trouve enduit d'une couche mince de la composition; il faut que les règles soient portées sur un support qui les élève au-dessus de la table où se fait l'opération, et que le côté du papier sur lequel on verse l'emplâtre soit un peu relevé; il faut également que la règle supérieure soit assez pesante pour ne pas se soulever lorsqu'on tire le papier.

Cet appareil peut servir aussi pour faire des sparadraps.

Il y a encore un appareil composé d'une trémie qui contient l'emplâtre chaud, entouré d'une trémie, contenant de l'eau bouillante, pour conserver la fluidité de l'emplâtre; la trémie dans laquelle se trouve l'emplâtre est ouverte sur son bord inférieur, et laisse couler l'emplâtre sur le papier qu'on a disposé d'avance; le bord externe de la trémie fait office de règle.

Taffetas agglutinatif.

Pour préparer le taffetas agglutinatif, dit taffetas d'Angleterre, on prend un carré de taffetas, on le coud sur les quatre côtés à un fort ruban de fil, et avec de petits clous on fixe le ruban de taffetas sur un châssis de bois, ayant soin de le tendre autant que possible; alors, avec un pinceau, on l'enduit d'une solution de colle de poisson, faite dans l'eau; on fait sécher chaque couche en présentant le taffetas au-dessus du fourneau destiné à entretenir la chaleur de la solution; on aromatise ce taffetas, en lui donnant une ou deux couches avec de l'alcool bensoiné ou toluté; il faut avoir soin que les deux dernières couches soient données avec la solution de colle de poisson; une once de colle de poisson suffit pour un carré de taffetas d'une aune.

Taffetas vésicant.

On pourrait préparer ce taffetas comme les précédents, en appliquant la composition au pinceau, sur un taffetas simple tendu; mais on a adopté, pour le faire, le taffetas gommé; ces taffetas sont enduits d'une composition emplastique, que l'on a cru long-temps être une solution de caoutchoux; on a soin qu'il soit noir sur un de ses côtés, et d'une couleur claire de l'autre; on enduit le côté noir avec la composition suivante, qu'on étend par le moyen d'un pinceau

♃ Écorces de garou ℥iij.

Faites bouillir dans s. q. d'eau de rivière; passez à travers un tamis de crin; ajoutez:

Cantharides,
Euphorbe, } pulv. an : ℥iij.
Myrrhe,

Faites bouillir; passez à travers un linge garni d'étoupe, et faites évaporer à une douce chaleur, en consistance de sirop clair.

APPENDICE.

L'EXACTITUDE rigoureuse à laquelle le pharmacien doit s'assujettir, lui impose l'obligation de veiller lui-même à la propreté des vases et ustensiles dont il veut se servir; il doit, non-seulement connaître les procédés à employer pour le nettoyage de ces objets, mais encore savoir les exécuter lui-même.

Bien que tous les ustensiles d'un laboratoire soient nettoyés avant d'être remis en place, il arrive souvent, surtout pour les vaissaux de cuivre, que l'on est encore obligé de les nettoyer au moment d'en faire usage; les procédés qu'on emploie pour nettoyer, et les agents destinés à remplir cette indication, varient autant d'après la nature des substances qui adhèrent aux corps à nettoyer, que d'après la nature de ces corps eux-mêmes.

Les vaisseaux et ustensiles de pharmacie peuvent se diviser en cinq genres.

1° Vaisseaux et ustensiles en pierre de diverses natures, porphyre, tables et mortiers de marbre, pierre à chocolats, etc.;

2° Vaisseaux et ustensiles en terre cuite, creusets, pots et terrines de grès, etc;

3° Vaisseaux et ustensiles en verre et en terres recouvertes d'un vernis vitreux, porcelaine et faïence de diverses espèces;

4° Vaisseaux et ustensiles métalliques en fer, cuivre, argent, en cuivre et en fer étamé,

5 Et enfin, vaisseaux et ustensiles faits avec des substances organiques, mortiers, pilons, spatules, etc., en bois, ivoire, corne, tamis en cuir, en crin, en soie, etc.

Il y a deux sortes d'agents employés pour le nettoyage : les agents mécaniques et les agents chimiques; quelquefois on emploie simultanément ou alternativement ces deux sortes d'agents.

La forme des vaisseaux et ustensiles rend leur nettoyage plus ou moins difficile, et exige une habitude pratique qu'on acquiert avec le temps[1]. Afin d'éviter des répétitions fastidieuses, j'indiquerai à l'article de chaque agent propre au nettoyage, la nature des vaisseaux auxquels il convient, le cas et la manière de l'employer.

Agents mécaniques employés pour le nettoyage.

Brosses, balais de plumes et de soies d'animaux.

Les balais s'emploient pour enlever de dessus les vaisseaux polis, les substances légères qui n'y sont pas adhérentes; on époussete les vases de verre, de faïence, etc.; on brosse les tamis, les cribles, etc., à sec ou dans l'eau, pour ôter la poussière qui repose sur leur surface; on pratique tous les jours cette opération, sur tous les flacons et rayons des officines; cette opération doit se faire avec légèreté et vivacité.

Eau.

L'eau, bien qu'elle soit un des plus puissants agents de la chimie, et, comme le disaient les anciens, le grand dissolvant de la nature, agit souvent d'une manière purement mécanique dans le nettoyage : on s'en sert pour enlever et détacher les corps qui adhèrent aux ustensiles; pour cela on plonge ces corps dans l'eau, et par un léger frottement, l'eau entraîne la poussière et autres substances

[1] Cette habitude pratique, est ce qu'on nomme vulgairement tour de main.

adhérentes aux corps qu'on veut nettoyer. Lorsque l'objet à nettoyer est creux, et que son ouverture est trop étroite pour permettre un frottement direct, on introduit l'eau dans sa cavité, et, par une forte agitation de l'eau, on supplée au frottement; on renverse alors le vase de manière à ce que l'eau, en s'écoulant, entraîne les matières qu'elle a détachées : la plupart des vases de verre, les bouteilles, bocaux, phioles de diverses formes, se nettoient de cette manière.

On emploie aussi souvent l'eau pour enlever de la surface des corps les agents mécaniques ou chimiques auxquels on a été obligé d'avoir recours pour les nettoyer.

Eponges.

Il y a des éponges plus ou moins douces; on se sert de grosses et de fines éponges; elles servent alternativement de vaisseaux pour porter et enlever de l'eau; elles servent en outre de moyen de frottement; on les emploie surtout pour laver les pierres polies, telles que la pierre à chocolat, les tablettes et mortiers de marbre et de pierre; on a soin d'exprimer l'éponge pour en faire sortir l'eau; et en la passant à plusieurs reprises, après l'avoir exprimée, on enlève toute l'eau contenue ou déposée sur ces corps.

Brosses rudes et douces, barbe de plumes.

Les brosses sont plus ou moins rudes, suivant la longueur et la nature des soies employées dans leur fabrication; on s'en sert assez ordinairement avec de l'eau, pour détacher par un frottement réitéré les substances très adhérentes qui se trouvent attachées aux vases de grès qui, étant un peu graveleux, retiennent dans leurs inégalités des matières hétérogènes, de la terre, etc., qu'on ne saurait atteindre avec la main ni avec l'éponge; le goupillon est une espèce de brosse, et sert pour atteindre dans les vases à étroite embouchure; les brosses douces servent également à nettoyer les tamis de crin, de soie, etc.

Papiers.

Les papiers non collés, comme le papier à filtre, servent souvent au nettoyage; on les emploie pour dessécher la surface du mercure dans la cuve pneumatique, et dans les temps humides pour dessécher les plateaux des balances dans lesquels on veut peser des poudres; c'est un assez bon moyen pour enlever les corps gras qui adhèrent au verre. Lorsqu'on a filtré de l'huile dans un entonnoir de verre, on peut le nettoyer, en le frottant avec du papier gris; on introduit dans le tube de l'entonnoir un peu de ce papier roulé en forme de cône, et on le retourne plusieurs fois dans le tube, de manière à ce qu'il puisse atteindre toutes les surfaces. On nettoie très bien, avec le papier gris, les phioles qui ont contenu des émulsions, des loochs et autres préparations de ce genre; à cet effet, on introduit dans ces vases du papier gris déchiré; on y ajoute peu d'eau, on agite fortement; le papier agit dans ce cas, et comme corps absorbant, et comme agent mécanique.

Poudre d'os calcinés.

Les os calcinés, grossièrement pulvérisés, s'emploient avec succès dans le nettoiement des phioles et bouteilles impregnées d'huile; on introduit dans la phiole, qui est dans cet état, un peu de cette poudre; on la secoue dans la bouteille, de manière à ce qu'une partie puisse s'attacher à l'huile et l'absorber; on ajoute ensuite un peu d'eau; les parties grossières de la poudre agissent comme agents mécaniques pour détacher l'espèce de mastic formé par la poudre fixe et l'huile.

Les os calcinés, réduits en poudre fine, servent à polir les ustensiles de cuivre, de fer, de fer-blanc et d'étain,

Coquilles d'œufs.

On prend des coquilles d'œufs, on les réduit en petits fragments, en les écrasant dans la main; on les introduits dans une bouteille avec un peu d'eau; on secoue fortement la bouteille, en tous sens; les angles que forment les petits fragments de ces coquilles, servent à détacher les substances qui se sont plaquées aux parois du verre, et qui y adhèrent fortement; ce moyen, plus employé dans l'économie domestique que dans la pharmacie, n'est cependant pas à négliger.

Plombs et chaînettes à bouteilles.

Le plomb à bouteilles est du plomb granulé de divers calibres; il y a également des chaînettes de différentes grosseurs; le plomb fin, ou cendré, s'emploie pour nettoyer les verres minces, comme les phioles; on prend du calibre plus gros pour les verres plus forts; on peut remplacer le plomb par une chaînette; on proportionne également la chaînette à la force du verre. Pour se servir de ces agents, on les introduit dans la bouteille à nettoyer; on y met de l'eau, et on secoue fortement la bouteille en tous sens, jusqu'à ce que la lie et autres substances adhérentes soient détachées; on vuide le plomb et l'eau, et on rince la bouteille avec de nouvelle eau.

Sciure de bois.

La sciure de bois est le moyen le plus commode pour enlever les corps gras adhérents aux parois des vases à large ouverture; il suffit pour cela de les frotter avec cet agent, qui agit comme absorbant; sa ténuité lui permet d'aborder toutes les surfaces et de s'imbiber de corps gras; on l'emploie pour dégraisser les mortiers de marbre, les terrines et capsules de grès, de faïence, de verre; les mortiers, pilons, spatules, bassines, etc., de fer, de cuivre, d'étain et de fer-blanc.

Grès et sablons.

Le grès en poudre, et le sable fin de rivière, s'emploient pour écurer les vases et ustensiles de cuivre, de fer et d'étain ; on ne doit pas les employer sur le cuivre et le fer étamé ou argenté ; la rudesse de leur action aurait bientôt enlevé la couche mince d'étain ou d'argent qui recouvre ces métaux ; on ne les emploie pas non plus pour les vaisseaux d'argent ; on se sert ordinairement d'un bouchon de paille, ou d'un chiffon humecté, pour porter plus commodément ces agents sur les surfaces qui réclament leur action ; on frotte vivement et fortement ces surfaces. Ces agents enlèvent, non-seulement les substances adhérentes à ces métaux, mais encore une partie d'oxyde et du métal lui-même ; on en a la preuve lorsque, par mégarde, on se sert du sablon et du chiffon avec lequel on a écuré du cuivre pour nettoyer un vase d'étain ; la surface de l'étain devient rouge, et est bientôt recouverte d'une légère couche de cuivre. A l'emploi de ces agents, on fait succéder le lavage à l'eau, pour les emporter, ainsi que les matières qu'ils ont détachées. On emploie quelquefois le sablon et le grès bien sec pour dessécher promptement des vases de verre.

Éméril.

L'éméril est une pierre siliceuse, plus dure que le grès et le sablon ; on l'emploie en poudre grossière, comme le sablon et le grès, pour écurer la fonte de fer, surtout quand elle est rouillée. Souvent, au lieu d'un chiffon, on se sert d'un morceau de brique, pour exercer le frottement ; l'éméril s'attache aux pores de la brique, qui concourt elle-même au nettoyage.

L'éméril en poudre fine sert à polir le fer et l'acier, et à user les bouchons de cristal et le col des flacons qui les doivent recevoir.

Tripoli et blanc d'Espagne.

Le tripoli est une terre argilleuse, le blanc, dit d'Espagne, est au contraire une terre calcaire (carbonate de chaux); on doit les choisir purs et exempts de sablon, afin qu'ils ne rayent pas les surfaces sur lesquelles on emploie leur action; on s'en sert quelquefois pour nettoyer le verre; mais leur emploi le plus fréquent est pour le nettoyage des ustensiles d'argent et de fer-blanc; on peut les employer secs en poudre; le plus souvent on les réduit en pâte molle, en les délayant avec un peu d'eau, et on enduit de cette pâte toute la surface à nettoyer; on exerce un léger frottement, et on laisse sécher la pâte; on enlève la matière dont on s'est servi en frottant la surface qui en a été enduite avec un morceau de flanelle, de peau, ou avec une brosse, si ce sont des chaînons de balance.

Ces deux corps s'emploient aussi pour redonner du brillant à l'acier poli; mais alors il faut les employer secs.

Râpes, couteaux, grattoirs, racloirs, plane et verre.

Les ustensiles en bois, en os et en ivoire, sont quelquefois imprégnés de sucs colorés ou de matières qui pourraient devenir nuisibles dans une autre opération; pour les nettoyer, on est obligé de les amincir et d'enlever tout ce qui est imbu de ces substances; on se sert à cet effet d'un des instruments désignés ci-dessus; les mortiers, pilons, spatules de bois, etc., se trouvent souvent dans ce cas.

AGENTS CHIMIQUES.

Chaleur.

La chaleur s'applique de deux manières aux corps que l'on veut nettoyer par ce moyen : immédiatement, en les exposant à l'action directe du feu, et quelquefois en les chauffant par le moyen de l'eau, portée à divers degrés de température, par le moyen du bain de sable ou de vapeurs.

Les vases et ustensiles en grès, en terre, comme les creusets, les mortiers, pilons et spatules de fer imprégnés d'odeurs fortes, telles que le musc, le baume de copahu, etc., ou ayant servi à quelques préparations arsenicales, doivent être exposés à l'action directe du feu : pour cela, on les place au milieu des charbons ardents, et on leur laisse éprouver un degré de chaleur plus ou moins intense; lorsque le fer a été en contact avec l'arsenic, le plus prudent est de continuer l'action du feu jusqu'au rouge.

Les verres, faïences et porcelaines se passent à l'eau chaude, et quelquefois bouillante; on peut également les exposer à la chaleur du bain de sable. La vapeur d'eau s'emploie pour enlever l'odeur aux chapiteaux et aux tubes des serpentins : pour cela on met un peu d'eau dans une cucurbite, on la porte à l'ébullition, on recouvre la cucurbite de son chapiteau, que l'on fait communiquer avec le tube du serpentin; on a eu soin auparavant de soutirer toute l'eau du réfrigérant, de manière à ce que la vapeur ne pouvant se condenser, sorte par l'extrémité du tube; on continue l'ébullition jusqu'à ce que la vapeur sorte inodore.

Eau.

L'eau, comme agent chimique, sert à enlever de dessus la surface des corps toutes les substances qu'elle peut dissoudre : les sels, les savons, les substances gélatineuses, extractives, etc.; c'est un des agents chimiques les plus employés pour le nettoyage; on s'en sert à divers degrés de température, et de diverses manières; quelquefois on plonge dans l'eau les corps que l'on veut nettoyer, et on les laisse tremper plus ou moins longtemps; les vases et ustensiles de grès, de verre, de faïence; les métaux, peuvent rester sans inconvénient dans l'eau ; les ustensiles de bois, etc., n'y doivent pas séjourner aussi long-temps, parce qu'ils sont susceptibles de s'imbiber et de se déformer ; les tissus de différente nature, les toiles végétales, les blanchets de laine, ne doivent y séjourner que le temps nécessaire à la dissolution et à l'enlèvement des matières qui les salissent ; on passe toujours dans plusieurs eaux, les corps qui peuvent se nettoyer par ce moyen.

Acides.

Les acides minéraux étendus s'emploient souvent pour nettoyer le cuivre et le fer ; lorsqu'on a préparé dans des vases faits avec ces métaux des compositions sulfureuses, ou lorsque ces métaux sont oxydés, on ajoute à leur action, en employant simultanément le frottement avec le sablon. L'acide sulfurique étendu, et le vinaigre, sont les deux acides les plus souvent employés ; on se sert d'une eau acidulée nitrique pour nettoyer les vases de verre que l'acétate de plomb a recouverts de l'incrustation qui lui est particulière.

On emploie aussi très souvent des débris de végétaux contenant des acides, ou le végétal lui-même.

C'est ainsi que l'on se sert souvent du marc de groseille, de citrons ; des feuilles d'oseille, d'alléluya, pour écurer le cuivre, l'étain, le fer ; ces corps ne dispensent souvent pas de l'emploi du sablon, mais ils aident à son action.

Alcalis.

Les alcalis, surtout la soude et la potasse, ont la propriété de se combiner avec les matières grasses, et de former avec elles des savons solubles : on met à profit cette propriété pour le nettoyage des verres, faïences et grès, qui ont été exposés au contact de ces matières ; on emploie plus volontiers la potasse ; on en fait une solution dans l'eau, et on plonge dans cette eau les ustensiles qu'on veut nettoyer; souvent on favorise son action par la chaleur, et on fait bouillir les objets à nettoyer avec la solution; quelquefois on ajoute un peu de chaux vive pour rendre la potasse caustique.

Alcool.

L'alcool ayant la propriété de dissoudre les baumes et les résines, on l'emploie quelquefois pour nettoyer des vases de verre qui ont contenu de ces substances, et pour approprier l'extérieur des flacons qui les contiennent; les flacons à baume de copahu, du Pérou, sont souvent salis par ces baumes, dont quelques gouttes sont tombées et ont coulé le long du vase; pour les nettoyer, on enlève avec la lame d'un couteau ce que l'on peut de ces substances, et on achève le nettoyage en frottant le flacon avec un linge ou un papier imbibé d'alcool.

Huiles.

On emploie l'huile pour délayer les matières résineuses trop épaisses qui adhèrent à la surface des vases; on favorise souvent l'action de l'huile par le moyen de la chaleur; on enlève ensuite l'huile et le corps qu'elle a dissous par le moyen de la sciure de bois, et si c'est une bassine de métal, on la soumet après à l'écurage avec le grès; pour achever de la nettoyer, souvent on est obligé de mettre de la cendre avec le grès pour absorber entièrement le corps gras.

Complément du nettoyage.

Les vases à embouchure étroite, et dans lesquels on ne peut entrer la main, se mettent à égoutter, après avoir été nettoyés avec l'eau.

Les vases et ustensiles que l'on peut essuyer à la main, sont d'abord mis à égoutter, puis essuyés avec des tissus de coton, de lin, ou de chanvre; il faut avoir soin d'essuyer jusqu'à parfaite siccité, les objets en cuivre, fer, et fer-blanc; sans cette précaution, ces métaux pourraient s'oxyder, et exigeraient un second nettoyage; l'oxydation, quand elle à lieu sur le fer-blanc, le rend impropre à servir aux usages auxquels il était destiné.

FIN.

TABLE

DES MATIÈRES CONTENUES DANS CE VOLUME.

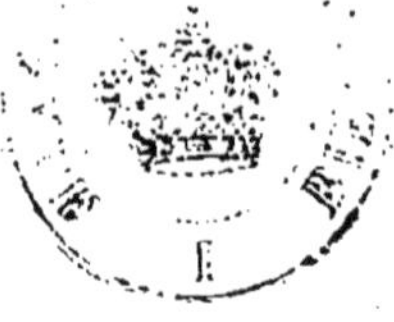

Avertissement. vij

Introduction. j

Vocabulaire de différents mots usités dans la pharmacie. cj

A.

Acétate de potasse. 90

Acide benzoïque. 70

Id. oxalique. 78

Acquisition des animaux et de quelques-unes de leurs parties. 9

Alcool, sa distillation. 66

Alcool castoré. 125

Alcool par macération. 124

Alcool avec un corps dissous, qui réagit sur son dissolvant. 128

Alcool nitrique acide. 129

Id., *id.* rectifié. *Ibid.*

Alcool succiné. 124

Alcool sulfurique. 128

Alcools, ou alcoolules exerçant leur action sur

plusieurs substances à la fois, pour former un seul composé liquide. 126
Alcoolats. 129 et 131
Alcoolat de cannelle. 131
de citrons. Ibid.
composés. Ibid.
de Fioravanti. Ibid.
de framboises. 130
Alcoolule. 125
Alcoolule camphré. Ibid.
gayacé. 126
par macération. Ibid.
par solution. 125
Application de substances glutineuses sur des peaux et divers tissus. 256
Apozèmes. 112
apéritif. 113
pectoral. Ibid.
Appendice. 262
Axonges médicamentées. 208
Axonge artificielle. 206
citronée. 210
jasminée. 209
lavandulée. 210
oxygénée. Ibid.

B.

Bains simples. 245
composés. Ibid.
Baume du Commandeur (*voyez* élixir du).
Bière. 120

Bière antiscorbutique. 121
cinchonée. *Ibid.*
Boissons préparées par solution ou extraction de substances végétales dans l'eau froide. 106
Bols et pilules. 249
Bouillons. 255
de gayac. 112
de guimauve. *Ibid.*
d'ipécacuanha. *Ibid.*

C

Cataplasmes. 246
anodin. *Ibid.*
maturatif. 247
Cérats. 206
de Galien. 207
au blanc de baleine. *Ibid.*
Clarification. 56
par chaleur. 57
par fermentation. *Ibid.*
par filtration. 56
par réactifs. 57
par réactifs et chaleur. 59
par repos. 56
Clystères. 240
térébenthiné. 241
Collyres. 243
anodin. *Ibid.*
détersif. *Ibid.*
Combinaison de deux corps simples. 84
directe de deux corps simples à la

température habituelle de l'atmosphère. 85
Combinaison de deux corps simples par la fusion. *Ibid.*
Combinaison des corps composés entre eux. 87
Combinaison d'un corps simple avec l'un des principes d'un corps composé qui se décompose pendant l'opération. *Ibid.*
Comminution ou division des corps. 30
par instruments tranchants. *Ibid.*
par rasion. 31
par moulins. *Ibid.*
par broiement. *Ibid.*
par mortiers. 32
Comminution par le moyen d'un tonneau. 33
par l'alternative du chaud et du froid. 34
par interposition. *Ibid.*
par frottement sur un tamis. *Ibid.*
Complément de la comminution. *Ibid.*
Conditions nécessaires à la fermentation. 47
Confections. 188
désopilative. 190
japonaise. *Ibid.*
Connaissance et acquisition des médicaments. 4
Conservation et reposition des médicaments simples. 17
Conservation des substances minérales. *Ibid.*
des végétaux frais. *Ibid.*
des animaux et de leurs parties. 18
Conserves et marmelades. 185
d'angélique. 186

D.

Dessiccation et reposition des médicaments desséchés. 20
des minéraux. *Ibid.*
des végétaux. 21
des racines. 22
des feuilles et sommités. 23
des fleurs. 24
des fruits. *Ibid.*
des semences. 25
des animaux et de leurs parties. 26
Deutochlorure d'antimoine. 86
de mercure. 93
Digestifs. 218
ægyptiac. 219
animé. 218
nutritum. *Ibid.*
myrrhin. 219
Disposition aux usages médicaux. 29
Distillation. 64
de l'eau. 65
de l'alcool. 66
des huiles volatiles. 67
du vinaigre. 68
Division des masses. 249
en tablettes. 250
Durée des végétaux. 27

E.

Eau acidule simple. 105
amygdaline. 108
calcaire (de chaux seconde.) 103
Eaux distillées simples. 114
de laitue. 115
de fleurs d'oranger. 116
de fenouil. *Ibid.*
Eaux gazeuses. 105
gommée. 107
malvacée. *Ibid.*
minérales artificielles. 104
de Naples. 106
salines. 105
salino-gazeuses. 106
de Sedlitz. 105
de Trèves. 104
de Wanswiéten. 103
Écussons sur la peau. 256
avec thériaque. *Ibid.*
avec poix de Bourgogne. 257
vésicant. *Ibid.*
Électuaires. 188
Id. de kina. 189
Élixirs. 126
antiscrophuleux. 127
du Commandeur. *Ibid.*
vineux (*voyez* Vins composés).
Emplâtres. 220
de ciguë. 221
composés. 223

Emplâtre d'André de la Croix par solution. 220
diachylum gommé. 223
exutoire pour les enfants. 221
avec poudres. *Ibid.*
métalliques. 222
de minium. *Ibid.*
par extraction et solution. 221
résineux. 220
simples. 222
Époques de la récolte des végétaux. 5
Épuration ou purgation des médicaments simples. 14
Épuration des minéraux. *Ibid.*
des substances végétales. 15
des amandes. *Ibid.*
du cacao. 16
Espèces et poudres composées. 36
Espèces astringentes. 38
pectorales aromatiques. 37
vulnéraires (Faltrank de Beaumé). 38
Éther digitalé. 133
phosphoré. 132
sulfurique. 79
Extraction chimique. 61
d'acide benzoïque. 70
d'acide citrique. 73
d'ammoniaque. 74
de gaz oxygène. 71
de mercure. 73
mécanique des médicaments. 42
mécanique par incision. *Ibid.*
par expression à froid. 43
avec la chaleur. 44

Extraction par dépôt. 45
par évaporation à l'air libre à froid. 62
Id. *Id.* avec chaleur. 63
par évaporation dans des vaisseaux fermés. 64
par réactifs. 71
de sulfure de mercure. 70
Extraits (classification des). 160
acidules. 161
alcaloïdés. 164
animalisés. 171
composés. 173
composés, avec fécule. 175
gommo-résineux. 167
indéterminés. 169
mous. 159
muqueux. 161
pilulaires. 159
résineux. 166
secs. 176
sec de kina (Codex). *Ibid.*
sec de kina (de Duchatelle). 177
sous-aromatiques. 162
sous-résineux. 165
Extraits sucrés. 162
sulfurés. 163
tanninés. 169
Extraits de brione. 161
de cachou. 169
de castoréum. 172
de chardon bénit. 170
de chair musculaire. 172

Extrait de chélidoine. 164
de chiendent. 162
de ciguë de Stork. 175
d'ellébore noir de Bacher. 174
de fiel de bœuf. 171
de gayac. 165
de jalap résineux. 166
de jusquiame. 168
de kina. 164
de noirprun. 161
d'opium préparé avec le vin. 174
de patience. 163
de ratanhia. 168
de rudius. 173
de saponaire. 170
de valériane. 163

F.

Fermentation. 46
alcoolique. 48
acéteuse. 50
putride. 51
Formation d'acide oxalique. 78
de produits pyrogéniques. 77
de produits qui n'existaient pas dans le corps soumis à l'opération. 76
Formes particulières que l'on donne à certains médicaments. 249
Fusion de la pierre infernale. 256

G.

Gargarisme. 241
Gargarismes. 242
Gargarisme acidulé. *Ibid.*
saturné. *Ibid.*
Gazéification. 71
Gelées. 177
animales. 180
pseudonymes. *Ibid.*
Gelées de choux rouges. 181
de coings. 178
de corne de cerf. 180
de groseilles. 178
de lichen. 179
d'orange. 181

H.

Huiles. 201
camphrée. *Ibid.*
composées. 205
hyosciamées. 204
jasminées. 202
dite (baume du chevalier Laborde). 205
martichée. 203
médicamenteuse. 201
par expression. 44
par décoction. 203
par digestion. 202
par macération. 202
par solution. 201

Huile sulfurée. 203
Hydrochlorate de baryte. 89
Hydromel opiacé de Rousseau. 122
vineux. 121

I.

Injections. 242

J.

Julep. 230 et 234
acidule. 236
anodin. 235
incisif. 236
huileux. 235
tonique. *Ibid.*

L.

Liqueurs de table. 135
Liqueurs d'absinthe. 155
de Garus. 156
de menthe. 155
de Wanswiéten. 103
Liniments. 245
volatil camphré. 246
Looch. 230 et 236
Looch balsamique de ***. 238
émulsionné sans huile. 236
avec la gomme arabique. 237
avec la manne. 238
de Jeannet des Longrois. *Ibid.*
Looch laxatif de Tronchin. 239

Lotion. 244
pour la teigne. *Ibid.*
arsénicale pour la gale. 245

M.

Magister de soufre. 72
Marmelades. 186
d'abricots. *Ibid.*
de cynorrhodons. 187
Masse (de la). 191
Masse de copahu saponulée. 192
préparée en épistant. 191
pour bols. 193
pour bols de kina. *Ibid.*
pour chocolat. 198
pour chocolat analeptique. 199
pour chocolat au lichen. *Ibid.*
pour pastilles. 197
pour pastilles au beurre de cacao. 200
pour pilules antisyphilitiques. 194
pour pilules camphrées. *Ibid.*
pour pilules hypnotiques. 193
pour pilules de térébenthine. 192
pour tablettes. 194
pour tablettes de baume de tolu. 196
pour tablettes de soufre. *Ibid.*
pour tablettes vermifuges. *Ibid.*
Médicament (du). 2
Médicaments composés par combinaison chimique. 3 et 82
composés par mixtion. 3

Médicaments composés galéniques liquides, destinés à être ingérés dans les organes de la digestion. 101

Médicaments composés par solution et extraction, le véhicule restant avec le corps dissous, l'eau servant de véhicule. 102

Médicaments composés par solution et extraction avec une substance vineuse, le véhicule restant avec le principe dissous. 116

Médicaments composés par macération, solution, extraction, ou distillation avec l'alcool pur ou l'alcool étendu (auquel je donne le nom d'alcoolule), le véhicule restant avec les principes dissous. 123

Médicaments composés par solution et extraction, le véhicule restant avec les principes dissous, l'éther servant de véhicule. 132

Médicaments composés, par solution et extraction, par macération ou distillation avec le vinaigre, le véhicule restant avec les principes dissous ou extraits. 133

Médicaments composés par solution, macération, digestion et coction, le véhicule restant avec les principes dissous, l'huile servant de véhicule. 201

Médicaments galéniques consistants, destinés à être ingérés dans les organes de la digestion. 157

Médicaments liquides composés de sucs, de teintures aqueuses, bouillons, apozèmes, vins, alcools, alcoolules, vinaigre, éther, combinés avec le sucre ou le miel. 135

Médicaments galéniques destinés à l'application extérieure. 201
Médicaments magistraux galéniques destinés à l'usage intérieur. 225
Médicaments magistraux galéniques liquides, destinés à être introduits par l'anus dans le système de la digestion. 240
Médicaments magistraux galéniques liquides, destinés à être mis en contact avec des parties recouvertes de membranes très minces ou dépouillées d'épiderme, gargarismes, etc. 241
Médicaments magistraux galéniques, destinés à être appliqués à la surface, ou parties de la surface des corps. 244
Médicament simple brut. 3
simple extrait. *Ibid.*
simple préparé. *Ibid.*
Mellites. 136
Mellite acéteux. 139
acéteux scyllé. 141
balsamique incisif. 140
composé. *Ibid.*
gentiané composé. *Ibid.*
mercurialé. 138
rosaté. 139
Miel despumé. 137
Mixtures. 230 et 233
anodine. 234
antispasmodique. *Ibid.*
diurétique. *Ibid.*
Mondification des médicaments. 11
des animaux et de leurs produits. 13

Mondification des minéraux. 11
des végétaux et de leurs produits. *Ibid.*
de quelques produits végétaux. 12
Moyens et agents à employer pour empêcher la fermentation de s'établir dans un corps. 52
Moyens et agents pour arrêter la fermentation établie dans un liquide. 54
Moyens et agents à employer pour neutraliser les émanations putrides. 55
Muriate de baryte. 89

O.

Objet de la pharmacie. 1
Onguents. 211
brun (basilicum apprêté). *Ibid.*
citrin. 217
de céruse. 216
d'élémi. 212
mercuriel double. 216
de la mère Thècle. 213
de peupliers. 214
de poix noire. 213
de styrax. 212
par coction et extraction. 214
par solution. 210
par trituration. 215
vulnéraire aromatique. *Ibid.*
Opiats. 188
japonais. 190

Papiers enduits de matières emplastiques. 260
Pastilles à la goutte. 253
de chocolat. 254
de Daubenton. *Ibid.*
de beurre de cacao. 253
Pâtes. 181
incisive. 182
opaques. 183
opiacée à la violette. *Ibid.*
de réglisse blanche. *Ibid.*
transparentes. 182
Petit-lait. 228
Petit-lait clarifié. *Ibid.*
composé. 229
laxatif. *Ibid.*
de Weisse. 230
Pharmacie (de la). 1
Pharmacie chimique. *Ibid.*
galénique. *Ibid.*
Pommades (*voyez* Axonges).
Potion. 230
effervescente. 233
narcotique adoucissante. 232
purgative. 231
purgative vermifuge. 233
avec confection délayée. 232
avec poudres délayées. *Ibid.*
Porphyrisation. 31
Poudre composée (de la). 38
dentifrice. 40
d'essence de citrons. *Ibid.*
de vanille. *Ibid.*

Poudre vermifuge antispasmodique. 40
Produits du succin. 77
Proto-chlorure de mercure. 92

R.

Ratafiat. 153
de fleur-d'oranger. 154
de framboises. *Ibid.*
de Scubac. *Ibid.*
Récolte des médicaments simples. 4
des minéraux. 5
des médicaments tirés du règne végetal. 5
des bois et écorces. 9
des feuilles. 6
des fleurs. 7
des fruits. 8
des plantes cryptogames. 6
des racines. *Ibid.*
des semences. 8
des sommités. 7
des tiges. 8
Réposition des animaux. 29
des minéraux. 5
des végétaux secs. 27
Résine de jalap. 166

S.

Sapinette (*voyez* Bierre).
Savons. 95
ammoniacal. 96
à base de potasse. *Ibid.*

Savon à base de soude. 97
de moelle de bœuf. 98
insolubles. *Ibid.*
métalliques blancs. 99
métalliques brûlés. 100
Sel desséché déliquescent. 90
efflorescent. 91
neutre. 89
préparé directement. *Ibid.*
par double décomposition. 90
par substitution d'un acide à un autre. 92
par double décomposition et sublimation. 93
saturés. 88
trisulés. 94
Sinapisme. 247
Sirops. 135
préparés avec le sucre. 141
adianthé. 147
cinnamomé. 146
cydonié. 145
composés. 148
pistaché. 146
de chantre. 150
avec addition. 151
de sulfate de kinine. 151
de sels mercuriels. 152
par clarification et coction. 142
rosaté. 147
par solution. 142
smilacé. 148

Sirops tartareux. 145
violaté. *Ibid.*
vermifuge purgatif. 149
Soufre précipité. 72
Sous-phosphate de soude. 91
Sparadrap. 258
enduit des deux côtés. *Ibid.*
enduit d'un seul côté. 259
Sublimation. 68
Sucre rosat. 197
Sucs d'herbes. 225
antiscorbutiques. 227
béchiques. *Ibid.*
de cerfeuil. *Ibid.*
composés. 225
simple. *Ibid.*
Sujet de la pharmacie. 1
Sulfure de mercure noir. 85
Sulfure de fer. *Ibid.*
Sulfure de mercure rouge. 73
Suppositoires. 255

T.

Tablettes. 242
Taffetas agglunatif. 260
vésicant. 261
Tartrate de mercure. 93
de potasse et de soude. 94
de potasse antimonié. *Ibid.*
Teintures. 108
Tisanes. *Ibid.*
de fleur de molène. 109

Tisane de serpentaire de Virginie. 110
Toiles enduites de ma.ières médicamenteuses. 258
Topiques irritants. 247
rubéfiants avec les plantes fraîches. 248
Trochisques. 250
à la goutte. *Ibid.*
à la main. 251

V.

Vins. 116
absinthé. 118
amer fébrifuge de S. 119
anti-hydropique. *Ibid.*
chalibé. 118
scillé. *Ibid.*
simples. 117
composés. 119
cinchoné. *Ibid.*
Vinaigres. 134
camphré. *Ibid.*
scillitique. *Ibid.*
framboisé. 135

FIN DE LA TABLE.

www.ingramcontent.com/pod-product-compliance
Ingram Content Group UK Ltd.
Pitfield, Milton Keynes, MK11 3LW, UK
UKHW020153250726
13967UKWH00003B/1031

9 782011 748997